微种植体支抗正畸临床应用

编者： Jae-Hyun Sung　Hee-Moon Kyung
Seong-Min Bae　Hyo-Sang Park
Oh-Won Kwon　James A. McNamara, Jr.

主译： 王震东　陈文静

主审： 王　林

译者： 赵春洋　李　强　李　琥　许　衍
马俊青　严　斌　邵　胜　林汤毅
张卫兵　李青奕　龚爱秀

东南大学出版社
南京

图书在版编目(CIP)数据

微种植体支抗正畸临床应用/(韩)景熙文主编;王震东,陈文静译.—南京:东南大学出版社,2009.7
书名原文:Microimplants in Orthodontics
ISBN 978-7-5641-1082-6

Ⅰ.微… Ⅱ.①景…②王…③陈… Ⅲ.口腔正畸学 Ⅳ.R783.5

中国版本图书馆CIP数据核字(2009)第050894号

江苏省版权局著作权合同登记
图字:10-2007-209

微种植体支抗正畸临床应用

出版发行	东南大学出版社 (江苏省南京市四牌楼2号东南大学校内 邮政编码210096)
出 版 人	江汉
网　　址	http://press.seu.edu.cn
印　　刷	恒美印务(番禺南沙)有限公司
经　　销	江苏省新华书店
开　　本	889mm×1 194mm 1/12
印　　张	18.5
字　　数	360千字
版　　次	2009年7月第1版 2009年7月第1次印刷
书　　号	ISBN 978-7-5641-1082-6
定　　价	160.00元

Hee-Moon kyung(景熙文)

致　谢

我这本书的完成得益于许多人的努力，在此我需要一一介绍。首先，我们必须记住那些先驱，他们为了改善人类的生存质量而不懈努力。同样，作为正畸医生，我们必须记住 Gainsforth 医生，Higley 医生，Creekmore 医生和 Kanomi 医生，他们最先将“骨支抗”（skeletal anchorage）的概念引入正畸领域。

其次，我必须感谢两位首次在韩国开展种植体支抗技术的医生：Seong-Min Bae 医生和 Hyo-Sang Park 医生，他们帮助我们解决了正畸支抗的难题。从 1998 年起，他们开始在各种正畸病例中尝试使用安全且高成功率的微种植体支抗。现在，无论患者还是正畸医生都已经从他们的努力中获益。由于微种植体的广泛使用，使得正畸支抗的控制面临重大革命。

我还要感激 Bong-Kyu Chang 医生，他为本书制作了许多插图。感激密西根大学的（Michigan）Katherine Ribbens 女士，她为本书进行了编辑和排版。我还要感谢密西根大学正畸教研室的 James A. McNamara 教授和 Alyssa Levin 医生，他们帮助纠正了本书中的一些英语语法错误。

最后，还要感谢韩国庆北大学口腔医学院正畸教研室的所有成员，他们为本书的出版提供了大力帮助。

由于本人才疏学浅，书中难免有这样那样的错误，希望广大读者不吝赐教，我将不胜感激。

景熙文
韩国庆北大学
口腔医学院正畸教研室
188-1, Sam Duk 2 Ga, Jung Gu
Daegu, Korea. 700-412
E-mail: hmkyung@knu.ac.kr
Tel: +82-(0)53-420-5947
Fax: +82-(0)53-421-7607

Jae-Hyun Sung(成在弦)

教授

前　　言

我从韩国首尔大学牙科医学院毕业后,在庆熙大学医院接受了传统的方丝弓技术培训。开始使用的是标准方丝弓托槽(没有转距、轴倾角等),接着使用了布萨方丝弓托槽,当拉尖牙到位后,都使用泪滴曲(Bull loop)内收前牙。

通常这样做的治疗结果还是令人满意的。但是,当我面对伴高角的安氏Ⅱ类病例时,遇到了很大的问题。这类病例结束时,虽然咬合关系不错,但却伴有严重舌倾的上颌切牙、𬌗平面和下颌平面变陡及下颌的顺时针旋转。因此,当治疗结束时,患者及家属会认为他们的侧貌比治疗前还要不理想(图 1),对治疗结果不满意。这时,我同样很不开心,迫切希望能够有一种方法可以解决这类现象。

1982 年,我有幸学习了最基本和改良的 Tweed 技术以及水平支抗技术(Level Anchorage System, LAS)。这样,我就在水平支抗技术的基础上,运用标准方丝弓托槽和改良 Tweed 技术矫治安氏Ⅱ类病例,其矫治效果要优于以前。但是,我还是不能控制矫治中下颌的顺时针旋转(图 2)。

1986 年 4 月,我参加了在美国图森(Tucson)举办的 Tweed-Merrifield 学习班,学习了定向力技术(directional force mechanics),认识到通过 J 钩高位牵引可以解决我以往遇到的问题。这样我又开始在临床采用这种技术,尽管治疗时间比较长,但治疗结果还是令人满意的(图 3)。

然而,由于这种技术往往需要患者的配合,对于不配合的患者其矫治结果就不理想。这样我和我的同事们就开始寻求不需要头帽的定向力技术。我认为解决这一问题的关键是理解定向力技术的生物机械原理。我们必须找到一种不依赖于患者配合的稳固的支抗源。

在 1999 年的一次病例讨论中,我的两位同事(Seong-Min Bae 医生和 Hyo-Sang Park 医生)向我们展示了他们利用外科螺钉作为支抗矫治的病例。受此启发,我们回顾了以往利用修复义齿种植体、迷你钢板和其他装置作为骨支抗的正畸文献和相关研究。我们认识到这些装置应用于正畸治疗时有一些缺点,例如:由于种植体的尺寸较大,植入部位相对局限;费用比较高;由于植入后需要等待骨结合,矫治时间延长等等。

据此,我们认为,微种植体将会是替代头帽作为稳定支抗源的最好选择,因为它具有植入简单、易于植入和取出、植入部位灵活及植入后可以即刻加载等优点。

于是,我鼓励我的同事们在各种错𬌗病例中使用微种植体支抗,我们在一些错𬌗畸形的矫治中取得了非常好的效果,例如:双颌前突,磨牙压低,磨牙竖直,磨牙远移,开𬌗,深覆𬌗以及安氏Ⅱ、Ⅲ类等的矫治情况。

刚开始,我们使用外科螺钉作为种植体支抗,不幸的是,由于外科螺钉没有设计用于正畸加力的结构,我们不得不在种植体头部利用结扎丝制作牵引钩,再用链圈、拉簧等加力。同时,矫治结束时也不易取出种植体。

为了改变这种不利情况，我们设计了新型的正畸用纯钛微种植体。它具有一个带孔的头部，可以用来固定结扎丝和弹力装置。基部呈六角形，利用相应的手柄(driver)可以方便地植入或取出，种植体颈部穿龈部分为光滑面，可以减少对牙龈的刺激。微种植体骨内部分带有螺纹，有利于植入。

这样，我们的矫治系统就变成利用微种植体作为支抗的定向力系统。当然，后来我们为了减少弓丝弯制和椅旁操作时间，也采用直丝弓托槽。最终我们将这种矫治系统称为微种植体支抗正畸技术(microimplant anchorage orthodontics)。该系统包括定向力机制、方丝弓或直丝弓托槽和微种植体3个组成部分。例如，在拔牙病例中，我们使用微种植体作为支抗，就几乎没有支抗丧失，甚至在关闭拔牙间隙后还可以推磨牙向远中。因此，我们认为微种植体在以下情况下可以发挥绝对支抗的作用：内收前牙；远移磨牙；矫治锁合；调整中线；压低牙齿；矫正合平面。

我们相信这种支抗技术将会成为新世纪正畸医生的有力助手。

本书主要介绍我们使用微种植体正畸技术的一些经验，希望能够与全世界的同仁分享。

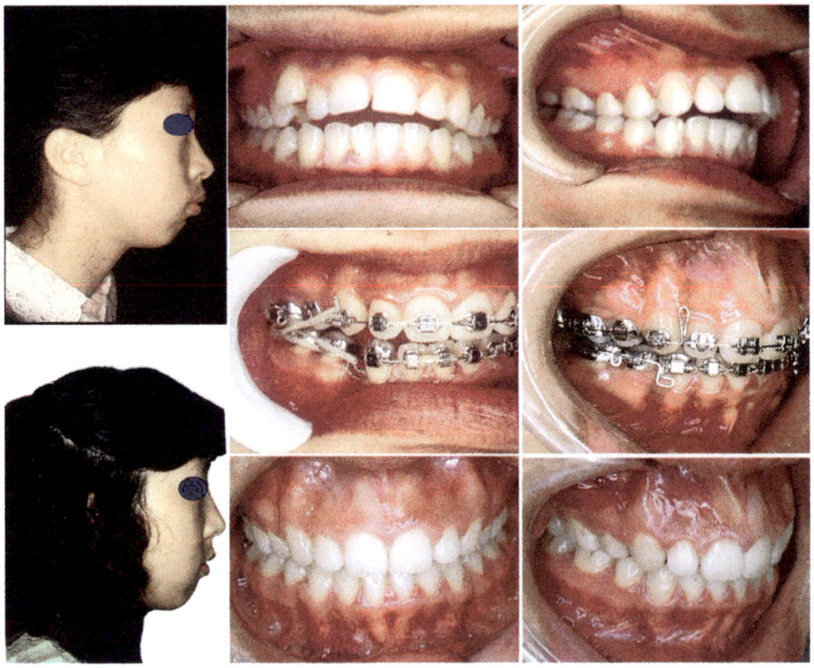

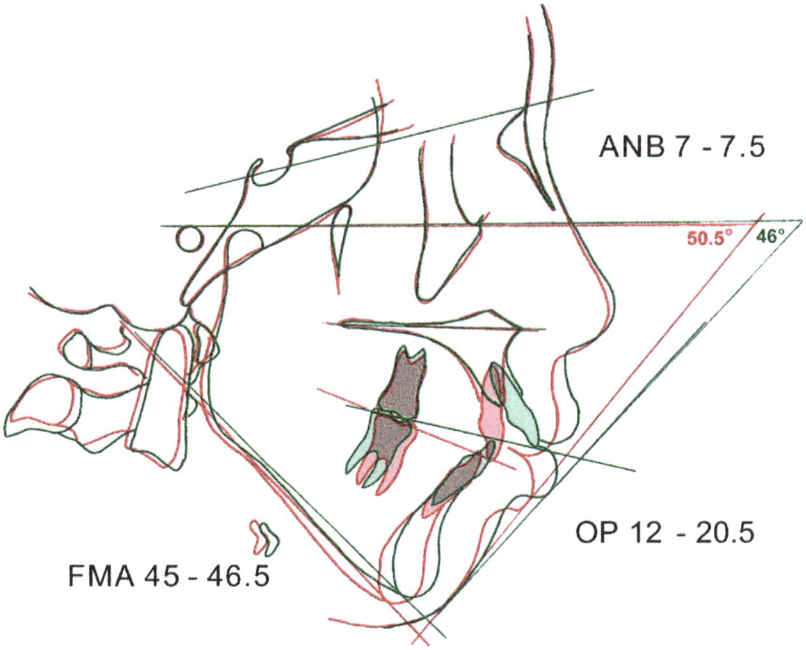

图1　利用传统方丝弓技术和Ⅱ类牵引矫治的安氏Ⅱ类病例照片(上)，治疗前后的头影测量重叠图(下)

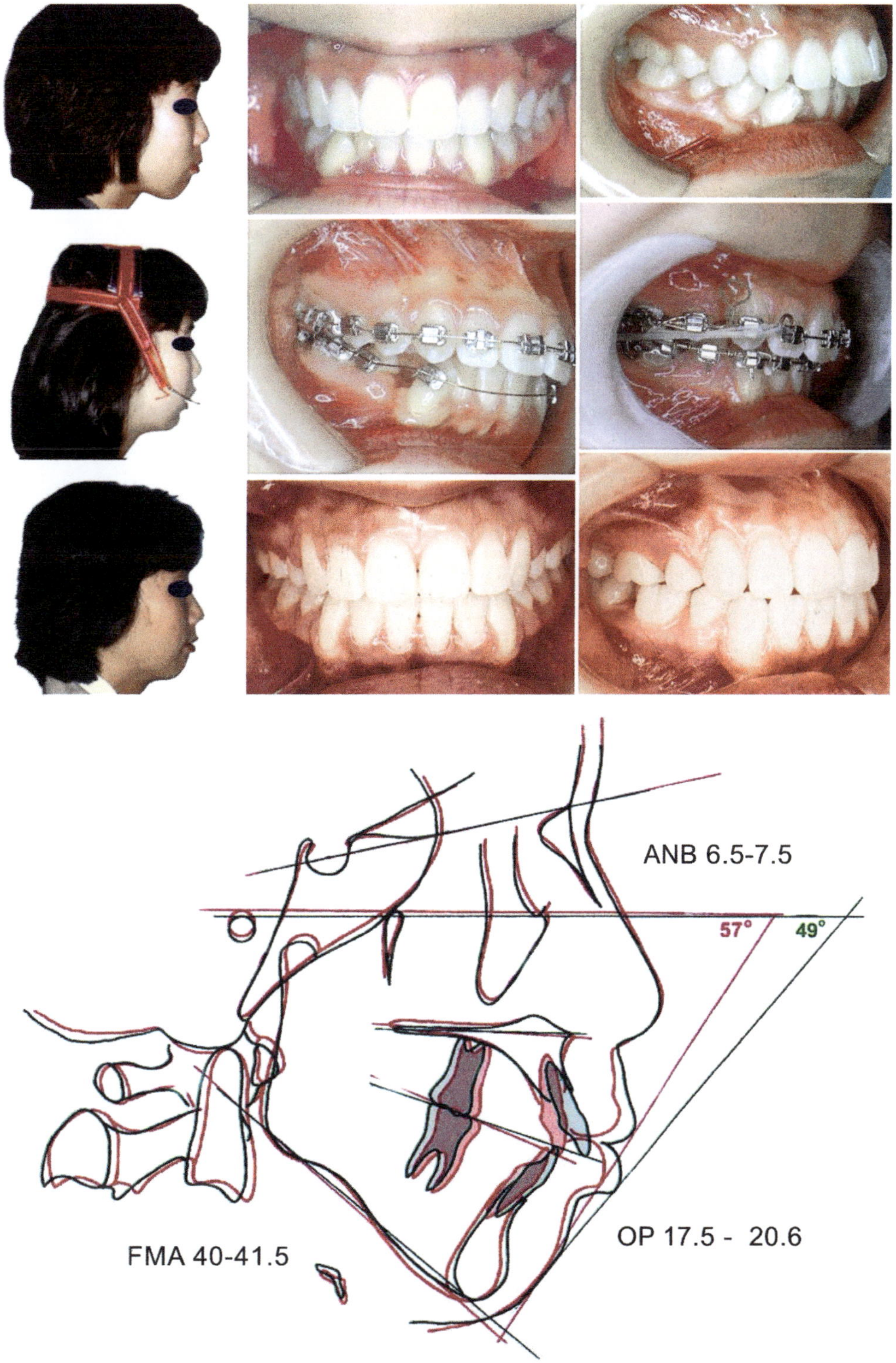

图 2 利用改良 Tweed 技术矫治的安氏Ⅱ类病例照片(上),治疗前后的头影测量重叠图(下)

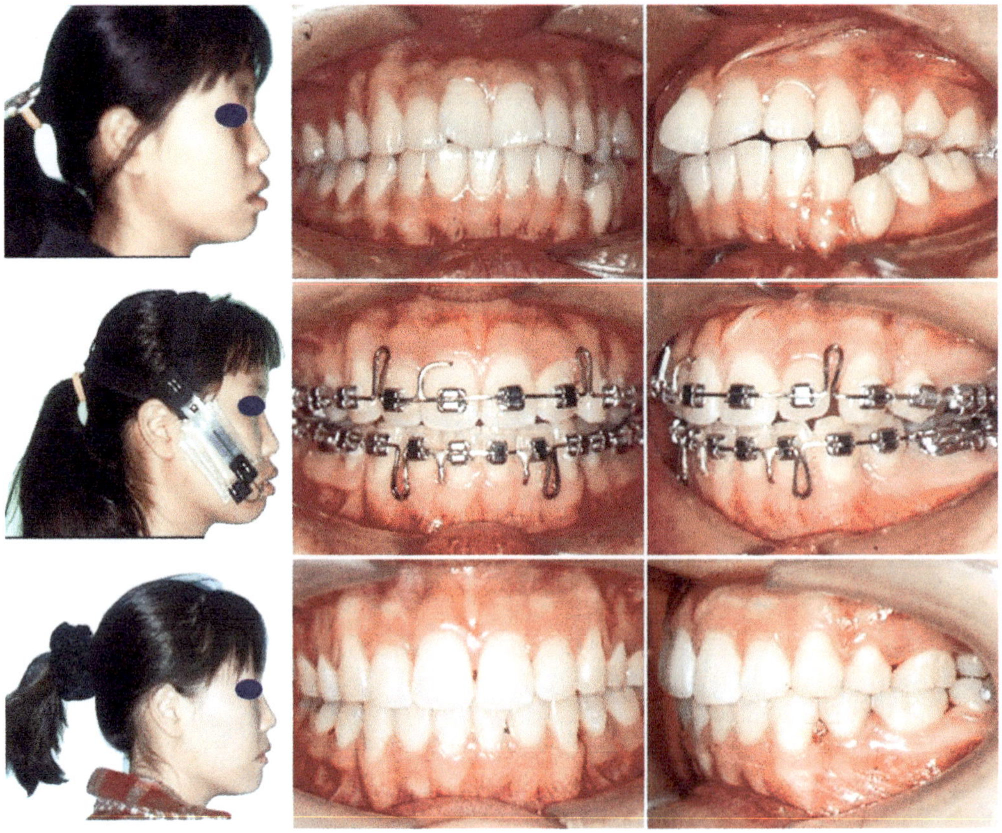

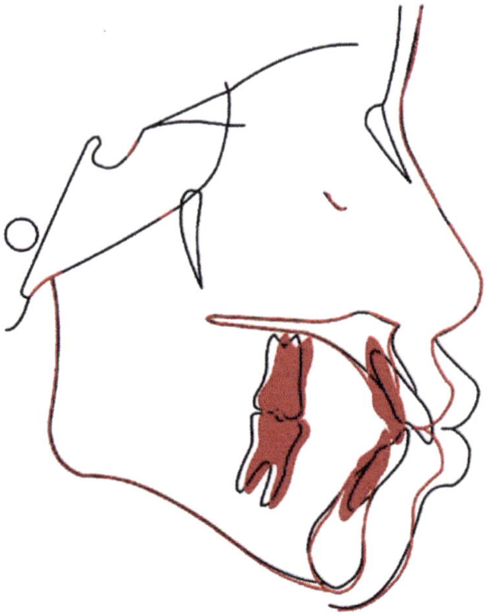

	Norm	Pre-tx.	Post-tx.
FMIA	***67***	***51.2***	***61.3***
FMA	25	25.6	26.7
IMPA	***88***	***103.2***	***92.0***
SNA	82	80.5	79.5
SNB	80	77.2	77.5
ANB	***2***	***3.3***	***2.0***
AO-BO	2 mm	-1mm	-1mm
Occ. Pl.	10	11.5	11.0
Z-angle	***75***	***53.0***	***68***
Post.Fac.Ht.	46	46	46
Ant.Fac.Ht.	65	66	67.1
Fac.Ht.Ind.	69.2	69.7	68.6

图 3　利用 Tweed-Merrifield 技术矫治的安氏 Ⅰ 类双颌前突病例照片(上),治疗前后的头影测量重叠图(下)

目　录 CONTENTS

I

正畸骨支抗的历史

以往的正畸种植体研究

总结

参考文献

第一章 正畸骨支抗的历史

支抗控制是正畸治疗成功与否的决定因素之一。矫治过程中经常需要绝对支抗，即支抗牙没有任何支抗丧失。但是，根据牛顿第三定律，施加任何一个作用力都会产生一个大小相等、方向相反的反作用力，因此，要想获得完全没有支抗磨牙移位的绝对支抗控制几乎是不可能实现的，特别是在仅仅使用口内支抗的情况下。当然有时也会采用口外支抗来加强口内支抗，但口外支抗往往需要患者的绝对配合和 24 小时连续戴用，很明显，这几乎不可能做到。因此，正畸矫治多多少少都会有支抗丧失的情况出现。

以往的正畸种植体研究

五十多年前，正畸医生和研究者就在动物实验中尝试利用种植体作为支抗，但临床很少这样做。1945 年，Gainsforth 和 Higley 在狗的下颌升支部植入钴铬钼螺钉（图 1–1），利用弹性牵引装置拉上颌弓丝向远中，但所有螺钉在术后 16~31 天全部脱落。此后相当长的时间里再没有这方面的报道。直到 1969 年，Linkow 利用下颌叶状种植体义齿，进行Ⅱ类牵引内收上颌切牙(图 1–2)。

1970 年，Branemark 和他的同事报道了种植体骨结合现象。此后，许多正畸医生重新开始关注种植体支抗。1978 年，Sherman 在狗下颌拔除的第三前磨牙区植入 6 颗炭化玻璃种植体并施加正畸力，结果，其中的 2 颗种植体稳固。1979 年，Smith 利用猴作为研究对象，分析生物玻璃涂层二氧化铝种植体在作用力下的反应，发现种植体没有松动，他认为种植体与骨界面的组织呈现玻璃样变(tissueas fusion or ankylosis)，尽管这只是一种暂时现象。

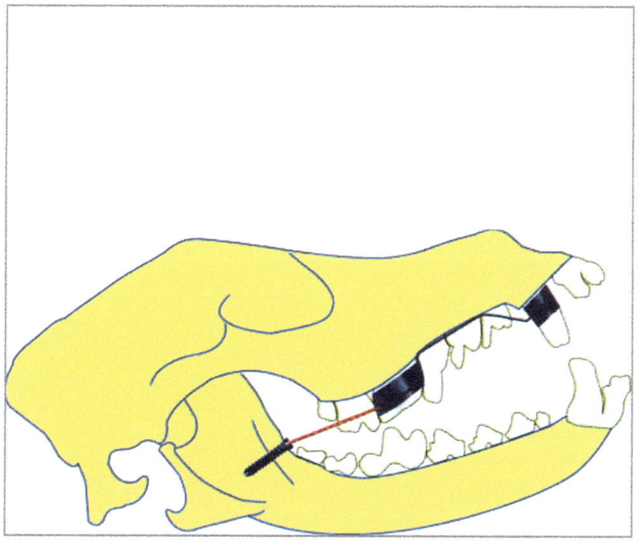

图 1–1 利用钴铬钼种植体作为正畸支抗的动物试验

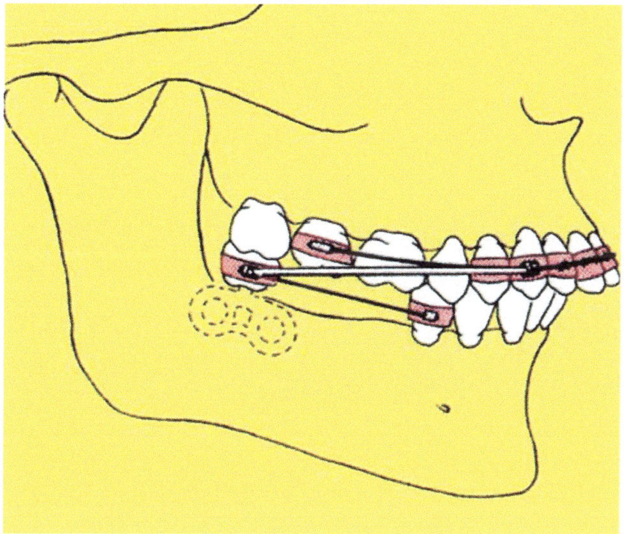

图 1–2 利用叶状种植体义齿作为正畸支抗

1984 年，Roberts 等观察了骨内种植体在连续加载情况下的骨改建情况。实验中，将表面酸处理的纯钛种植体植入 3~6 个月大的鼠胫骨中，愈合 6 周（相当于人体的 4~5 个月）后加力，所有种植体都很稳定。因此，他们认为骨内种植体可以被用作正畸或牙面矫形治疗的支抗。

1988 年，Shapiro 和 Kokich 介绍了利用修复种植体作为正畸支抗的可能。他们强调这类病例必须仔细选择，并在诊断和制定矫治计划时选择正确的植入部位。同时指出，这类病例的口腔卫生对于保持种植体的稳定很重要。1994 年，Roberts 和他的同事报道了一个病例，他们在患者的磨牙后区植入 Brånemark 种植体（3.75 mm × 7 mm）作为支抗，关闭第一磨牙拔除后间隙（图 1–3）。从种植体上伸出一根弓丝插入前磨牙托槽的垂直孔，用以防止前磨牙和下前牙向远中移动，同时近中移动磨牙关闭拔牙间隙。

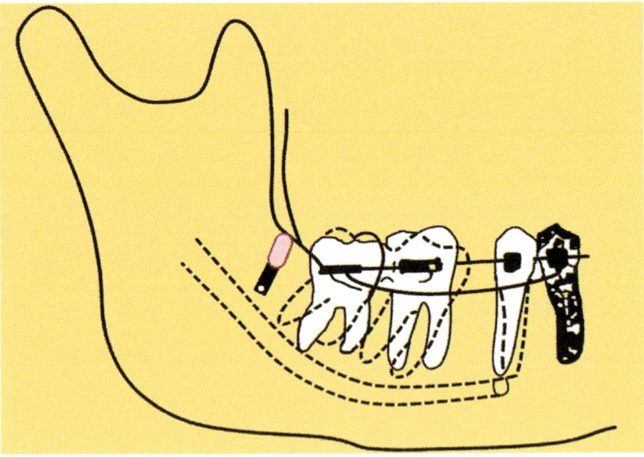

图 1 – 3　磨牙后区植入义齿用种植体作为正畸支抗

1998 年，Melsen 等在部分牙齿缺失病例中利用颧骨结扎丝作为支抗移动牙齿（图 1–4）。具体操作：局麻下，在颧骨根部突起处打两个孔，将直径 0.012* 不锈钢丝拧成双股，穿过两孔，末端置于口内，利用镍钛拉簧压低和内收上前牙。治疗时间通常为 3~6 个月，患者比较舒适且治疗效果稳定。

1995 年，Bolck 和 Hoffman 介绍了一种新型正畸种植体支抗—— Onplant。Onplant 由钛合金构成，呈碟形，与骨接触的面粗糙，具有羟基磷灰石（HA）涂层，另一面有内螺纹。他们在狗和猴的腭部放置这种种植体，作为移动牙齿的支抗（图 1–5）。在狗实验中，所有 Onplant 都没有移位，但与 Onplant 相连的前磨牙向种植体方向移位。而在猴实验中，没有与 Onplant 相连的磨牙移动明显超过与 Onplant 相连的磨牙。实验证明：充分与骨面附着的 Onplant 可以承受 14 盎司* 的持续力，Onplant 表面 HA 与骨形成的结合面可以承受 160 磅* 的剪切力。因此，他们认为，Onplant 完全可以作为正畸绝对支抗。

2002 年，Janssens 等报道了一例病例，他们利用 Onplant 作为腭部支抗，将一位 12 岁中度腭裂患者（白种女性）水平埋伏的第一磨牙牵引到正常位置。植入 Onplant 后要有 5 个月的愈合期，然后利用 160 g 力间接弹性牵引成功牵引出第一磨牙（图 1–6）。

1999 年，Majzoub 等观察了正畸力作用下骨内种植体周围的骨反应。他们将 24 颗短螺纹纯钛种植体植入 10 只白鼠的上颌腭中缝处。植入 2 周后，持续施加 150 g 力（远中向）8 周，除 1 颗种植体外其他所有种植体保持稳定，没有松动或移位。

1996 年，Wehrbein 等在正畸患者的腭中部矢状向区域植入传统修复用种植体（直径 3.3 mm，长 4 mm 或 6 mm）作为支抗（图 1–7）。愈合 10 周后，拔除上颌第一双尖牙。治疗 9 个月后完全关闭拔牙间隙。在治疗前后的头影测量片上，种植体没有移位，而与种植体相连的第二前磨牙近中移动 0.5 mm，中切牙和尖牙内收了 8 mm。

注：* 为保持与原著的一致性，本书中该类数值单位仍保留。1 盎司 =28.349523kg，1 磅 =0.453592kg。

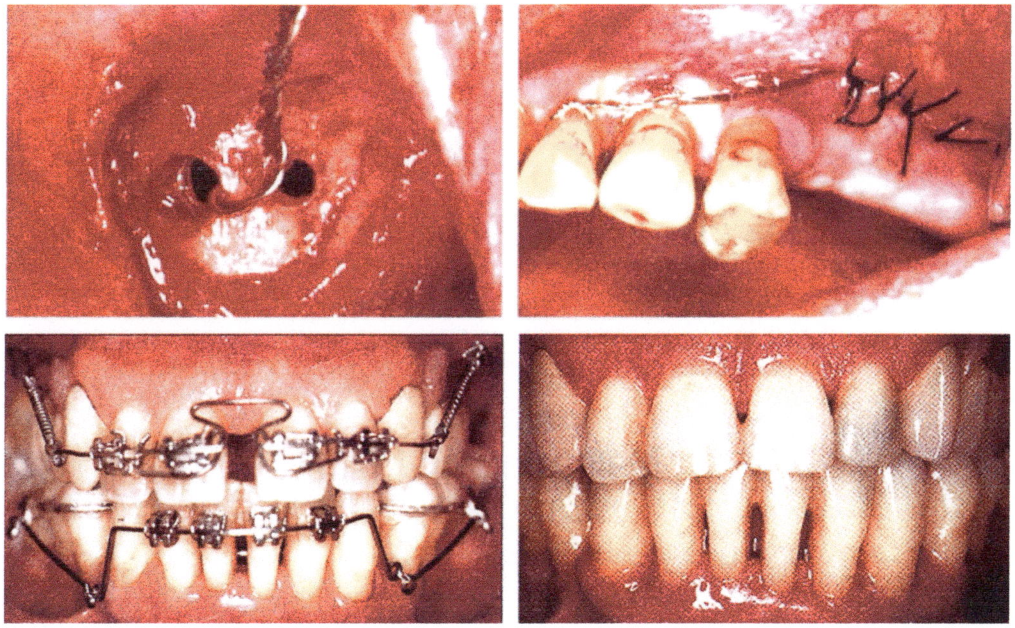

图 1－4 应用颧骨结扎丝作为支抗

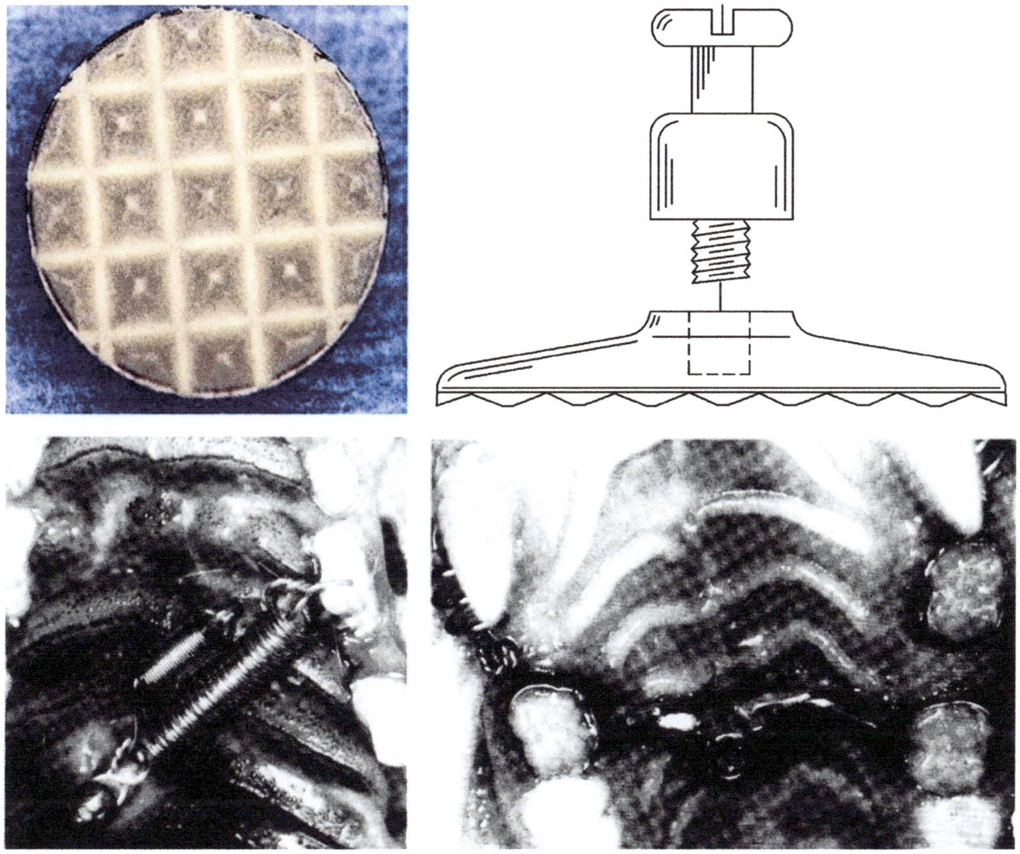

图 1－5 应用 Onplant 作为支抗

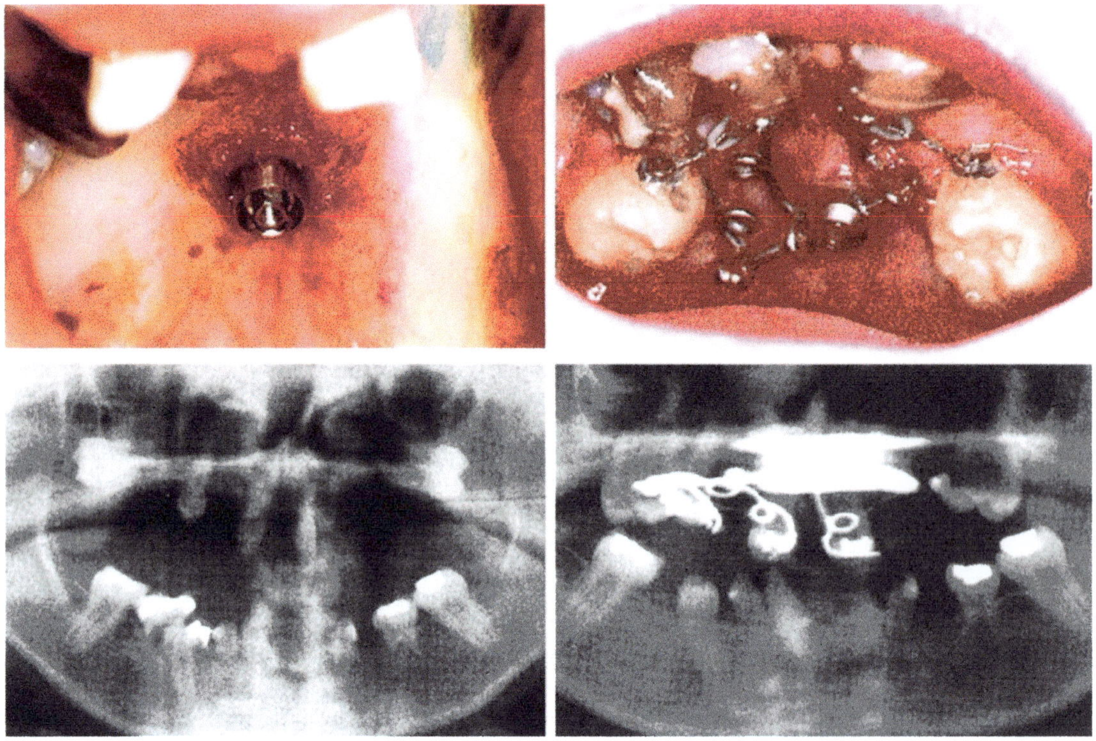

图 1－6 应用 Onplant 牵引埋伏磨牙

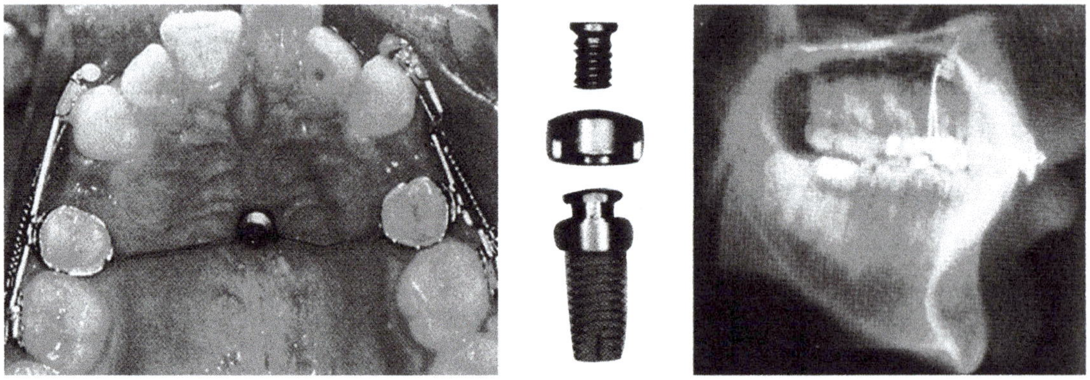

图 1－7 在患者腭部使用传统义齿种植体作为正畸支抗

传统(修复)种植体有局限性。首先,其往往只能植入磨牙后区或缺牙区;其次,由于传统种植体过大,较难控制加力方向,例如当其植入牙槽骨后,很难施加水平向矫治力;另外,传统种植体存在植入手术创伤大、愈合期不舒服、局部卫生难以控制等问题,使患者不能接受。

1983 年，Creekmore 和 Eklund 尝试用小型钴铬钼骨螺钉，施加适当的持续力来压低上颌前牙，没有引起牙齿松动、感染、牙齿疼痛和牙齿的病理改变（图 1–8）。他们将骨螺钉植入上颌前鼻嵴处，愈合 10 天后，用轻力弹力线将种植体头部和前牙主弓丝结扎。矫治后，上颌中切牙压低了 6 mm，而骨螺钉在取出前没有松动和移位。

1997 年 Kanomi 报道，使用直径 1.2 mm 钛迷你种植体可以有效压低下前牙。加力 4 个月后，下前牙压低 6 mm。没有出现牙根吸收和牙周病变。Kanomi 在对迷你种植体施加正畸力几个月后，观察到了种植体与骨之间的骨结合（图 1–9）。他也提出，迷你种植体可以用来作为水平牵引装置，例如压低磨牙、远移磨牙和牵张成骨（distraction osteogenesis）。

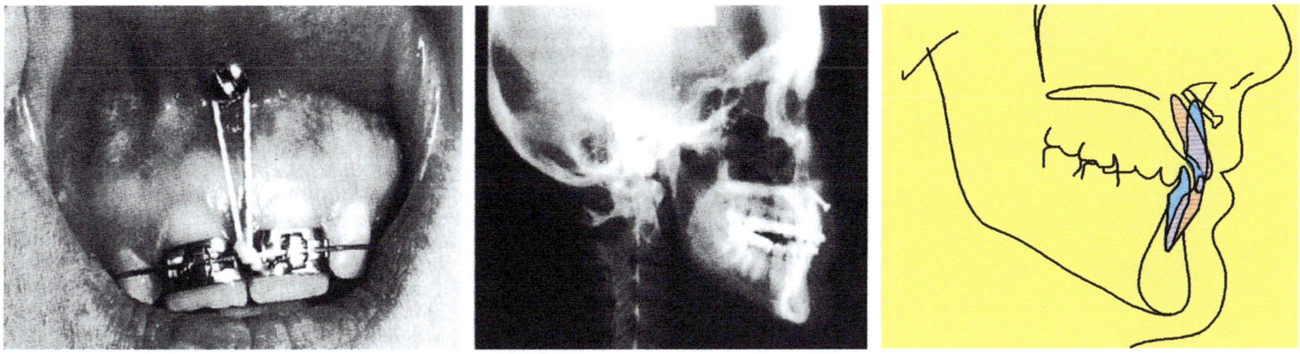

图 1–8 使用骨螺钉压低上前牙

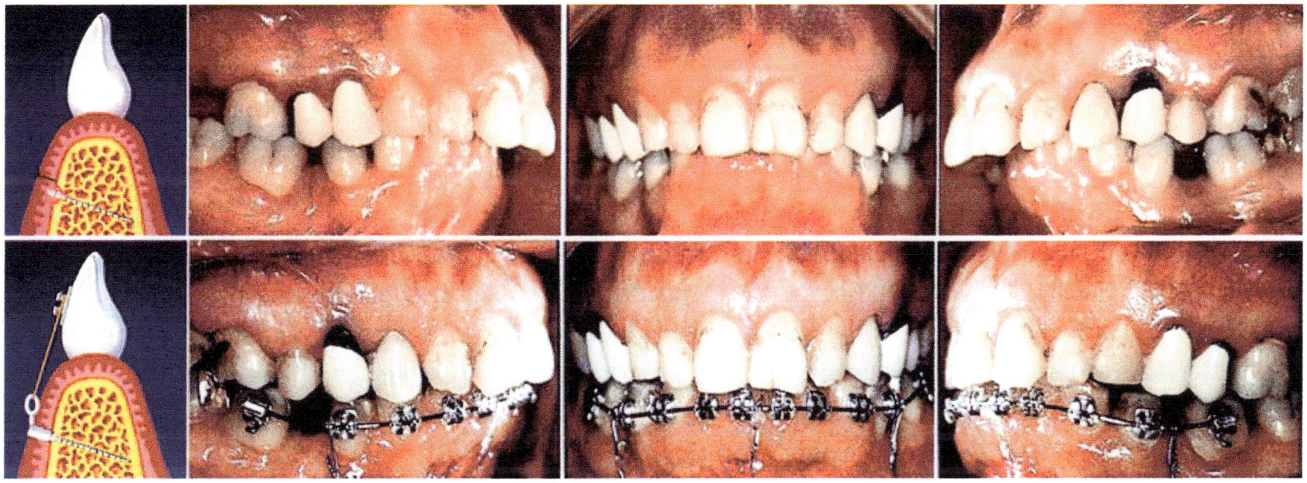

图 1–9 使用直径 1.2 mm 的骨结合迷你种植体压低下前牙

1998 年，Costa 等使用直径 2 mm 的迷你钛螺钉作为支抗。他们利用手柄将螺钉手工植入，没有翻瓣，直接穿龈，即刻加载。在临床实验中，16 颗螺钉中的 2 颗松动脱落。他们认为，迷你螺钉可以植入前牙鼻中隔下方、腭中缝、颧牙槽嵴下、磨牙后区、下颌正中联合及前磨牙和磨牙之间。

1999 年，Sugawara 和 Umemori 等使用外科用迷你钢板作为正畸支抗（图 1–10）。他们利用迷你钢板压低磨牙来矫治开𬌗。将“L”形迷你钢板植入磨牙区前庭沟的颊侧黏膜下，在迷你钢板与弓丝间挂弹力线来压入磨牙。治疗 6~9 个月后，磨牙得到了有效的压低。

钛微种植体与迷你钢板相比具有以下优势：植入微种植体的外科操作简单且费用低，但微种植体承受的最大矫治力要比迷你钢板小。

1999 年，Park 使用了一种骨支抗系统——钛微螺钉种植体。利用骨皮质支抗，对上颌前牙施加 6 个月的正畸力，结果前牙整体内收 4 mm 并被压低。同时值得注意的是：上颌磨牙远移了 1.5 mm。

1999 年，Park 和 Kim 复查了另外 14 位运用钛微螺钉种植体矫治的患者，在 5 个月的加力期间，28 颗种植体中的 23 颗保持稳固，5 颗种植体失败的原因可能是由于施加的力量过大。

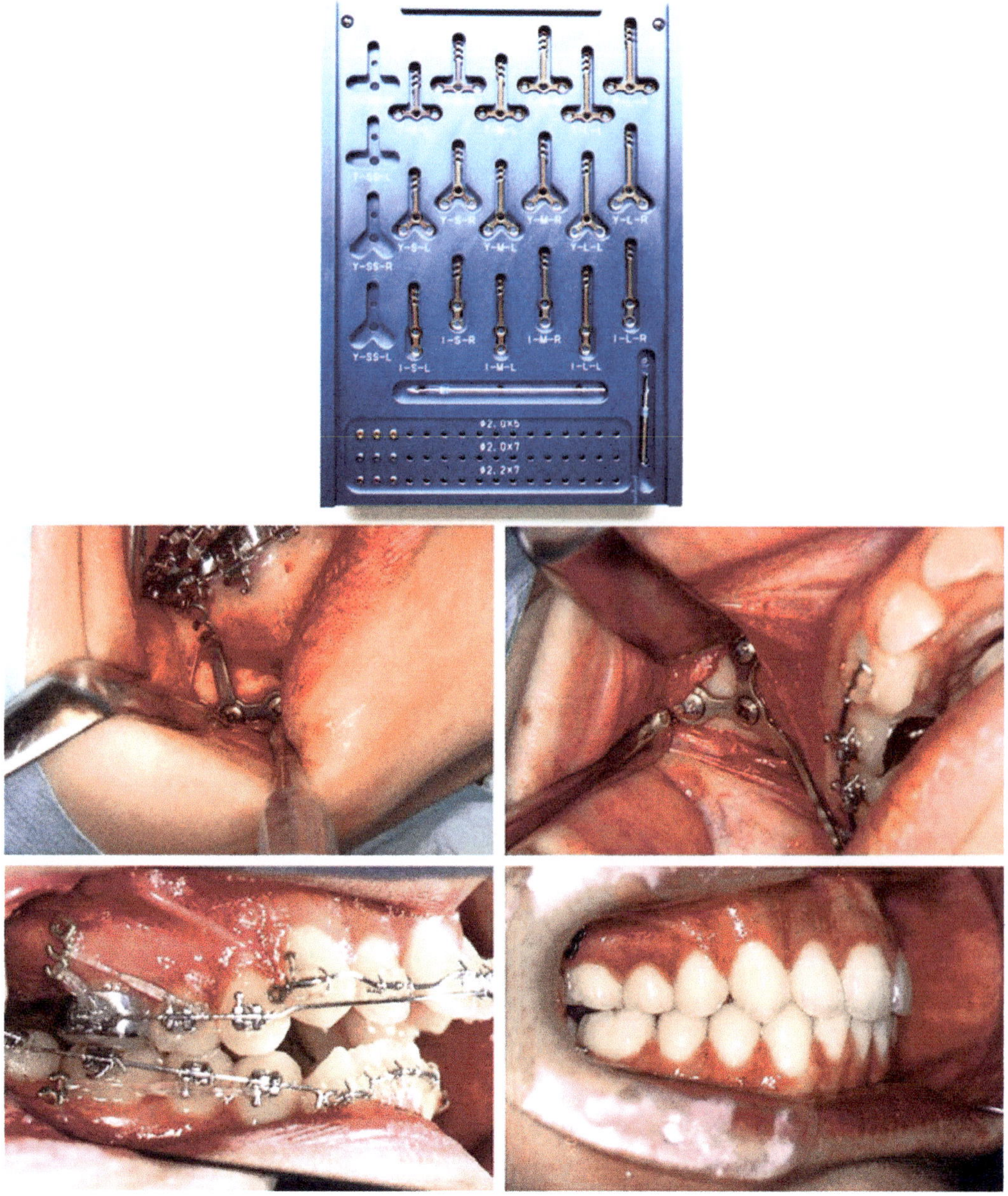

图 1－10　外科用迷你钢板作为正畸支抗压低后牙

2001 年，Ohmae 等使用钛迷你种植体压低 beagle 犬的牙齿，得出了相关的临床和组织学结果。植入后 6 周，施加 150 g 的压入力，12~18 周后，所有迷你种植体保持稳定，没有松动或移位。

2001 年，Park 等运用微种植体支抗矫治安氏Ⅰ类双颌前突病例。他们在上颌第二前磨牙和第一磨牙以及下颌第一、二磨牙之间的颊侧牙槽嵴植入微种植体(直径 1.2 mm，长 6 mm)。上颌前牙整体后移，下颌磨牙竖直并轻度压低，下颌骨逆时针旋转。他们认为，直径 1.2 mm 的微种植体可以植入牙根之间的牙槽骨，并可以一次性内收 6 个前牙和压低磨牙。

2001 年，Lee 等报道了在舌侧矫治病例中使用微种植体支抗的情况。他们在上颌腭侧第一、二磨牙牙根间的牙槽骨上植入种植体。对于安氏Ⅱ类患者，利用 NiTi 螺簧整体内收 6 个上颌前牙，16 个月就完成了矫治。Lee 等认为微种植体可以为舌侧矫治提供绝对支抗。

2002 年，Bae 等也认为，将直径 1.2 mm 的微种植体植入上颌第二前磨牙和第一磨牙间的颊侧牙槽嵴上，可以为一次性内收上颌 6 个前牙提供充分的支抗。在 26 个月的矫治中，上颌前牙被整体内收，而后牙没有任何的支抗丧失。

总结

1988 年，Robert Moyers 医生说："患者的配合是限制正畸治疗的一个关键因素，患者决定了矫治的成功与否"。那么，根据他的说法，正畸医生现在已经成功地找到了一条不依赖患者配合的骨支抗之路。最近的研究也表明，即使没有预期的骨结合形成，小直径(1.2mm 或 1.3 mm)的微种植体也可以被用来作为正畸支抗并可以即刻加载。小直径的微种植体由于尺寸小，可以被植入颌骨的任何位置，包括牙根间的牙槽嵴上。因此，正畸医生完全可以不依赖患者的配合而获取绝对的口内支抗，成功地控制牙齿的移动。

参考文献

Bae SM, Park HS, Kyung HM, et al. Clinical application of micro-implant anchorage. J Clin Orthod, 2002,36:298~302

Block MS, Hoffman DR. A new device of absoluteanchorage for orthodontics. Am J Orthod Dentofacial Orthop,1995,107:251~258

Costa A, Raffini M, Melsen B. Microscrew as orthodontic anchorage. Int J Adult Orthod Orthognath Surg, 1998,13:201~209

Creekmore TD, Eklund MK. The possibility of skeletal anchorage. J Clin Orthod, 1983, 17:266~269

Gainsforth BL, Higley LB. A study of orthodontic anchorage possibilities in basal bone. Am J Orthod Oral Surg, 1945, 31:406~417

Janssens F, Swennen G, Dujardin T, et al. Use of onplant as orthodontic anchorage. Am J Orthod Dentofacial Orthop, 2002, 122:566~570

Kanomi R. Mini-implant for orthodontic anchorage. J Clin Orthod, 1997, 31:763~767

Kyung HM, Park HS, Bae SM, et al. Development of orthodontic micro-implants for intraoral anchorage. J Clin Orthod, 2003, 37:321~328

Lee JS, Park HS, Kyung HM. Micro-implant anchorage for lingual treatment of a skeletal class Ⅱ malocclusion. J Clin Orthod, 2001, 35:643~647

Linkow LI. The endosseous blade implant and its use in orthodontics. Int J Orthod, 1969, 18:149~154

Majzoub Z, Finotti M, Miotti F, et al. Bone response to orthodontic loading of endosseous implants in the rabbit calvaria: Early continuous distalizing forces. Eur J Orthod, 1999, 21:223~230

Melsen B, Petersen JK, Costa A. Zygoma ligatures: An alternative form of maxillary anchorage. J Clin Orthod, 1998, 32: 154~158.

Moyers RE. Handbook of Orthodontics, 4th ed, Chicago, Year Book Medical Publishers, 1988, 340~342

Ohmae M, Saito S, Morohashi T, et al. A clinical and histological evaluation of titanium mini-implants as anchors for orthodontic intrusion in the beagle dog. Am J Orthod Dentofacial Orthop, 2001,119:489~497

Park HS. The skeletal cortical anchorage using titanium microscrew implants. Korean J Orthod, 1999,29:699~706

Park HS, Bae SM, Kyung HM, et al. Microimplant anchorage for treatment of skeletal class Ⅰ bialveolar protrusion. J Clin Orthod, 2001, 35:417~422

Park HS, Kim JB. The use of titanium microscrew implant as orthodontic anchorage, Keimyung Med J, 1999, 18:509~515

Roberts WE, Nelson CL, Goodacre CJ. Rigid implant anchorage to close a mandibular first molar extraction site. J Clin Orthod, 1994, 28:693~704

Roberts WE, Smith RK, Zilberman Y, et al. Osseous adaptation to continuous loading of rigid endosseous implants. Am J Orthod, 1984, 86:95~111

Shapiro PA, Kokich VG. Uses of implants in orthodontics. Dent Clin North Am, 1988, 32:539~550

Sherman AJ. Bone reaction to orthodontic forces on vitreous carbon dental implants. Am J Orthod, 1978, 74:79~87

Smith JR. Bone dynamics associated with the controlled loading of bioglass-coated aluminum endosteal implants. Am J Orthod, 1979, 76:618~636

Sugawara J. Junji Sugawara on the skeletal anchorage system. J Clin Orthod, 1999, 33:689~696

Umemori M, Sugawara J, Mitani, et al. Skeletal anchorage system for open-bite correction. Am J Orthod Dentofacial Orthop, 1999, 115:166~174

Wehrbein H, Glatzmaier J, Mundwiler U, et al. The Orthosystem——a new implant system for orthodontic anchorage in the palate. J Orofacial Orthop, 1996, 57:142~153

Wehrbein H, Merz BR. The use of palatal implants for orthodontic anchorage. Design and clinical application of the Orthosystem. Clin Oral Implant Res, 1996, 7:410~416

II

微种植体植入部位及其尺寸的选择

第二章 微种植体植入部位及其尺寸的选择

直径 1.2~1.6 mm 的微种植体可以植入口内任何位置，本章主要讨论如何根据支抗的要求选择植入部位。我们将按照植入部位的顺序来讲述。

一般认为微种植体需要植入骨内的长度在上颌为 6 mm，而下颌为 5 mm。当然，我们还必须考虑植入部位的软组织厚度和骨的质量。

在选择微种植体尺寸时，我们必须考虑植入的方向。微种植体可以垂直于(perpendicular)骨皮质或斜向于(diagonal)骨皮质植入。通常垂直于骨面植入相对效果较好，也比较容易植入。但是，在许多植入部位，微种植体必须斜向植入，以免损伤相邻的牙根或其他解剖结构。

如果我们采取斜向植入法，通常需要采用相对长一些的微种植体(图 2-1)。根据我们的实验，如果可能，应尽量采用较粗较长的微种植体，以获得良好的稳固效果。但是，对于不同的植入部位选择相同尺寸的微种植体会有很多弊端。下面我们就微种植体的尺寸及植入部位的选择阐述我们的观点。

微种植体尺寸选择指南

微种植体长度选择

我们建议用于上颌的微种植体长度不小于 6 mm，下颌不小于 5 mm。由于上颌骨的骨皮质比下颌薄，而且密度低，因此需要的种植体长度相对长。最好是在不损伤相邻组织的情况下，选用尽可能长的微种植体。在预备植入道的过程中就可以决定微种植体的长度。

正如前述，在选择微种植体尺寸的过程中，我们必须考虑微种植体的植入方向。垂直于骨面植入的微种植体的稳定性明显优于斜向植入的微种植体，而且操作相对容易。如果需要斜向植入微种植体，就需选用长一点的微种植体。

再次强调，长而粗的微种植体肯定比细而短的微种植体固位要好。但同时还必须考虑植入部位的软组织厚度、骨质致密程度以及邻近的解剖结构。

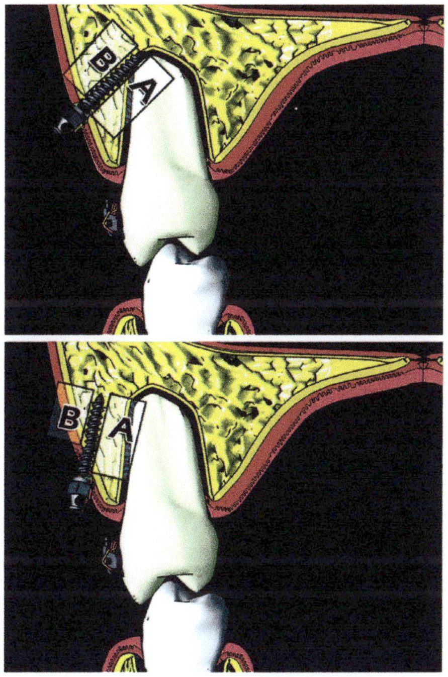

图 2-1 当斜向植入微种植体时（下），种植体的骨内段并没有很好地被骨质包裹，因此，选用的微种植体要比垂直植入的微种植体长一些

微种植体直径选择

Absoanchor 系统采用数字来描述微种植体的直径。直径 1.2 mm (No.12)和 1.3 mm(No.13)的微种植体在植入部位骨皮质良好的情况下，最大可以承受 450 g 的正畸力。众所周知，口内所需最大的正

畸力很少会超过 300 g。如果确实需要施加超过 300 g 以上的正畸力时，我们可以选择直径 1.4mm、1.5mm 或 1.6 mm 的微种植体。

如果直径 1.2~1.3 mm 的微种植体植入后与骨嵌合不够紧密，医生应该换用更大直径的微种植体，直到微种植体与骨可以紧密嵌合为止。一般来说，对于 Absoanchor 系统首先选用直径 1.2 mm（No.12）或 1.3 mm（No.13）的圆柱形或圆锥形微种植体，而直径 1.7 mm（No.17）或 1.8 mm（No.18）的微种植体则是专门为正颌手术后颌间固定设计的。

对于下颌骨来说，由于其颊侧和磨牙后区的骨皮质层厚且骨质致密，在这些区域植入的微种植体只需长度 4~5 mm、直径 1.2~1.3 mm 即可。当植入区骨密度较低或者需要施加较大正畸力时（例如移动整个下牙列向远中），直径 1.4~1.6 mm 的微种植体较为适合。偶尔需要在下颌舌侧植入种植体时，下颌骨舌侧隆凸是很好的植入区。

使用直径较粗的微种植体尤其是低等级（low grade）纯钛种植体时存在一定的风险，因为它们可能会与骨形成紧密的骨结合，在矫治结束时很难取出（图 2–2）。

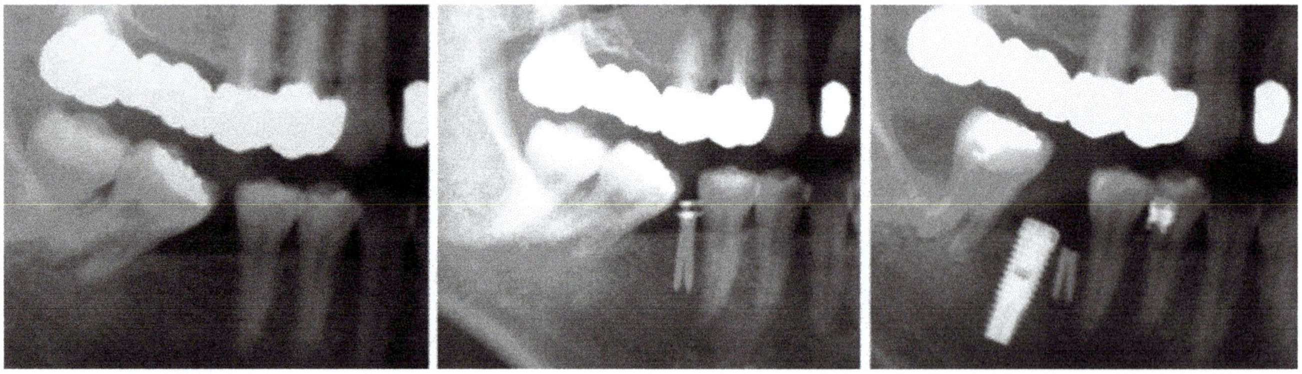

图 2–2　2 颗直径 1.6 mm 的纯钛微种植体由于矫治后形成了骨结合，而保留在植入区（图片由韩国首尔J.C.Lee 医生提供）

微种植体植入部位选择指南

上颌

颧牙槽嵴

目的：这一植入区域通常用于需要远中移动整个上牙列，以纠正Ⅱ类的尖牙和磨牙关系的情况下（图 2–3，图 2–4）。有时也与腭侧种植体同时使用，以压低上颌磨牙。

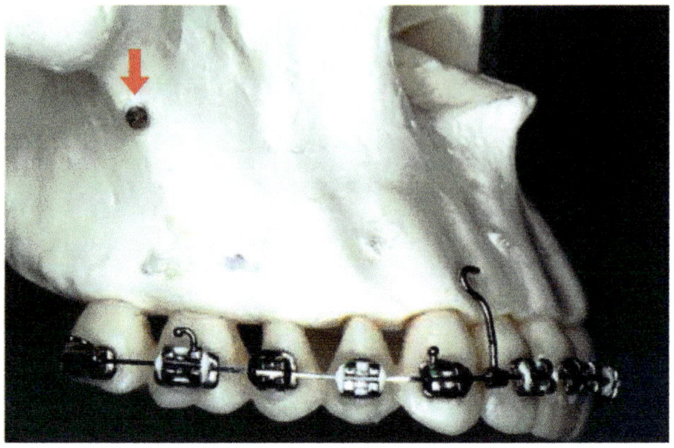

图 2–3　颧牙槽嵴区植入的微种植体

植入注意事项：切口要稍大一点儿，因此其创伤较其他黏膜植入区要大。如果植入区骨质致密且骨皮质较厚,植入 5~6 mm 的微种植体即可。这一区域植入的微种植体头部一般在龈下,通常需要利用结扎丝一端固定于种植体,另一端穿龈(图 2-5)。植入过程中必须注意避免进入上颌窦。

其他注意事项:如果该区域种植体主要用来内收上前牙,那么前牙所受的垂直向力要大于水平向力。因此在前牙内收过程中,还会伴有前牙的压低。由于牙齿移动的方式受力的大小和方向的影响,所以选择种植体植入部位时,必须首先考虑希望实现的牙齿移动形式。

推荐的微种植体尺寸:直径 1.3 mm、1.4 mm,长度 5~6 mm。

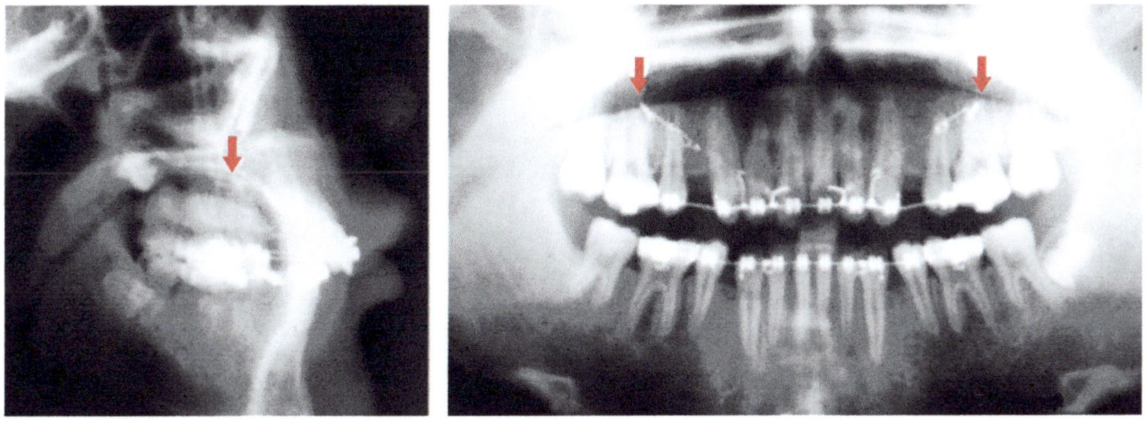

图 2-4 颧牙槽嵴区植入的微种植体

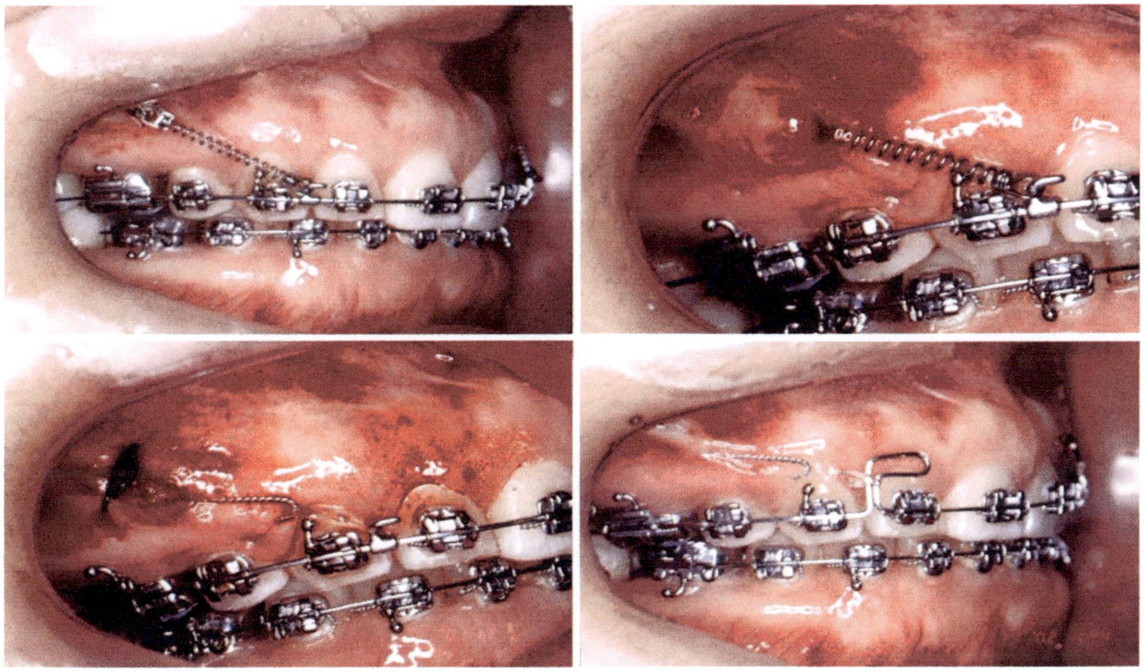

图 2-5 如果连接微种植体的弹力线或螺簧位于黏膜表面,会导致软组织增生,覆盖微种植体,甚至引起感染(上);而通过切开牙龈,利用结扎丝制作牵引钩,将螺簧置于附着龈区域,则可以避免上述问题(下)

上颌结节区

目的：主要用于远移上颌后牙(图 2–6)。

植入注意事项：必须保证该区域第三磨牙先天缺失或已经拔除且创口完全愈合。但在该区域植入种植体操作困难，而且该区域骨皮质有时不够致密，因此通常选用较长的微种植体。由于该区域为附着龈，所以不需要附加切口。

其他注意事项：植入点选择和植入角度对保证种植体的成功植入相当重要。一般情况下不选择该区域植入种植体。

推荐的微种植体尺寸：直径 1.3~1.5 mm，长度 7~8 mm。

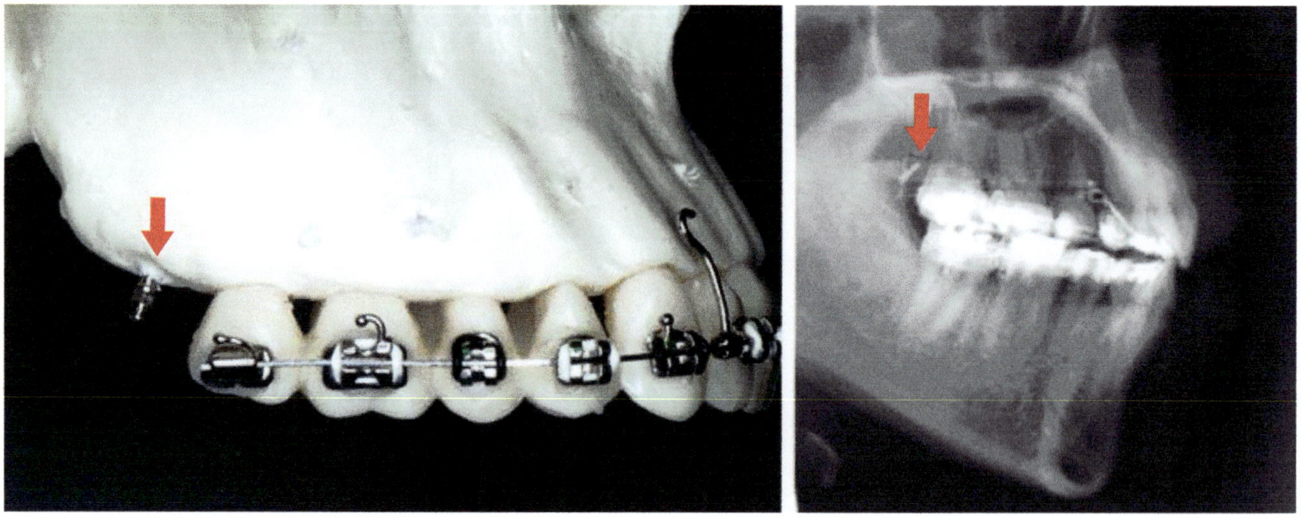

图 2–6 植入上颌结节部的微种植体(左图为模型示意，右图为与舌侧矫治技术联合使用)

上颌第一、二磨牙颊侧根间

目的：当第一磨牙和第二前磨牙间植入微种植体内收前牙失败时，我们选择该区域植入(图 2–7)。当然，该区域植入的种植体还可以用来压低上颌磨牙。

植入注意事项：该区域附着龈的宽度变化较大，如果附着龈宽度大，微种植体植入时不需要附加切口。但如果只能从黏膜区植入，则植入前必须做附加切口。

由于上颌第二磨牙的牙根向近中倾斜，有时该区域的植入间隙并不充分。因此，为避免损伤牙根，植入时须相当小心。通常情况下，该区域牙槽嵴顶根方 5~7 mm 处的根间距为 2.1 mm(表 2–1)。如果根间距太小，可以通过整平第二磨牙，将其牙根远中移动，来获得足够的根间距。

其他注意事项：在利用微种植体与上颌侧切牙和尖牙间的牵引钩内收前牙时，加力螺簧经常会压迫尖牙区突起的牙龈，为了避免牙龈的损伤，可以使用引导杆(图 2–7)。

推荐的微种植体尺寸：直径 1.2~1.3 mm，长度 7~8 mm。

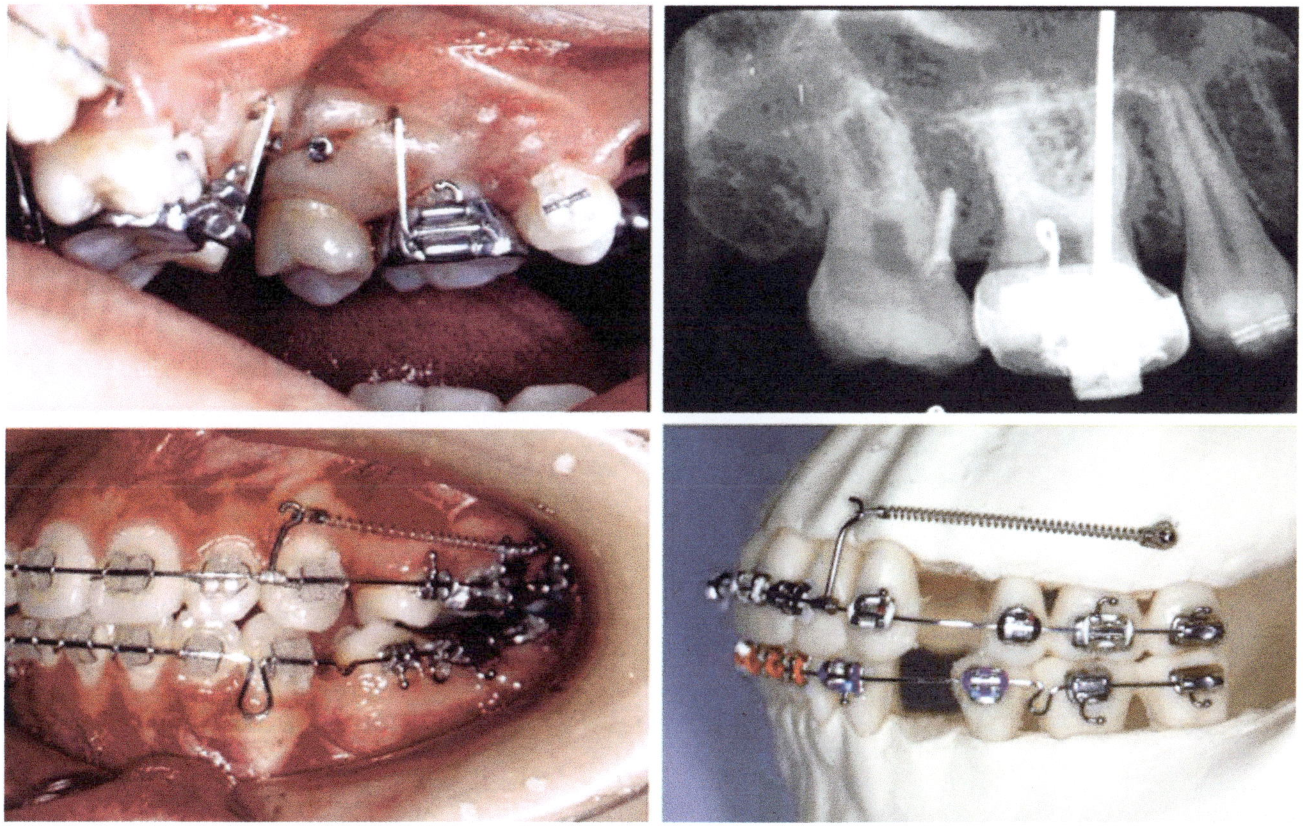

图 2-7 种植于上颌第一、二磨牙间的微种植体，通过制作引导杆或在第一磨牙颊面管上制作小钩，来避免螺簧压迫牙龈

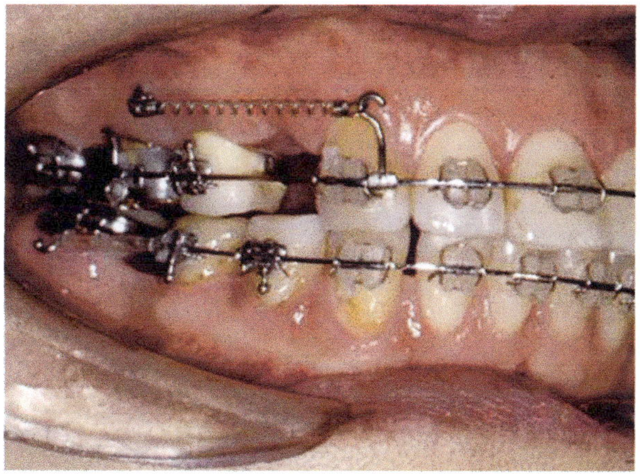

图 2-8 为了内收前牙，将微种植体植于上颌第一磨牙和第二前磨牙之间

上颌第一磨牙和第二前磨牙颊侧根间

目的：这一区域植入种植体对于内收上前牙和压低上磨牙是最佳选择(图 2-8)。

植入注意事项：对于不同患者，该区域的附着龈宽度也是不一样的。同样，如果附着龈宽度足够，微种植体植入时不需要附加切口。但如果只能从黏膜区植入，则植入前必须做垂直向附加切口。如果微种植体植入的位置较高，预备植入道的钻头方向应该垂直于牙根，这样对于上颌窦底较低的患者可以防止损伤上颌窦。

植入区的平均骨皮质厚度为 1~1.5 mm（表 2-1，图 2-9），而骨密度因人而异。有时，上颌第一磨牙的近中颊根向近中弯曲(图 2-10)，这就增加了损伤牙根的机会，所以，对于这样的患者须小心植入(图 2-11)。这一区域在距牙槽嵴顶 5~7 mm 处的平均根间距为 3.2 mm。为了

表 2-1 上下颌骨骨皮质厚度、骨面距牙根表面距离和牙根间距离的均值和标准差

	平均值	平均差	最大值	最小值
上颌骨				
骨皮质厚度				
5	1.44	0.50	3.0	0.9
6	1.37	0.49	2.5	0.8
7	1.55	0.38	2.1	0.9
6-Lingual	1.40	0.27	2.0	0.9
骨面距牙根表面距离				
5	2.75	1.18	4.4	1.0
6	2.24	1.12	5.3	0.9
7	2.80	1.01	5.4	1.4
6-Lingual	2.29	1.06	4.4	0.5
7-Lingual	2.08	0.94	4.9	0.9
牙根间距离				
5~6	3.18	0.92	5.8	2.0
6~7	2.11	1.22	5.0	0.8
6~7 Lingual	4.03	0.87	5.7	2.8
下颌骨				
骨皮质厚度				
5	1.71	0.50	2.8	0.9
6	2.48	0.71	3.1	1.3
7	3.17	0.93	4.7	1.4
骨面距牙根表面距离				
4	1.60	0.49	2.2	0.8
6	2.16	0.69	3.5	1.2
7	5.33	2.00	8.7	3.1
牙根间距离				
3~4	2.20	0.92	2.8	1.4
5~6	3.47	1.09	4.8	2.0
6~7	4.57	1.41	6.5	2.7

避免损伤牙根，最好选择斜向植入种植体，同时植入点相对于邻接点偏近中(图 2-10)。如果刚开始治疗时根间距过窄，可以通过正畸方法调整牙根方向，以获得足够的植入间隙(图 2-12~图 2-14)。

其他注意事项：如果微种植体植于黏膜区，最好利用结扎丝制作牵引钩，从附着龈处伸出，以避免弹性牵引装置周围的感染(图 2-5)。微种植体垂直向位置的选择需要考虑生物力学原理(图 2-15)和局部的牙周情况(图 2-16)。内收前牙时植入点高，微种植体可以提供相对较大的垂直向分力和相对较小的水平向分力。而植入点低，一般位于附着龈区，则可以避免软组织的压迫症状，同时植入操作也相对简单。

推荐的微种植体尺寸：直径 1.2~1.3 mm，长度 7~8 mm。

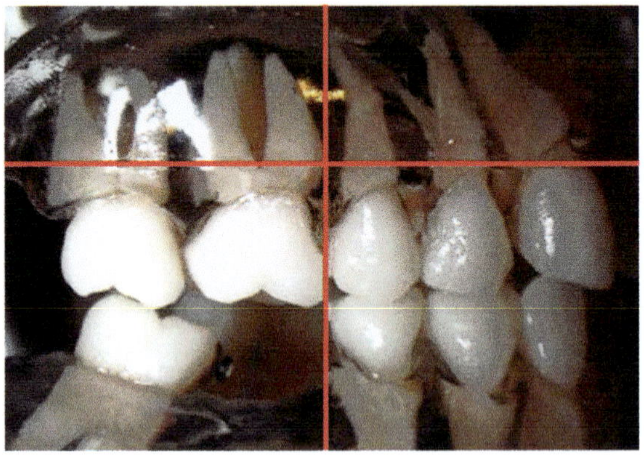

图 2-9 上颌第一磨牙的近中颊根向近中弯曲。为了避免牙根损伤，植入点必须较两牙邻接点偏近中

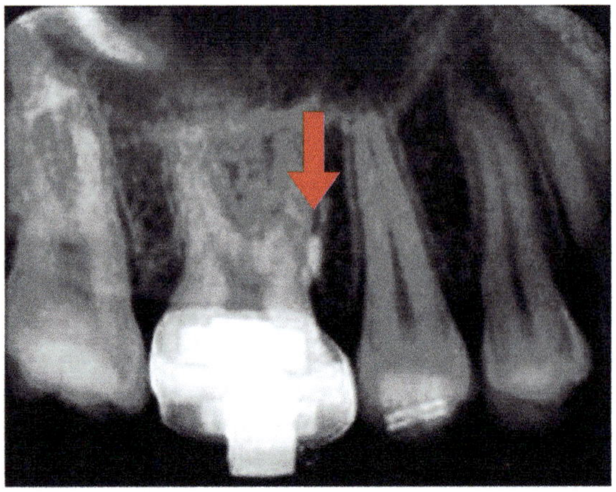

图 2-10 由于微种植体与牙根接触而导致种植体折断

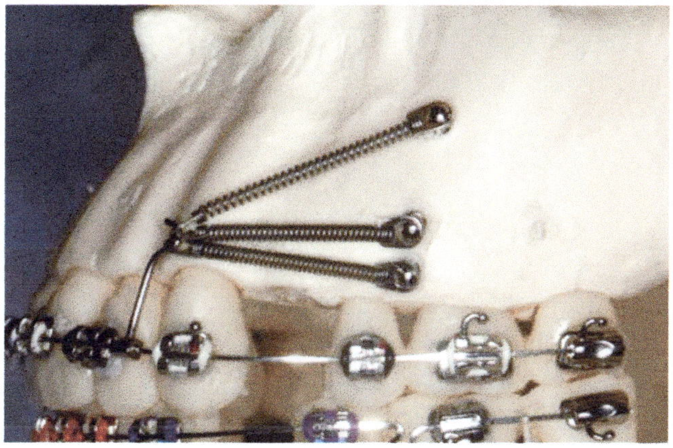

图 2－11 根据矫治需要确定微种植体植入的垂直向位置

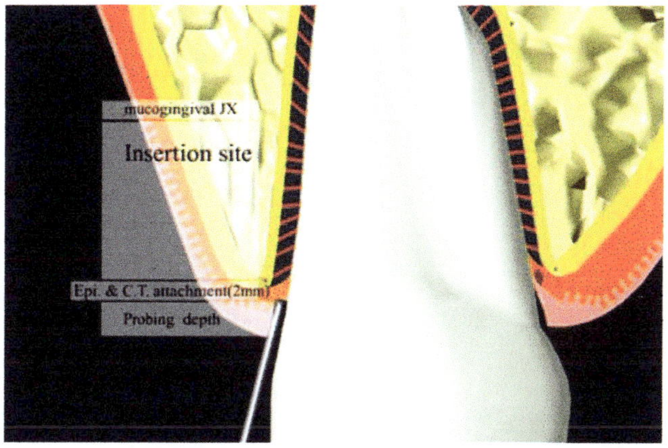

图 2－12 微种植体植入的垂直向位置选择还必须考虑邻牙牙周状况

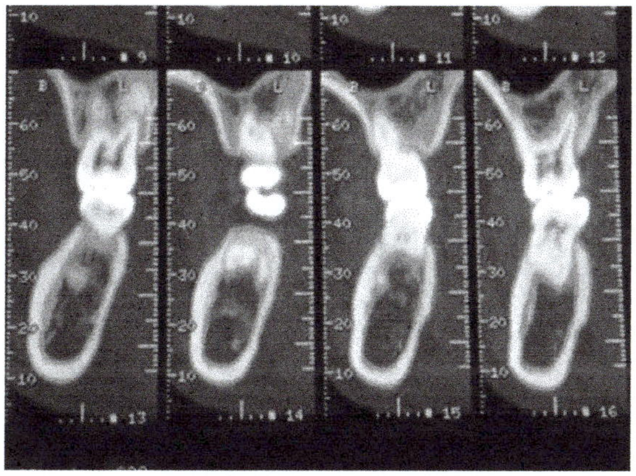

图2－13 上颌磨牙区骨皮质的平均厚度为 1~1.5 mm

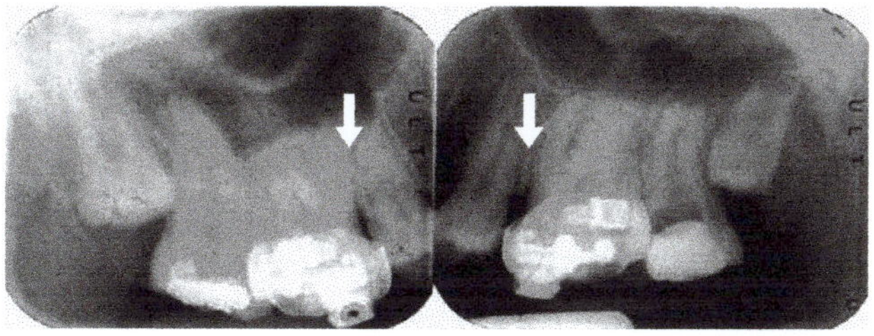

图 2－14 上颌第一磨牙和第二前磨牙牙根之间没有足够的植入间隙

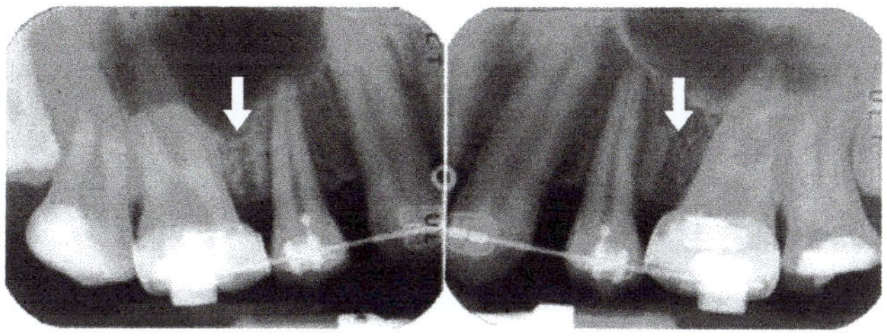

图 2－15 如果牙根间没有足够的植入间隙，可以通过移动牙根获取足够的间隙

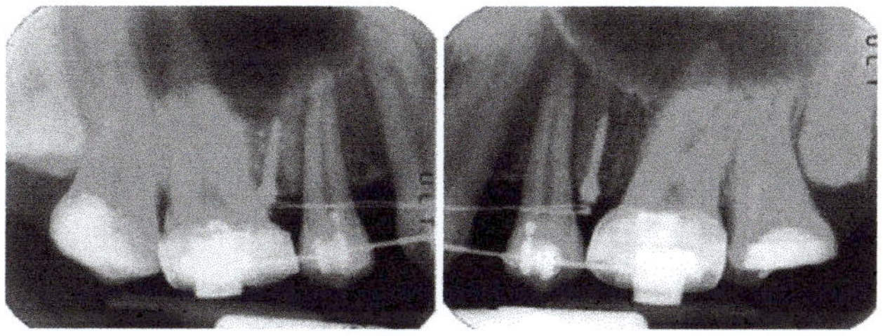

图 2－16 通过移动牙根获取足够根间间隙后植入微种植体，如果上颌窦比较低，微种植体多选用垂直植入而不是斜向植入

上颌颊侧尖牙与前磨牙之间

目的：植入该区域主要是为了近远中移动磨牙或颊向压低牙列(图 2-17)。

植入注意事项：这一区域的附着龈范围较大，可以不用辅助切口，另外该区域植入操作也很方便。

其他注意事项：如果希望借助微种植体近远中向移动磨牙，则微种植体应尽可能靠近牙龈边缘；如果希望压低后牙，微种植体的位置则尽可能偏前庭沟。

推荐的微种植体尺寸：直径 1.2~1.3 mm，长度 7~8 mm。

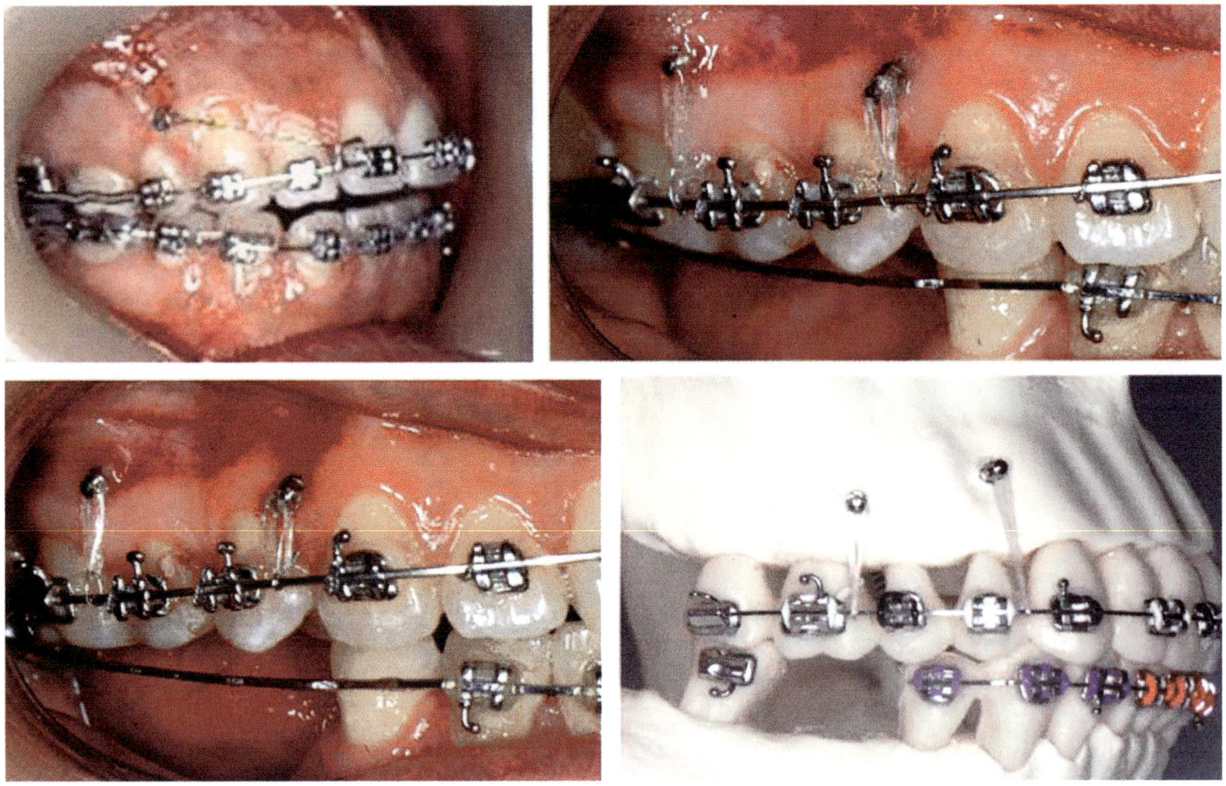

图 2-17 利用推簧推磨牙向远中时，将微种植体植于上颌尖牙与第一前磨牙之间，并与尖牙近中弓丝上的焊接钩扎紧(上左)。利用微种植体压入上颌右侧牙弓段 2 个月的照片(上右、下左)

上颌唇侧切牙之间

目的：该区域主要用于压低切牙和控制前牙转矩(图 2-18，图 2-19)。

植入注意事项：这一区域的骨皮质很厚且附着龈范围较大，但由于要压低前牙，植入部位较低，往往还需要辅助切口。如果患者很年轻，在中线区常有一条骨缝，需要选择较粗的微种植体，同时由于根间距较大，可以选择垂直植入。

其他注意事项：如果微种植体植于中切牙之间，往往位于唇系带处，牙龈会增生并包裹微种植体，因此这种情况下需要在微种植体头部穿一根结扎丝，伸至附着龈区。如果希望矫治倾斜的殆平面，微种植体往往植于中切牙和侧切牙之间(图 2-19)。

推荐的微种植体尺寸：直径 1.3~1.6 mm，长度 6~7 mm。

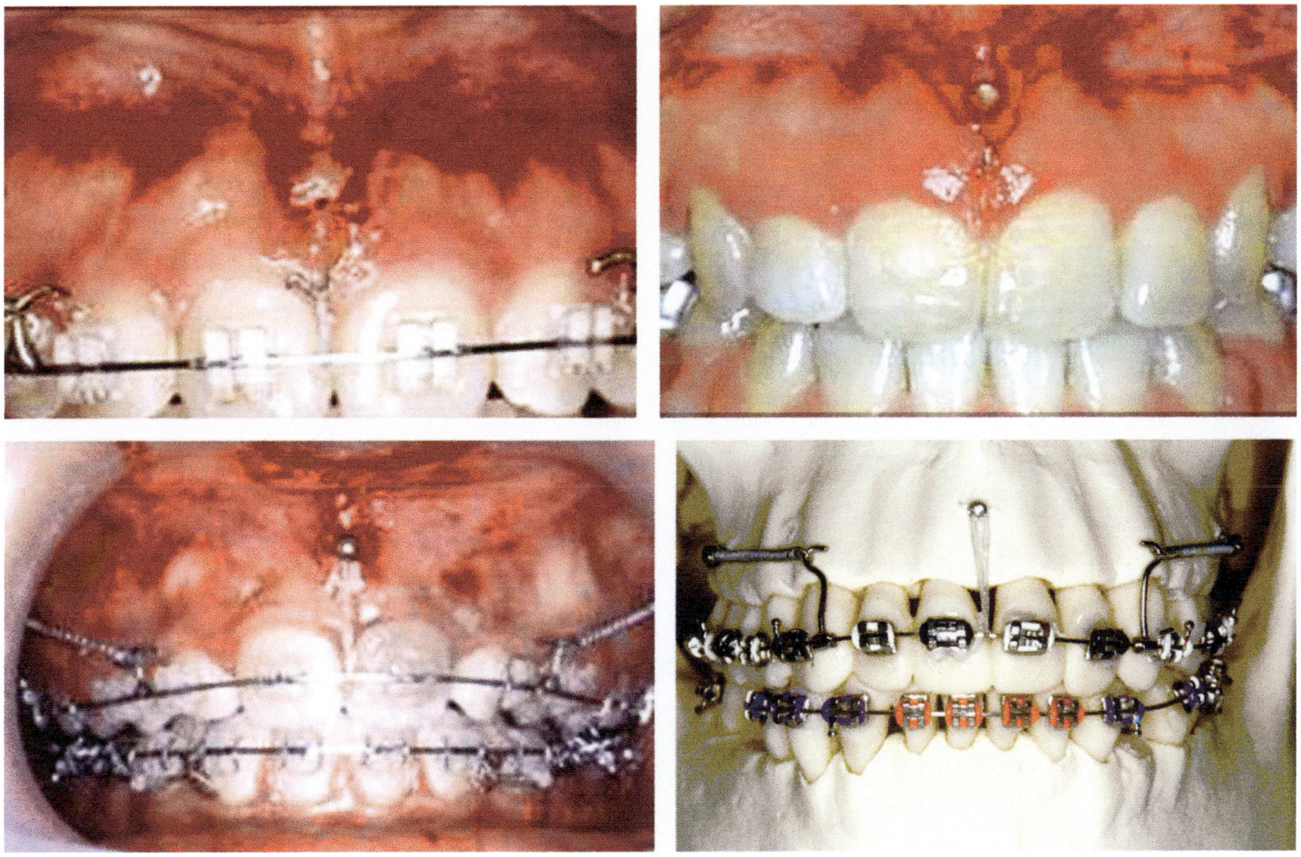

图 2－18 为了压低上切牙，将微种植体植于中切牙之间

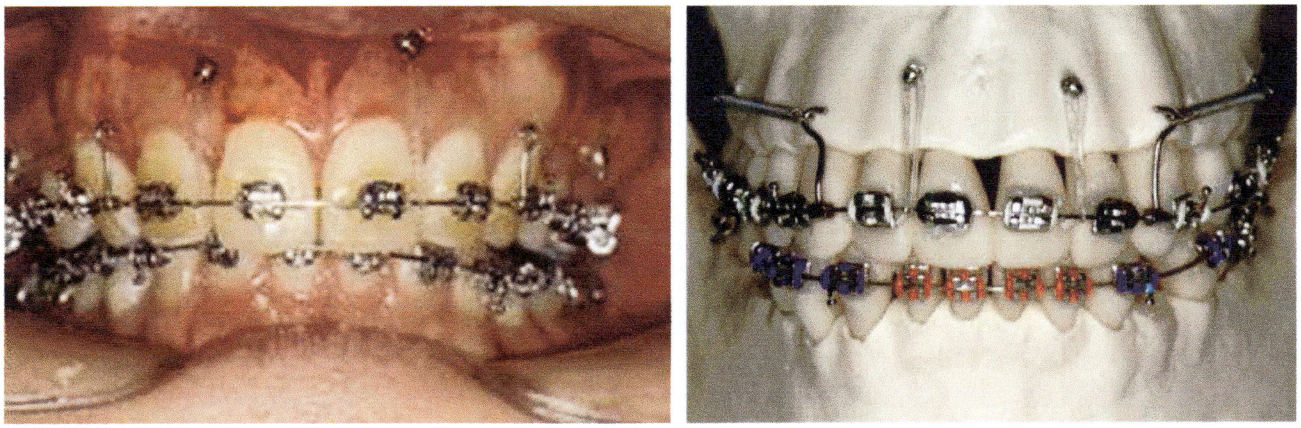

图 2－19 将微种植体植于两侧中切牙和侧切牙之间，用于矫治倾斜的殆平面

上颌腭侧第二前磨牙和第一磨牙之间，第一、二磨牙之间

目的：主要用于增加舌侧矫治时的支抗和开𬌗病例中压低上颌磨牙(图 2-20)。

植入注意事项：通常将微种植体植于上颌第一、二磨牙之间，有时也植于第一磨牙与第二前磨牙之间。

从牙槽嵴顶到腭中线的腭侧牙龈的厚度是不一样的。局麻后，将探针刺入植入区的牙龈，就可以测量出这里的牙龈厚度，也可以用牙周探针测量(图 2-21)。为了补偿牙龈的厚度，通常选择较长的微种植体，也就是说，只有长的微种植体才能够穿透较厚的牙龈组织(3~6 mm)并保证骨内有 6 mm 长。

在腭侧植入微种植体，不需要辅助切开。利用慢速钻头制备植入道，再利用慢速手机将微种植体植入。腭侧骨皮质的厚度通常与唇颊侧的一致(表 2-1)，而腭侧第二前磨牙、第一磨牙及第二磨牙根间距离较大(约 4 mm，表 2-1)。但这一区域有腭大神经和血管穿行，植入时需注意避让。微种植体的植入位置主要在腭大神经和血管的𬌗方(图 2-22)。

由于不同患者的骨质不同，植入时必须选择骨质较硬的部位。另外，每个人腭穹隆的倾斜度不同，有的较平缓，有的较陡，因此植入的角度必须随牙槽骨面而变，如果牙槽骨较陡，微种植体相对于牙根的植入角度由倾斜逐步变为垂直。

其他注意事项：当在舌侧矫治技术中使用微种植体滑动法内收前牙时，最好将微种植体植入第一、二磨牙的腭侧，而不是第二前磨牙和第一前磨牙之间(图 2-20)。因为这一位置靠后，可以使得螺簧具有足够的间距发挥作用。另外，如果想压低上颌后牙，最好使用腭侧种植体(图 2-20，图 2-23)。

推荐的微种植体尺寸：直径 1.3~1.6 mm，长度 10~12 mm。

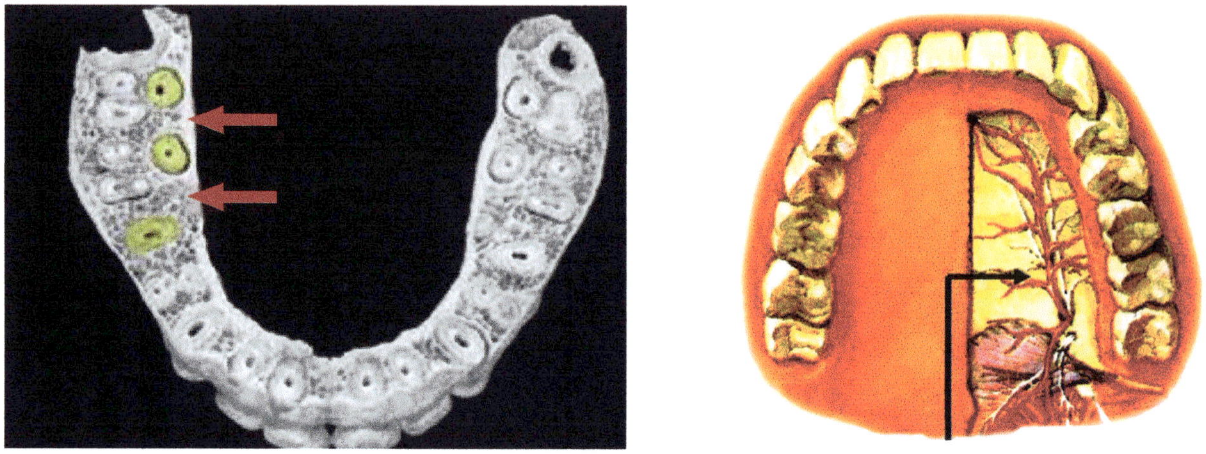

图 2-20 在牙弓腭侧，第二前磨牙、第一磨牙及第二磨牙之间的根间距很大，有利于植入微种植体。但是，植入前必须考虑腭大神经和血管的位置，注意避让，以免损伤

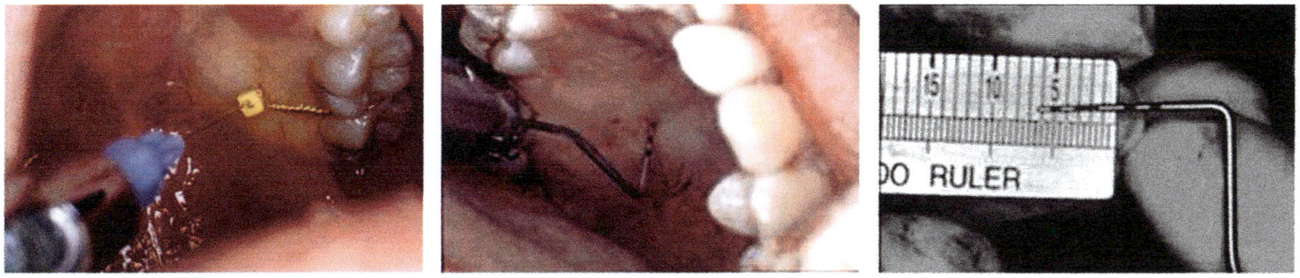

图 2－21 利用局麻针头（左）或牙周探针（中和右）都可以测量腭侧黏膜的厚度

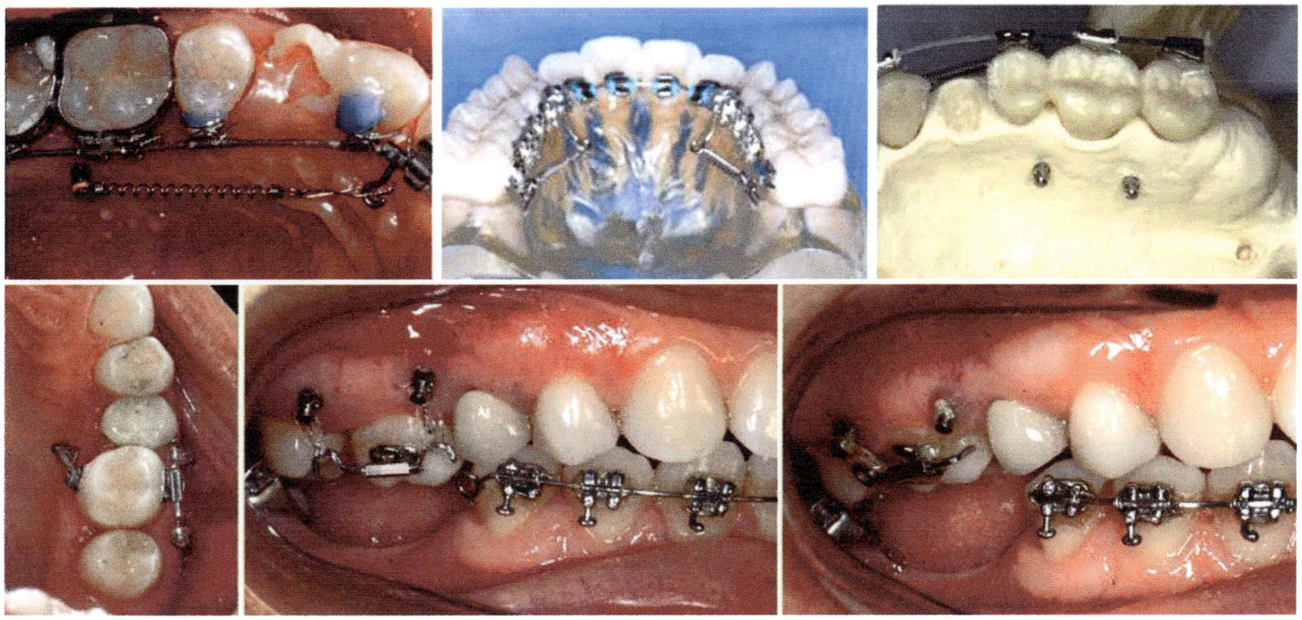

图 2－22 上颌磨牙颊侧（下）、腭侧（上）植入微种植体用以压低后牙（Dr.Alvare,Argentina 提供）

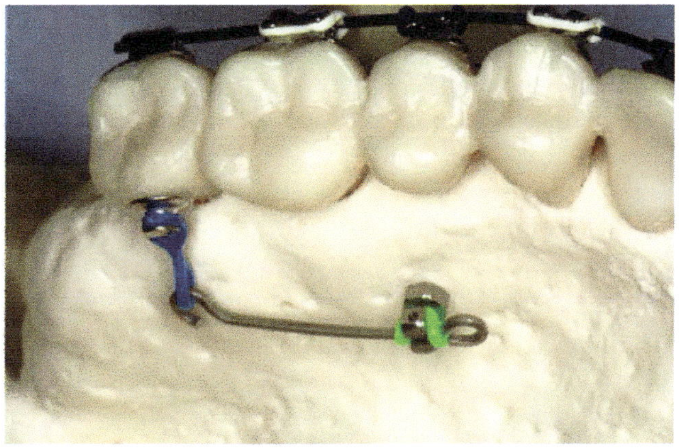

图 2－23 一种新开发的带槽沟的微种植体
（Dentos 公司，韩国大邱）

腭中缝部位

目的：这一植入部位可以实现上后牙的各种移动，包括单侧牙弓的收缩（图 2-24）。微种植体也可以与腭弓相连，用以增强支抗和远移磨牙（图 2-25）。

植入注意事项：不需要辅助切口。这一区域除了腭中缝，其他区域的骨质均很致密（图 2-26），具有特殊结构的微种植体在这里可以很好地发挥作用。如果年轻患者的腭中缝还没有骨化，有时需要在腭中缝相邻的区域植入。由于腭中缝区骨的厚度在不同位置及不同患者变化很大，因此植入时需要小心，以免进入鼻腔。

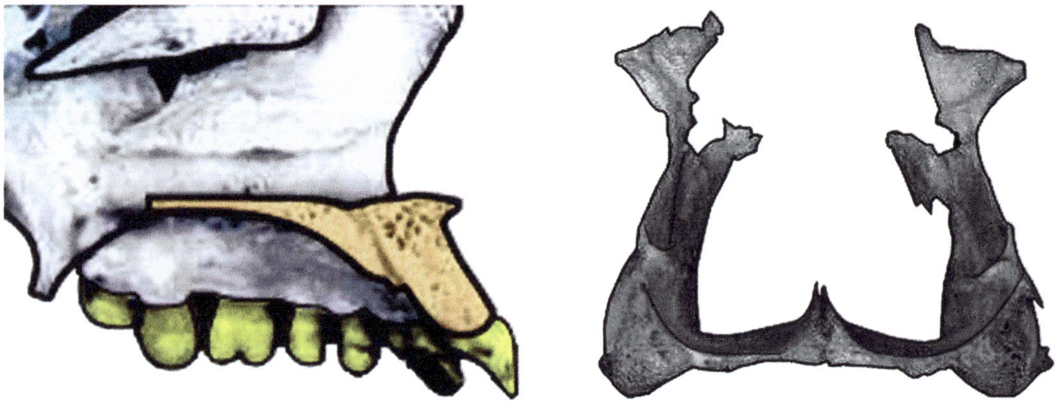

图 2-24 腭中缝区的骨结构

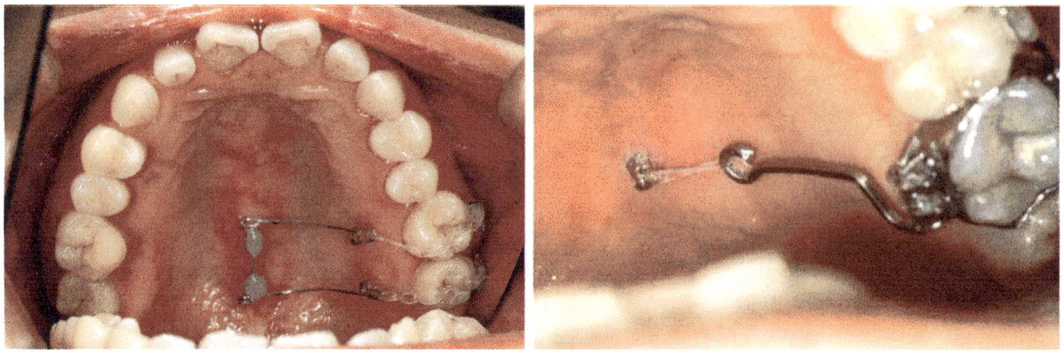

图 2-25 腭中缝区的微种植体可以单侧内收上牙弓

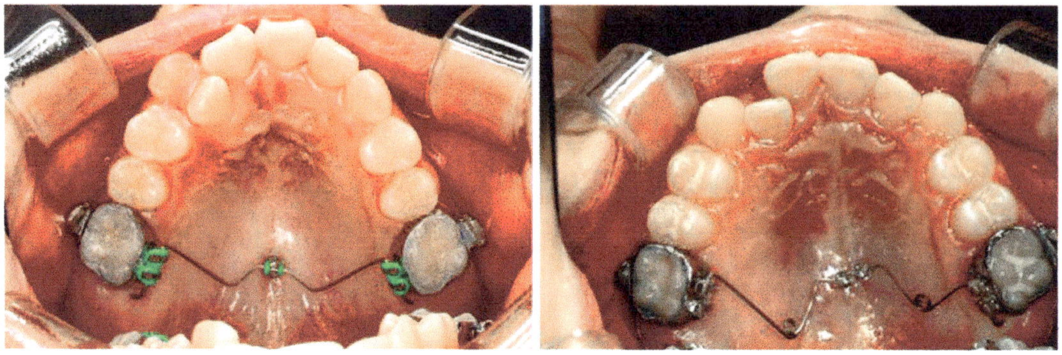

图 2-26 新开发的具有槽沟的微种植体被植于腭中缝区，用于远中移动右侧第一磨牙

其他注意事项：如果腭弓和微种植体结合，可以通过微种植体对腭弓加力，实现后牙的近中或远中移动。但由于微种植体位于腭中缝处，加力会比较困难。

推荐的微种植体尺寸：直径 1.5~1.8 mm，长度 5~6 mm。

下颌

磨牙后区

目的：利用磨牙后区的微种植体可以竖直近中倾斜的下颌磨牙，远移下颌牙齿或整个下颌牙弓（图2-27、图 2-28）。如果下颌第二磨牙舌侧倾斜，可以将微种植体植于其颊侧，以竖直第二磨牙和远移牙齿（图 2-29）。

植入注意事项：磨牙后区的骨质致密且较厚，非常适合微种植体植入，同时磨牙后区的黏膜与上颌腭侧一样厚，医生需要选择足够长的微种植体。在该区域微种植体进入骨内的部分至少达到 4 mm，由于骨质致密，植入时必须小心，以防止微种植体折断。磨牙后区的黏膜厚度因人而异，选择微种植体时需要考虑这一因素。植于下颌第二磨牙远中颊侧的微种植体往往会被黏膜覆盖。经常会利用结扎丝穿透黏膜加力（闭合法）。微种植体可以在拔除第三磨牙的同时植入（图 2-29）。

其他注意事项：选择微种植体竖直倾斜后牙时，需要考虑微种植体的植入方向和竖直磨牙时的加力点，使它们与牙齿直立的方向一致。通常情况下，下颌磨牙近中牙齿缺失后，下颌磨牙会向近中和舌侧倾斜。为了更好地控制加力方向，使用头部具有槽沟结构的微种植体是最佳选择（图 2-30）。如果有些患者的殆间距较小，应该避免上颌牙齿接触微种植体。

推荐的微种植体尺寸：直径 1.4~1.6 mm，长 5~10 mm。

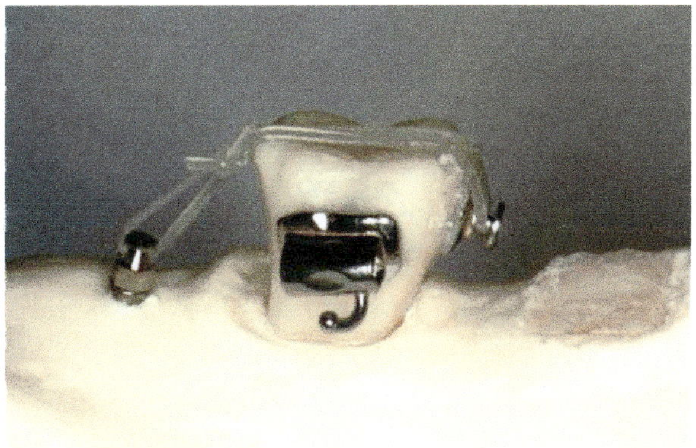

图 2－27　植于磨牙后区的微种植体

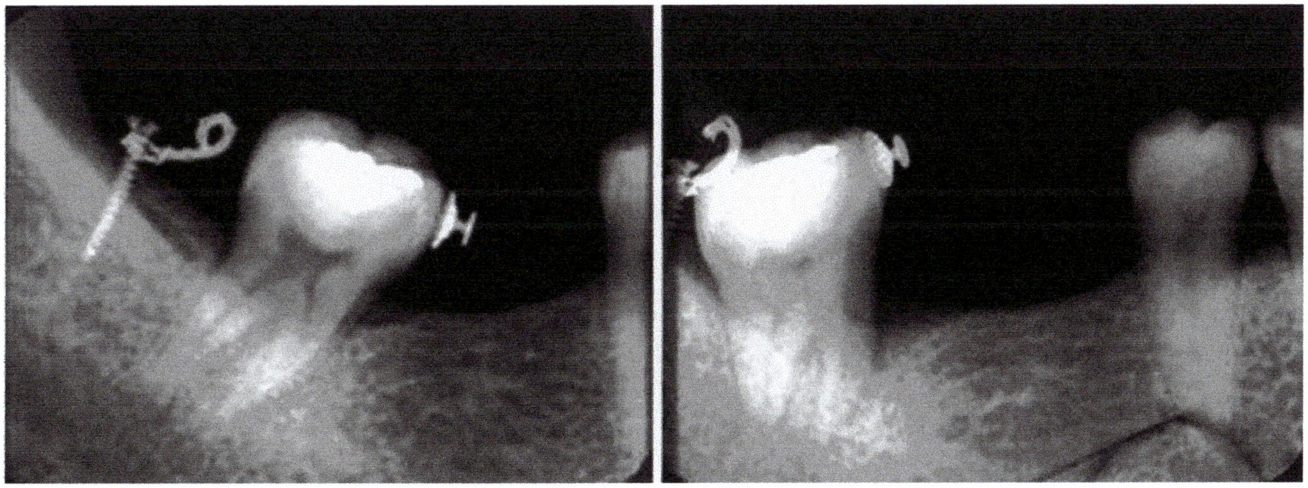

图 2－28　用于竖直下颌第二磨牙的磨牙后区微种植体

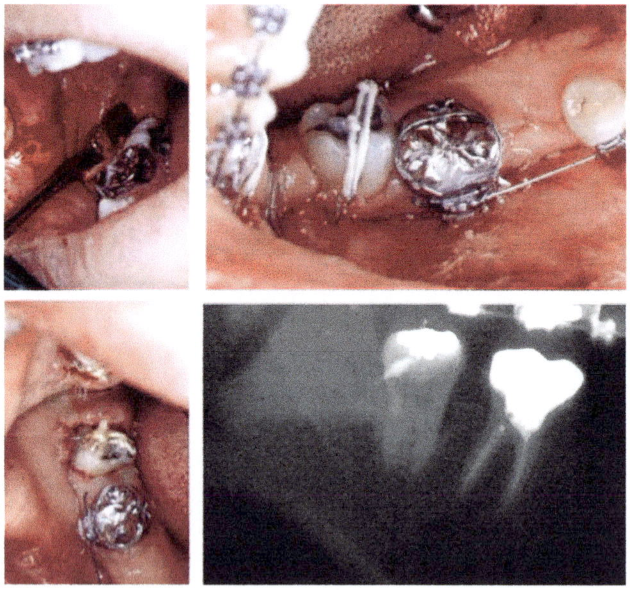

图 2－29 使用微种植体竖直舌倾的下颌第二磨牙。可以在拔除第三磨牙的同时植入微种植体。由于微种植体的位置不正确，第二磨牙被拉向远中

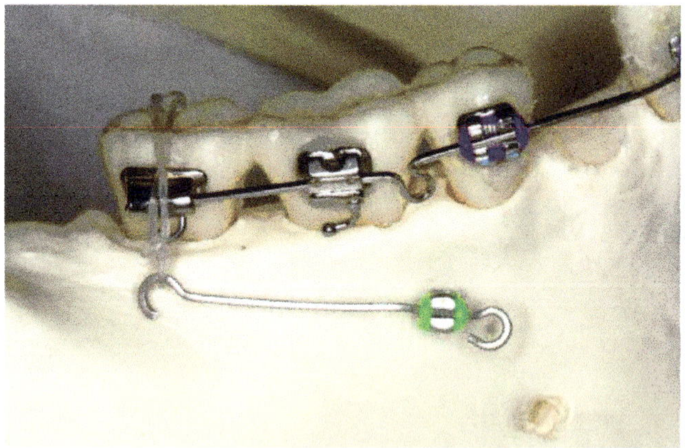

图 2－30 一种头部具有槽沟结构的微种植体，可以有效地竖直磨牙

下颌第一、二磨牙之间

目的：这一位置主要用于内收下颌前牙，也可以压低和远移下颌磨牙（图 2-31~图 2-33），同时，也可以矫正锁秴，例如正锁秴、咬合塌陷等。

植入注意事项：为了预防感染和有效维护微种植体局部的卫生，最好将微种植体植于附着龈区域。但是很多情况下都做不到，因为该区域的附着龈很窄，开放法不适用。通常需要在距附着龈 2~3 mm 处作辅助切口，垂直切口穿透黏膜区。这一区域的骨皮质很厚，平均厚度为 3 mm 左右（图 2-34），可以倾斜地植入微种植体，在制备植入道时要注意降温。

在这里植入微种植体损伤牙根的几率要远远低于上颌相同位置，这里的根间距大约为 4.5 mm。在有些患者，这里的根间距甚至可以达到 5.3 mm（表 2-1），并且牙槽骨较厚，很适合植入微种植体（图 2-35）。如果植入点较低，可以垂直向植入微种植体。

在下颌使用种植体时，必须避免损伤下颌神经和血管（图 2-36）。幸运的是，由于下颌神经和血管穿行于牙根以下，而微种植体一般不会到达这样的位置，因此损伤神经和血管的几率非常小（图 2-37）。

其他注意事项：这一区域植入微种植体的最主要目的是在内收下前牙的过程中控制下颌磨牙的伸长。这里的微种植体经常会被黏膜覆盖，因此在植入后，需要利用结扎丝延长至附着龈区，以利于加力。

推荐微种植体尺寸：直径 1.3~1.6 mm，长度 5~7 mm。

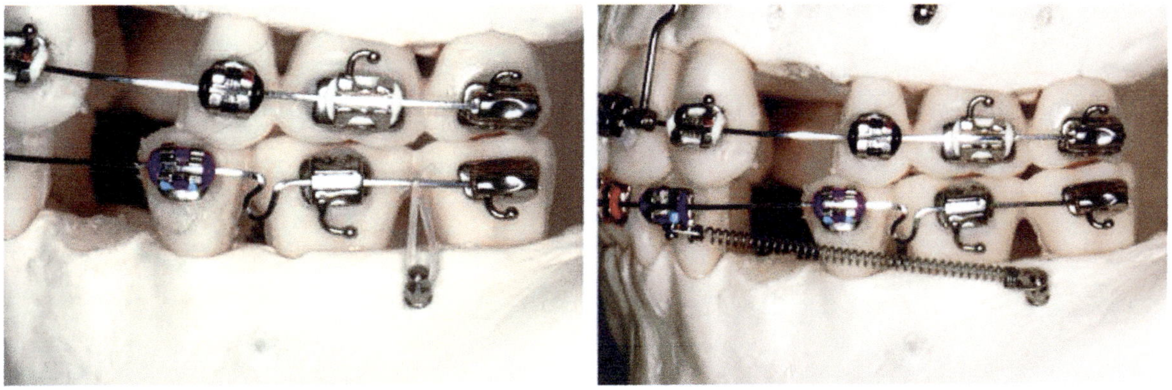

图 2－31 下颌颊侧第一、二磨牙间的微种植体

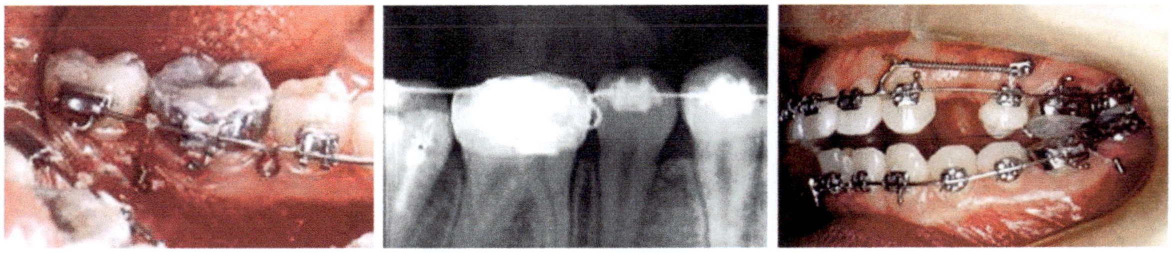

图 2－32 下颌颊侧第一、二磨牙间的微种植体，用来压低下颌后牙

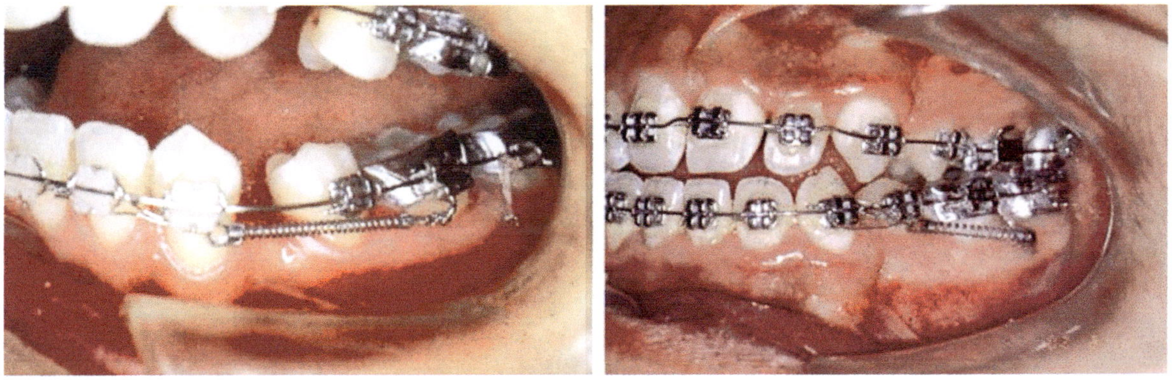

图 2－33 内收前牙过程中，植于下颌颊侧第一、二磨牙间的微种植体，用来压低下颌后牙

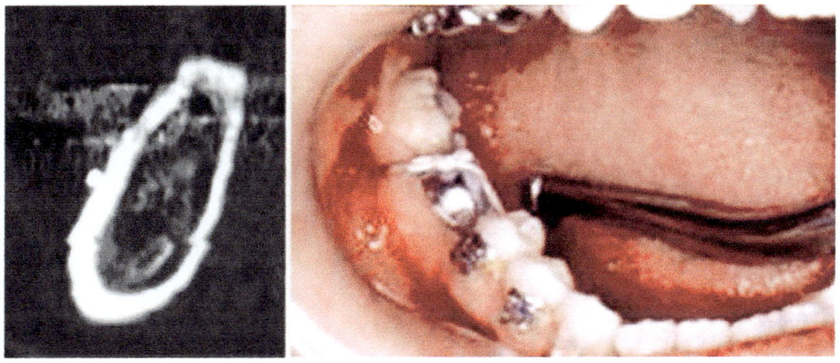

图 2－34
用于竖直舌倾的下颌第一磨牙的微种植体，下颌骨颊侧骨皮质厚度约为 3 mm

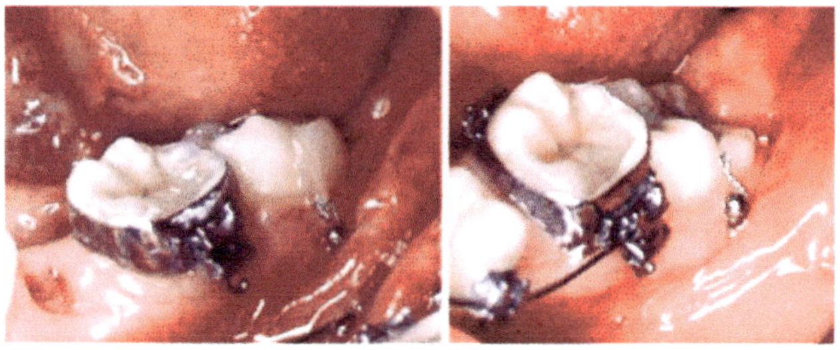

图 2－35　用于竖直舌倾的下颌第二磨牙的微种植体

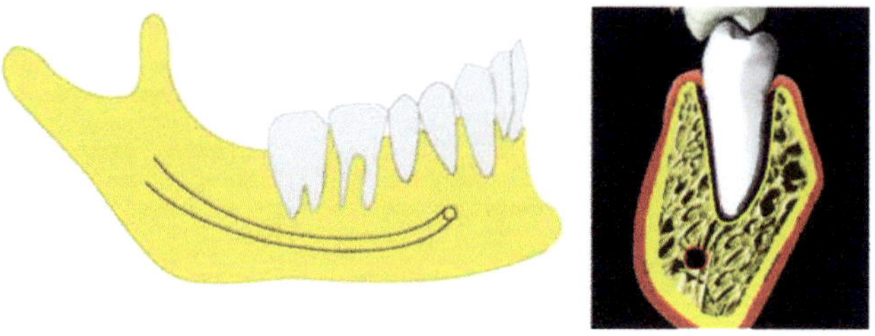

图 2－36　植入种植体时需要考虑下颌神经和血管的走向，但由于微种植体很短，其损伤下颌神经和血管的几率非常小

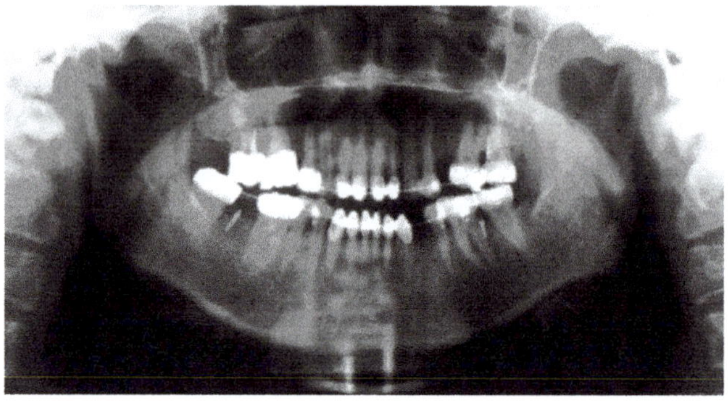

图 2－37　微种植体几乎不可能损伤下颌神经和血管，因为微种植体通常到不了根尖

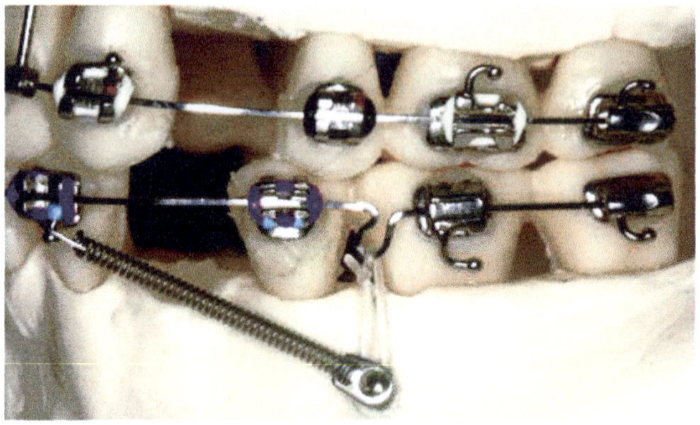

图 2－38　植于下颌颊侧第一磨牙和第二前磨牙间的微种植体，用来压低后牙和内收前牙

下颌颊侧第一磨牙与第二前磨牙之间

目的：该处微种植体可用来内收下颌前牙和压低下颌磨牙（图 2–38），也可以用于远移下颌磨牙和颊向移动磨牙（图 2–39）。

植入注意事项：这一区域的附着龈较窄，开放法有时也不适用。此处的骨皮质较厚，植入时应注意降温。根间距大约是 3.4 mm（表 2–1），但是不同患者的牙槽骨量不同，如果根间距较窄，就很难从附着龈区斜向植入，随着植入点的根方移动，植入角度逐渐接近垂直。

其他注意事项：这一区域的微种植体最常用于内收下前牙，同时也可以为远中移动下颌磨牙提供支抗和控制下颌磨牙的伸长（图 2–39）。在压低磨牙时，植入点较常规位置低，微种植体会被软组织覆盖，植入后需要利用结扎丝加力。

推荐微种植体尺寸：直径 1.3~1.6 mm，长度 5~7 mm。

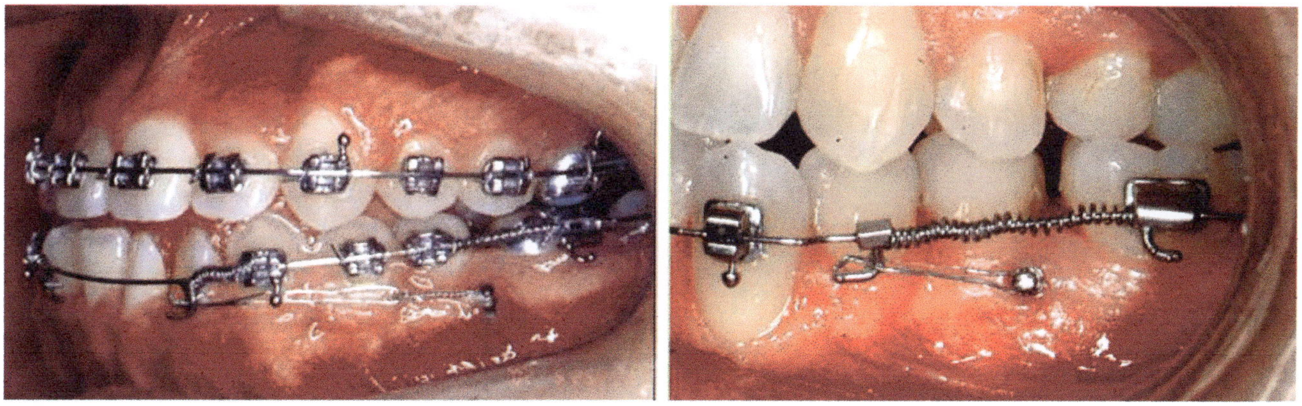

图 2－39 植于下颌颊侧第一磨牙和第二前磨牙间的微种植体，用来内收前牙和远移磨牙

下颌颊侧尖牙与第一前磨牙之间

目的：用来前移下颌磨牙（图 2-40，图 2-41）。

植入注意事项：这一区域有时附着龈带也较窄，因此开放法并不适合。尖牙与第一前磨牙的根间距约为 2.2 mm（表 2-1）。牙槽骨的厚度没有后牙区厚。

其他注意事项：这一位置的微种植体较常用于前移磨牙。有时在这一区域可以提供双骨皮质支抗（bi-cortical anchorage，指微种植体可以穿过颊舌侧骨皮质）。

推荐微种植体尺寸：直径 1.3~1.6 mm，长度 5~7 mm。

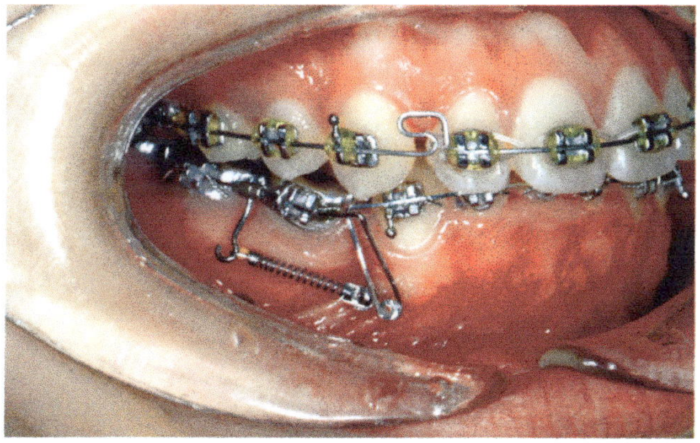

图 2－40 植于下颌颊侧右侧尖牙远中和第一前磨牙间的微种植体，用来前移第一、二、三磨牙，关闭先天第一、二前磨牙缺失造成的间隙

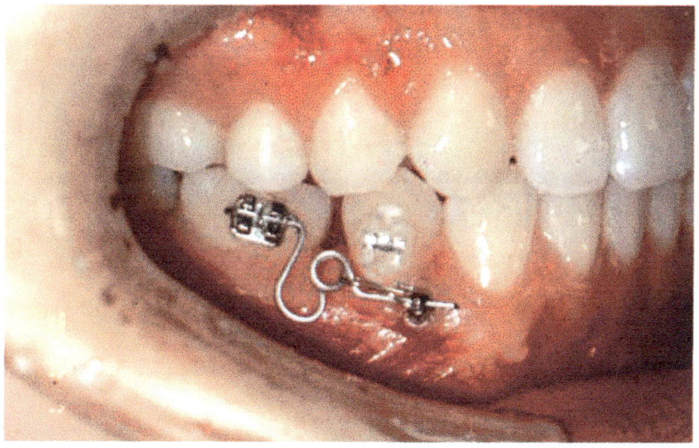

图 2－41 植于下颌颊侧尖牙远中和第一前磨牙间的微种植体，用来前移和竖直下颌第一磨牙

下颌正中联合

目的：用于压低下前牙（图 2-42，图 2-43）。

植入注意事项：这一区域的附着龈带非常窄，不适合使用开放法。但骨质很适合种植体植入。切牙根间距很窄，最好斜向植入微种植体。

其他注意事项：由于这一位置的微种植体主要用于压低下切牙，所以植入部位应位于下颌切牙根尖下方。利用与微种植体头部相连的结扎丝延伸至附着龈区，对下前牙加力。

推荐微种植体尺寸：直径 1.3~1.4 mm，长度 5~6 mm。

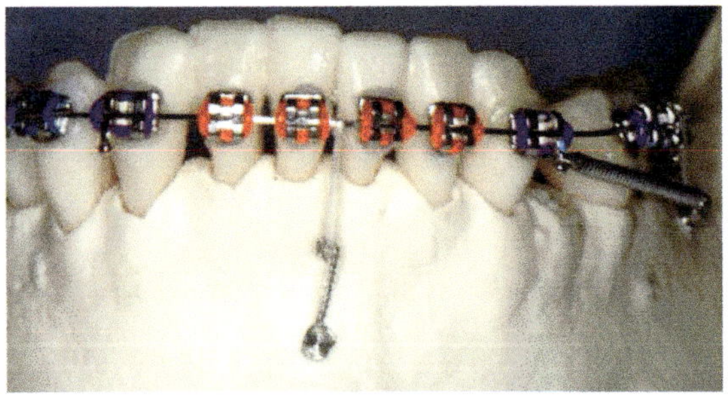

图 2－42　植于下颌正中联合的微种植体

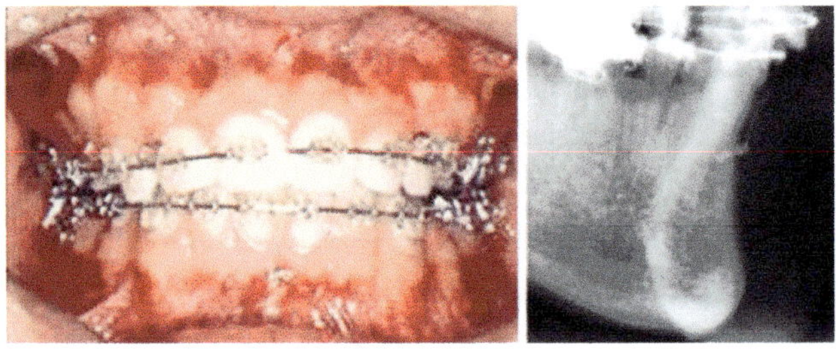

图 2－43　植于下颌正中联合的微种植体，用于压低下前牙

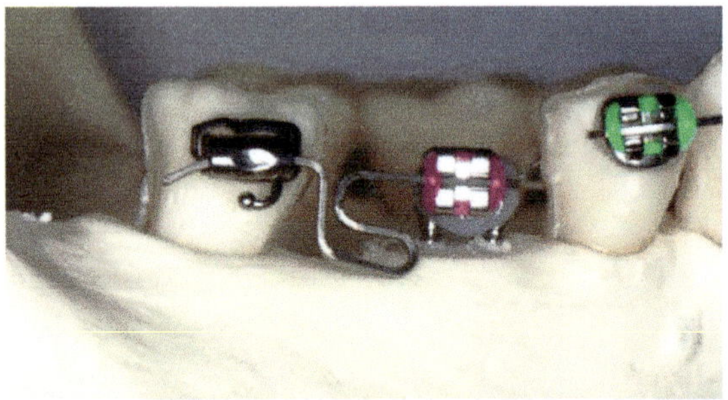

图 2－44　植于缺牙区的微种植体

缺牙区

目的：在缺牙区植入微种植体非常适合对邻牙进行矫治，如竖直磨牙等（图 2–44~图 2–46）。

植入注意事项：由于这一部位的骨皮质很致密，且不会损伤邻近牙根，所以非常适合植入微种植体。

其他注意事项：在临床应用中，如果需要，可以植入两颗微种植体，利用光固化复合树脂将两颗种植体的头部相连（图 2–44），这样就可以将一些固定矫治器附件（如托槽）粘于种植体头部，这时微种植体可以被认为是“人工牙”。

推荐微种植体尺寸：直径 1.3~1.6 mm，长度 7~8 mm。

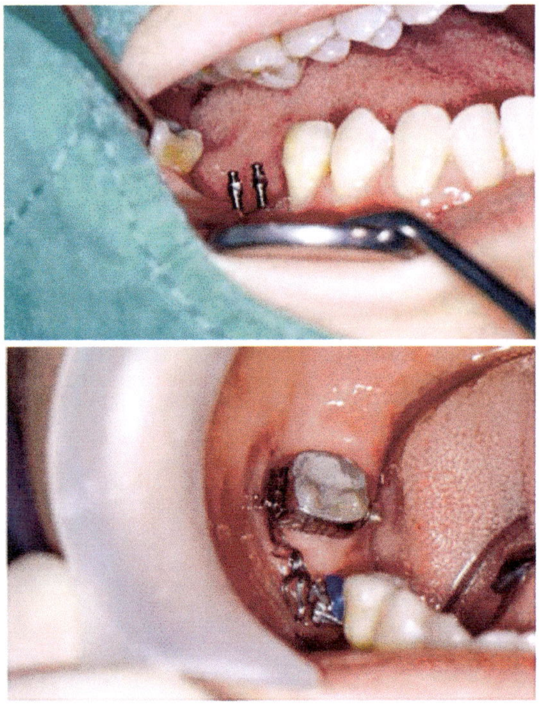

图 2－45　植于缺牙区的两颗微种植体，用来放置托槽（上）。利用片段弓三维方向控制第三磨牙的近中移动（下）

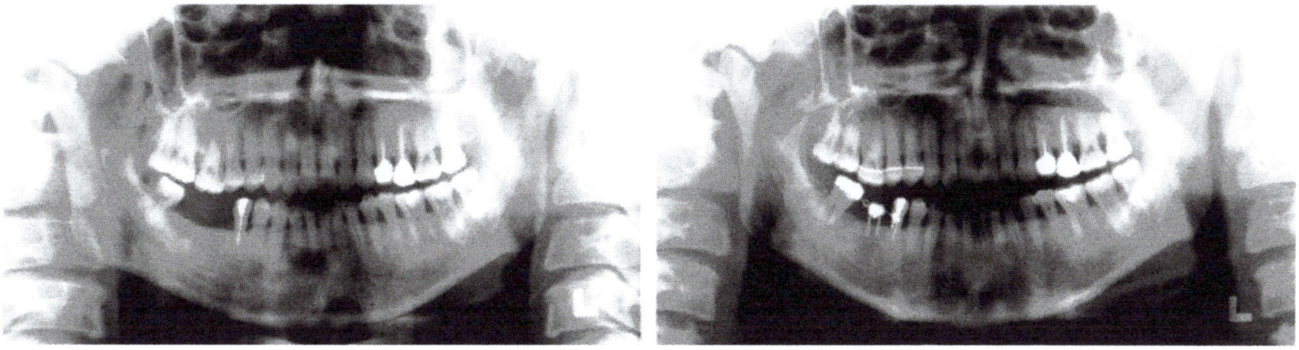

图 2-46 植于缺牙区的两颗微种植体，近中移动下颌第三磨牙到第二磨牙的位置

其他植入部位

Absoanchor 微种植体系统可以用于口腔的任何具有骨质的区域。例如下颌舌侧及后期会拔除的残根附近（图 2-47，图 2-48）。

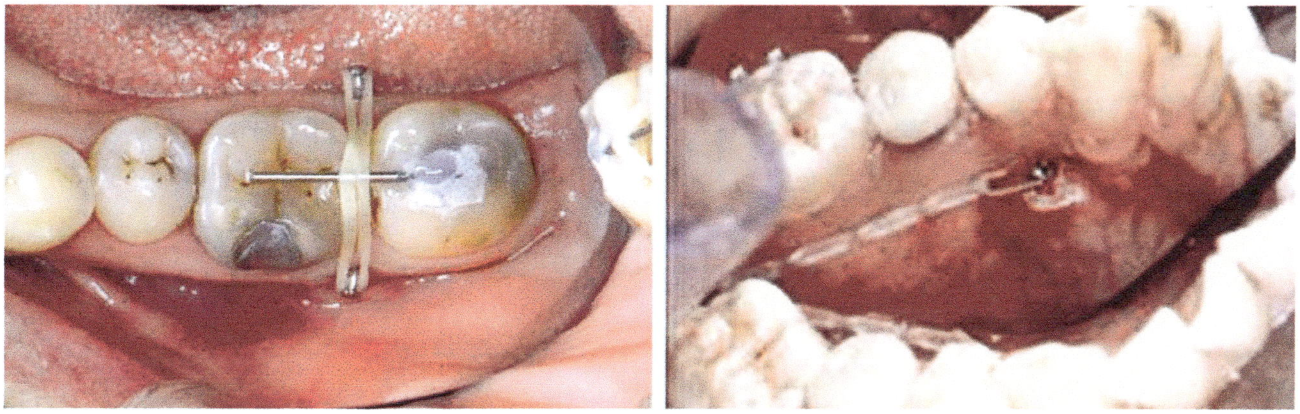

图 2-47 下颌舌侧植入微种植体

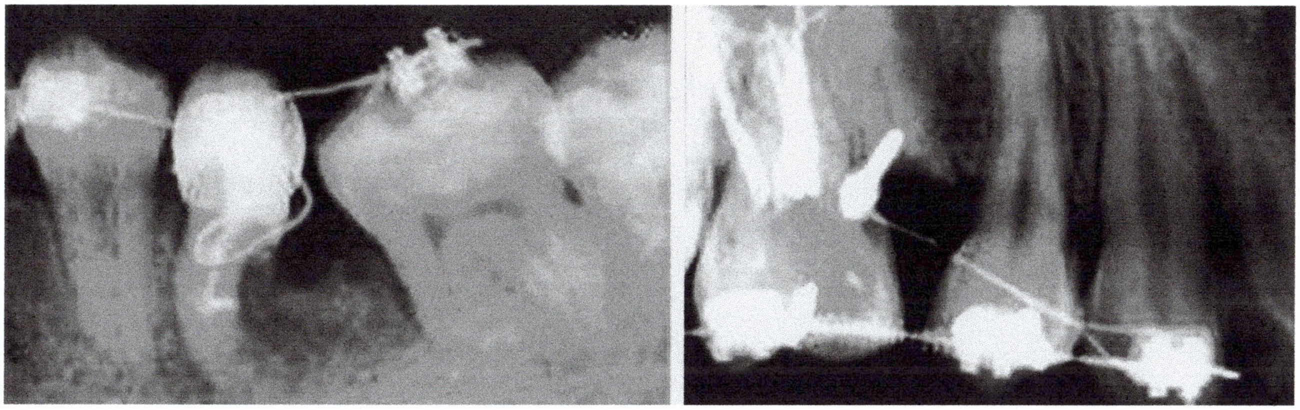

图 2-48 植于残根的微种植体

参考文献

Bae SM, Kyung HM. Clinical application of microimplant anchorage(MIA) in orthodontics (1): Introduction and developmental background. Korean J Clin Orthod, 2002,1:14~19

Bae SM, Kyung HM. Clinical application of microimplant anchorage(MIA) in orthodontics (2): Anatomic consideration and surgical procedures. Korean J Clin Orthod, 2002,1:16~29

Bae SM, Kyung HM. Clinical application of microimplant anchorage(MIA) in orthodontics (3): Adjunctive treatment with MIA. Korean J Clin Orthod, 2002,1:14~24

Bae SM, Kyung HM. Clinical application of microimplant anchorage(MIA) in orthodontics (4): Saving the sound teeth with MIA. Korean J Clin Orthod, 2003,2:26~32

Bae SM, Park HS, Kyung HM, et al. Clinical application of micro-implant anchorage. J Clin Orthod, 2002,36:298~302

Bae SM, Park HS, Kyung HM, et al. Ultimate anchorage control. Texas Dent J, 2002,580~591

Kanomi R. Miniimplant for orthodontic anchorage. J Clin Orthod, 1997;31:763~767

Kyung HM, The development of orthodontic microimplant. Dental Success, 2002,22:571~579

Lee JS, Park HS, Kyung HM. Microimplant anchorage for lingual treatment of a skeletal Class Ⅱ malocclusion. J Clin Orthod, 2001,35:643~647

Park HS. The skeletal cortical anchorage using titanium microscrew implant. Korean J Orthod, 1999,29:699~706

Park HS. An anatomical study using CT images for the implantation of micro-implants. Korean J Orthod, 2002,32:435~441

Park HS, Bae SM, Kyung HM, et al. Microimplant anchorage for treatment of skeletal Class Ⅰ bialveolar protrusion. J Clin Orthod, 2001,35:417~422

Park HS, Kyung HM, Sung JH. A simple method of molar uprighting with micro-implant anchorage. J Clin Orthod, 2002,36:592~596

III

新型微种植体的开发及其临床应用

术语

ABSOANCHOR® 微种植体的型号

总结

参考文献

第三章 新型微种植体的开发及其临床应用

修复种植体曾被用作正畸治疗的口内绝对支抗（Sherman, 1978; Smith, 1979; Turley,1980; Gray, 1983; Roberts, 1994）。但由于这种种植体体积大、植入过程繁琐及价格昂贵，始终没有能够在临床广泛应用。1997年，Kanomi 设计了一种小直径的迷你螺钉（或称微螺钉，Mini-strew），远远小于传统种植体。

最早的微螺钉主要用于固定骨折的小碎片或将迷你钢板固定于骨骼上（图 3–1）。但在正畸治疗中使用时，其头部结构不利于螺簧或链圈直接固定，往往需要使用结扎丝将弹簧固定于其颈部。但由于结扎丝靠近牙龈，不利于微种植体的清洁，同时反复刺激后容易激发牙周的炎症，牙龈肿胀增生，会将结扎丝包埋（图 3–2），这样就很难再调整。

许多使用种植体支抗的医生都曾尝试将骨螺钉用作口内正畸支抗，但由于结扎丝或弹性加力装置对牙龈的刺激，最终导致种植体的失败。这样，由于微螺钉头部结构的不完善，造成了牙龈的刺激和感染，同时也不方便固定加力装置，从而限制了微螺钉的临床应用。

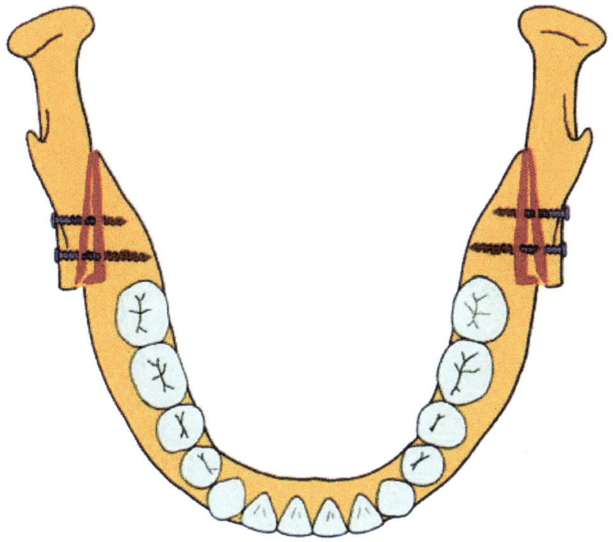

图 3－1 口腔外科利用微螺钉固定骨折片

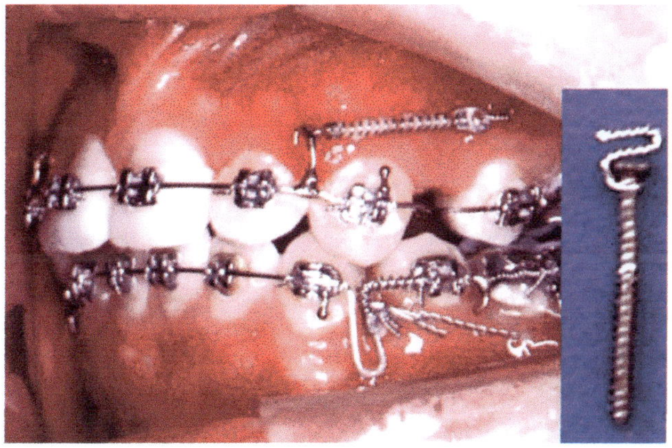

图 3－2 外科微螺钉用于下前牙内收。使用结扎丝连接微螺钉和弹力装置。请注意结扎丝和弹力装置周围的牙龈刺激症状

为了克服这种缺陷，Dentos 公司设计了一种新型的钛微种植体（Absoanchor 系统，Micro-implant），专门用于正畸临床（Kyung, 2002; Kyung, 2003）。这种微种植体具有带孔的纽扣样头部，可以方便地与结扎丝或弹力装置相连（图 3–3）。Absoanchor 系统最小的螺钉直径只有 1.2~1.3 mm，使得它可以灵活地用于口内的很多位置。我们将微种植体的头部设计成舌侧扣的外形，在其颈部凹入，使弹性加力装置如螺簧等自然与牙龈

分离，另外，头部还有一个孔，可以用来固定结扎丝或弹力线。

现在，直径 1.2~1.3 mm 不同长度的微种植体已经商品化，由于其尺寸很小，可以方便地植入很多以前不能植入的位置(例如相邻牙根之间)。很多医生通过将微种植体植入患者后牙的牙根之间，获得了绝对支抗，成功矫治了许多患者（Park, 1999; Lee, 2001; Park，2001; Bae and Kyung, 2002; Bae，2002; Kyung, 2002; Park， 2002;Bae and Kyung, 2003; Kyung，2003）。

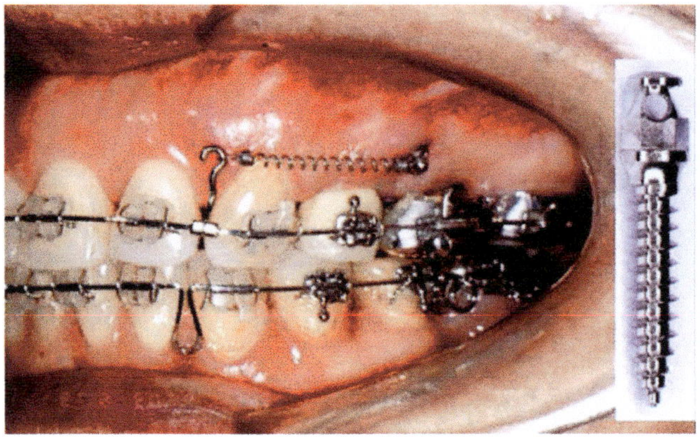

图 3－3 新型微种植体可以防止软组织受损，也更容易固定弹力装置(专利：韩国 No. 0233786，美国 No. 6,575,742 B2)

根据长期的临床观察，我们认为正畸支抗种植体不需要完全的骨结合。实际上，由于矫治结束时微种植体需要去除，那种认为支抗种植体需要完全骨结合的观点也是不明智的。只要确保微种植体稳定于骨内，即使没有骨结合，也可以即刻加载。

术语

本章节涉及的术语是这样定义的：

前缀“mini-”是指种植体的直径为 1.9 mm 及其以上的种植体。

前缀“micro-”是指直径小于 1.9 mm 的种植体，重点强调体积的微小(就像在一些概念中一样，如 micrognathia, microsomia, microtia, microglossia, and microdontia)。

“implant”用来代替“strew”是因为如果一个外来物体停留在人体内超过 1 个月，就被定义为“implant”，见 MDD 93/42/EEC, dated June 14, 1993,concerning medical device, ANNEX IX, 1.2(这是欧洲食品和药品管理局提出的)。

ABSOANCHOR® 微种植体的型号

各种微种植体的型号及用途见图 3-4。

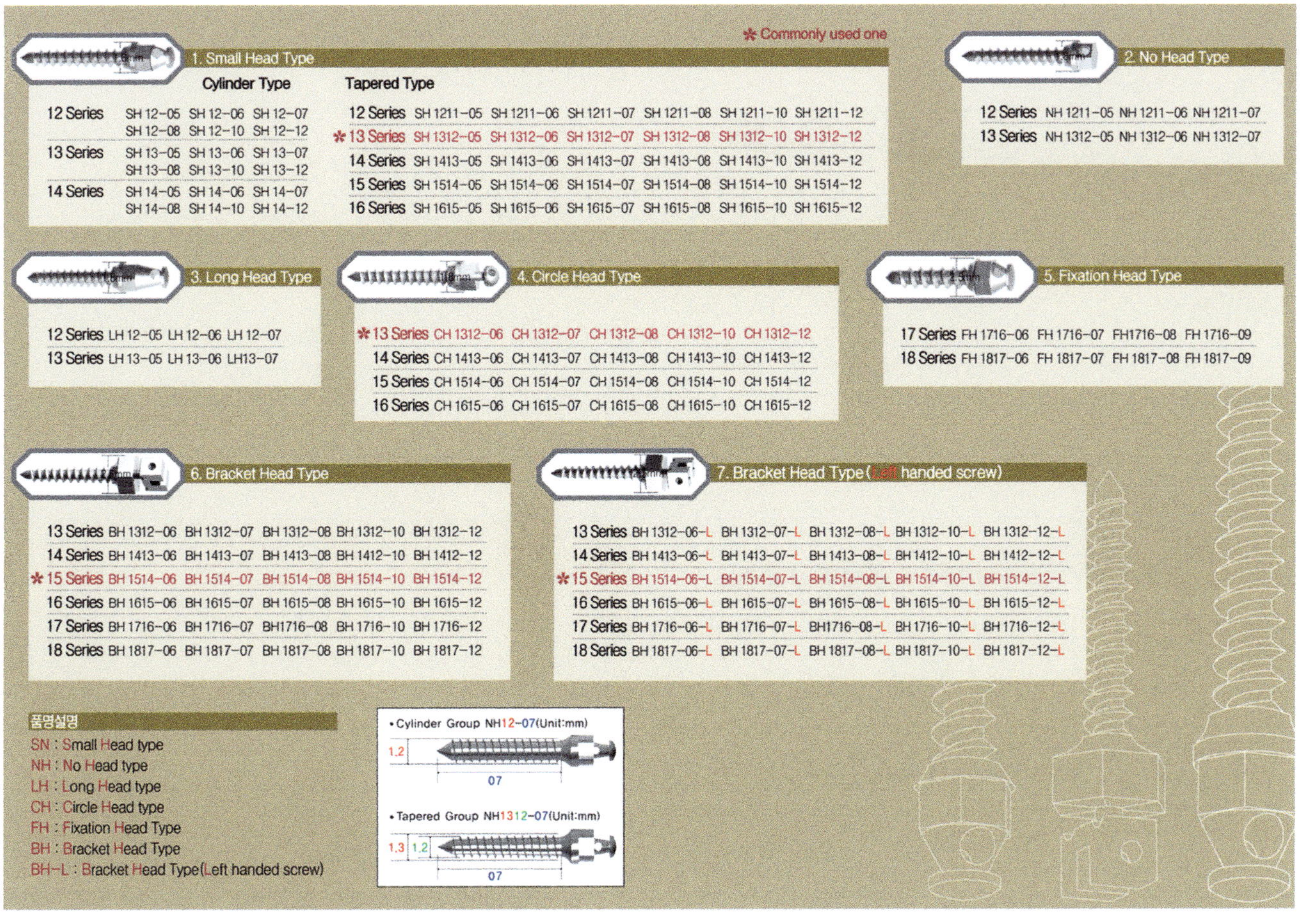

图 3－4 Dentos 公司开发的正畸微种植体

小头型(SH)

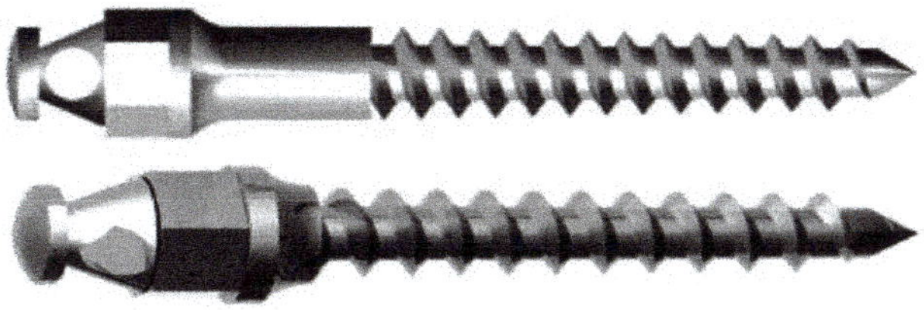

推荐位置:上、下颌附着龈,包括腭部。

推荐弹性装置:镍钛螺簧、弹力线等。

无头型(NH)

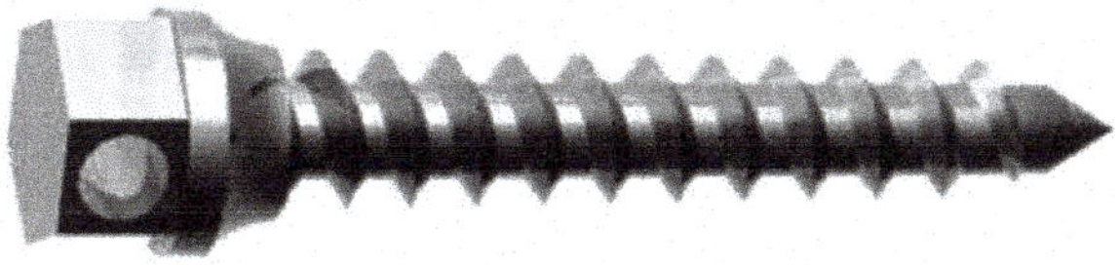

推荐位置:上、下颌黏膜区。

推荐弹性装置:结扎丝加弹力线。

长头型(LH)

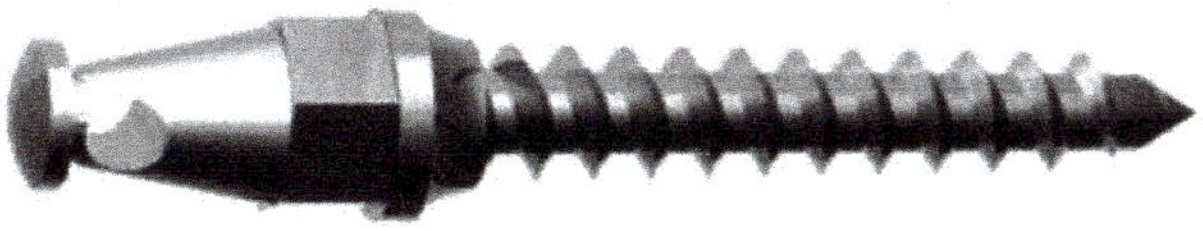

推荐位置:下颌黏膜区和附着龈交界处。

推荐弹性装置:镍钛螺簧、弹力线等。

圆头型(CH)

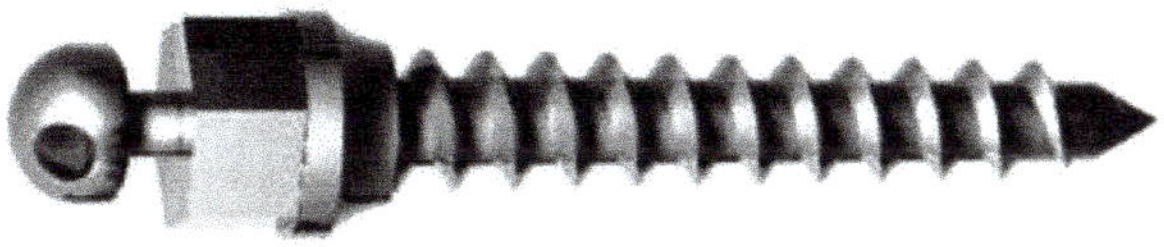

推荐位置:上、下颌附着龈,包括腭部。

推荐弹性装置:链圈、弹力线、镍钛螺簧。

固定型(FH)

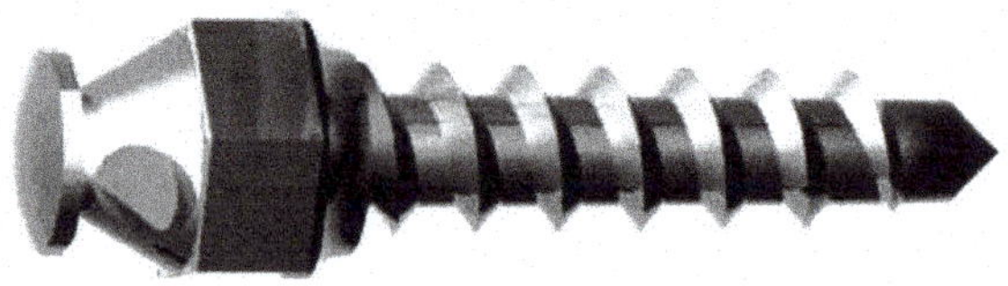

推荐位置：正颌术后上下颌颊侧和腭侧(包括腭中缝区域)。

推荐弹性装置：结扎丝和(或)颌间结扎圈、链圈、弹力线、镍钛螺簧等。

托槽型(BH)：左旋、右旋

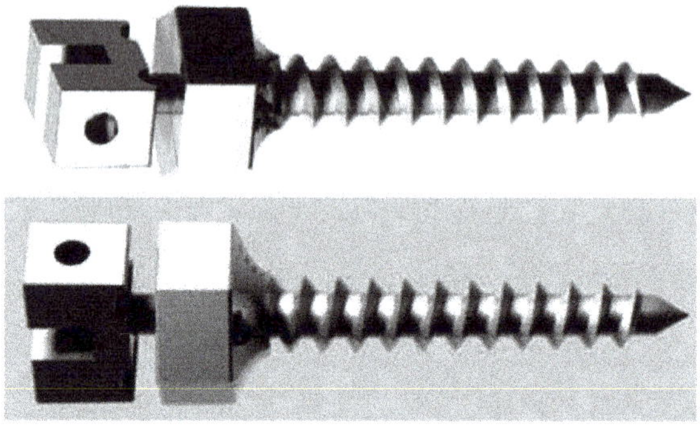

推荐位置：上下颌附着龈，包括腭部、腭中缝及其两侧部位(paramidpalatal)。

推荐弹性装置：链圈、弹力线和镍钛螺簧等，弓丝也可扎入。

我们发现锥形微种植体有利于获得更好的早期稳定性，而圆柱形微种植体更容易获得远期稳定性。

总结

微种植体可以植入口内任何部位。但我们必须根据植入部位的情况，如解剖结构、骨质致密程度、牙根间距大小、软组织厚度、加力方向等，选择不同长度、不同类型的微种植体，以确保成功。见图 3-5~图 3-7。

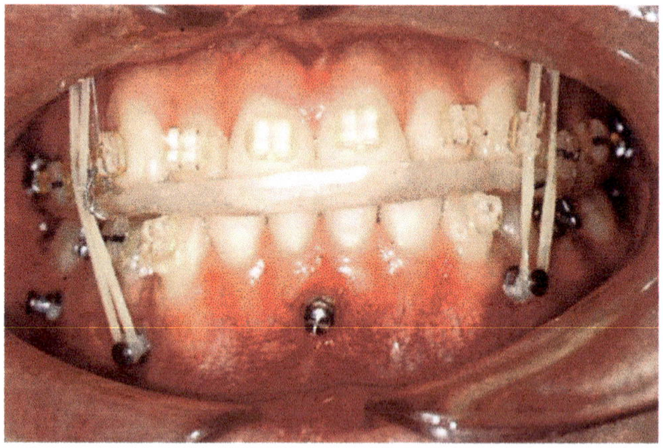

图 3-5　直径 1.7 mm 的微种植体用于正颌术后的颌间结扎固定

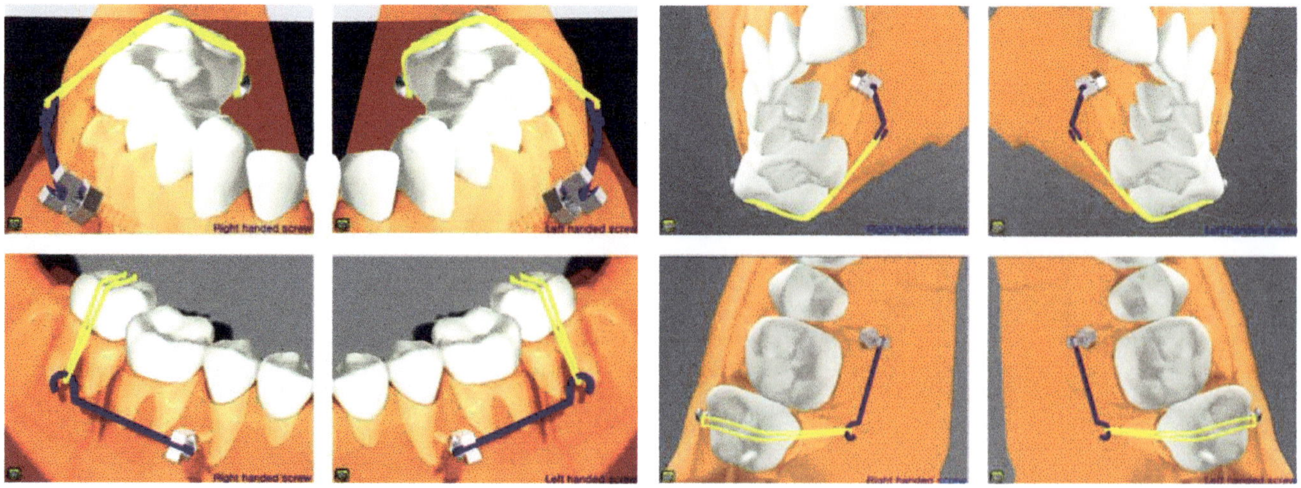

图 3-6　BH 型微种植体用于临床竖直磨牙

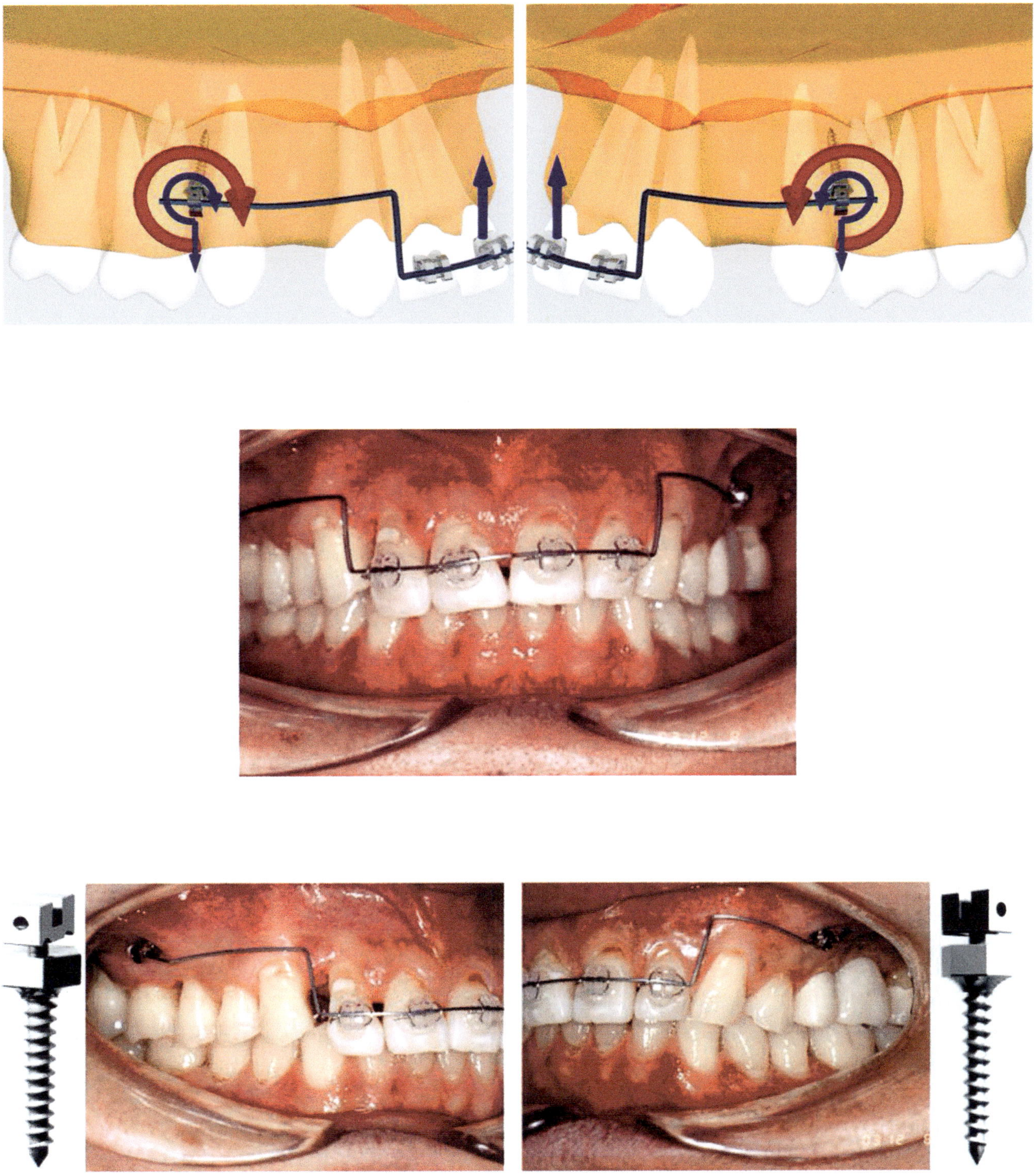

图 3–7 BH 型微种植体用于压低前牙

参考文献

Bae SM, Kyung HM. Clinical application of microimplant anchorage (MIA) in orthodontics: Ⅰ. Introduction and developmental background. Korean J Clin Orthod, 2002,1:14~19

Bae SM, Kyung HM. Clinical application of microimplant anchorage (MIA) in orthodontics: Ⅱ. Anatomic consideration and surgical procedures. Korean J Clin Orthod, 2002,1:16~29

Bae SM, Kyung HM. Clinical application of microimplant anchorage (MIA) in orthodontics: Ⅲ. Adjunctive treatment with MIA. Korean J Clin Orthod, 2002,1:14~24

Bae SM, Kyung HM. Clinical application of microimplant anchorage (MIA) in orthodontics: Ⅳ. Saving the sound teeth with MIA. Korean J Clin Orthod, 2003,2:26~32

Bae SM, Park HS, Kyung HM, et al. Clinical application of microimplant anchorage. J Clin Orthod, 2002,36:298~302

Bae SM, Park HS, Kyung HM, et al. Ultimate anchorage control. Texas Dent J, 2002, July:580~591

Gray JB, Seen ME, King GJ, et al. Studies on the efficacy of implants as orthodontic anchorage. Am J Orthod, 1983,83: 311~317

Kanomi R. Miniimplant for orthodontic anchorage. J Clin Orthod, 1997,31:763~767

Kyung HM. The development of orthodontic microimplant. Dental Success, 2002,22:571~579

Kyung HM, Park HS, Bae SM, et al. Development of orthodontic microimplants for intraoral anchorage. J Clin Orthod, 2003,37:321~328

Lee JS, Park HS, Kyung HM. Microimplant anchorage for lingual treatment of a skeletal Class Ⅱ malocclusion. J Clin Orthod, 2001,35:643~647

Park HS. The skeletal cortical anchorage using titanium microscrew implant. Korean J Orthod, 1999,29:699~706

Park HS, Bae SM, Kyung HM, et al. Microimplant anchorage for treatment of skeletal Class Ⅰ bialveolar protrusion. J Clin Orthod, 2001,35: 417~422

Park HS, Kyung HM, Sung JH. A simple method of molar uprighting with microimplant anchorage. J Clin Orthod, 2002,36:592~596

Roberts WE, Nelson CL, Goodacre CJ. Rigid implant anchorage to close a mandibular first molar extraction site. J Clin Orthod, 1994,28:693~704

Sherman AJ. Bone reaction to orthodontic forces on vitreous carbon dental implants. Am J Orthod, 1978,74:79~87

Smith JR. Bone dynamics associated with the controlled loading of bioglass-coated aluminum endosteal implants. Am J Orthodm, 1979,76:618~636

Turley PK, Shapiro PA, Moffett BC. The loading of bioglass-coated aluminum oxide implants to produce sutural expansion from the maxillary complex in the pigtail monkey(Macaca nemestrina). Arch Oral Biol, 1980,25:459~469

IV

微种植体植入术

第四章 微种植体植入术

微种植体植入过程中的术语

由于微种植体支抗技术是正畸领域的新兴事物，在这里我们有必要介绍一下本书微种植体植入过程中所涉及的常用术语。其中包括微种植体植入方向(斜向或垂直向)、微种植体头部暴露方式(开放式或闭合式)、植入方法(自攻或助攻)、辅助切口。

微种植体植入方向

斜向植入：微种植体长轴倾斜于骨面植入。主要用于根间距非常狭窄的情况，微种植体植入时与牙长轴呈 30°~60°。这种方法可以减小损伤牙根的风险(图 4–1)。

垂直植入：微种植体垂直于骨面植入。这种植入方法比斜向植入容易，但必须保证根间距足够大(图 4–2)。

微种植体头部暴露方式

开放式：微种植体头部暴露于口腔，这种情况一般用于微种植体种植于致密软组织区，如附着龈处(图 4–3)。

闭合式：微种植体头部包埋在软组织中。当微种植体种植于松软软组织区时，如果采用开放式植入法，软组织会增生继而将微种植体头部包埋，这种情况下最好不要试图将微种植体头部暴露(图 4–4)。

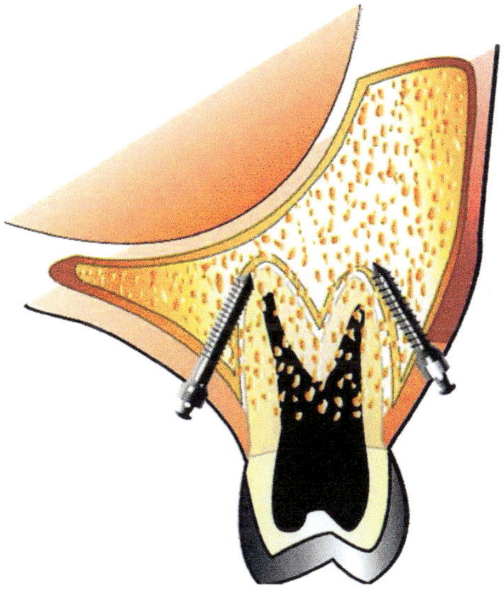

图 4–1 斜向植入

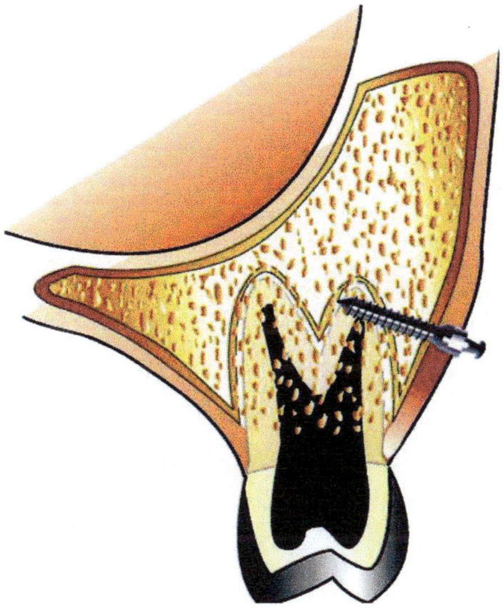

图 4–2 垂直植入

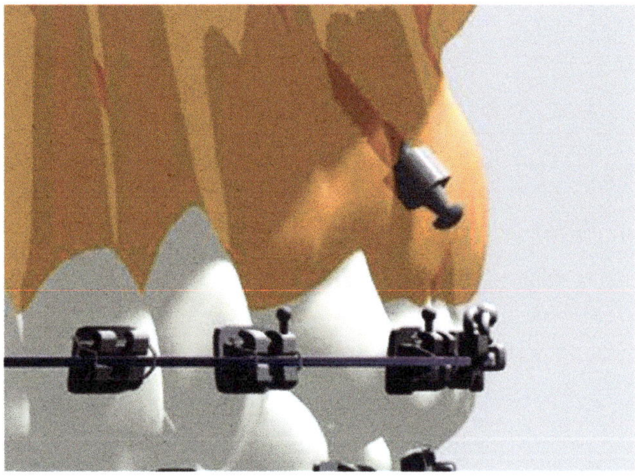

图 4–3　开放式

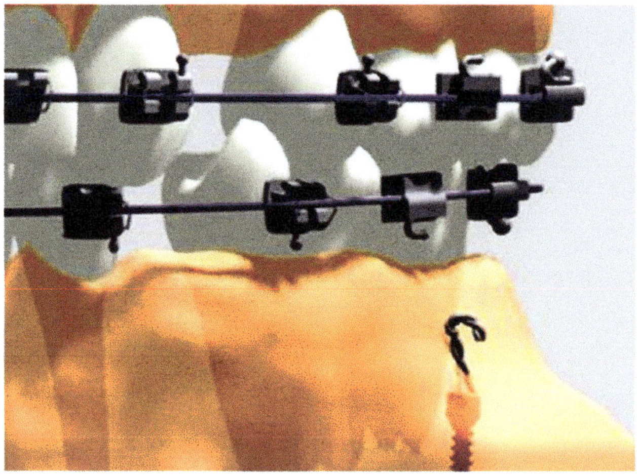

图 4–4　闭合式

植入方法

助攻式植入法：利用骨钻制作预备道，再将种植体顺预备道植入。这种方法一般用于比较细的微种植体或纯钛制作的微种植体（图 4–5）。

自攻式植入法：直接将种植体拧入骨内。这种方法一般用于比较粗的纯钛微种植体或钛合金制作的微种植体（图 4–6）。

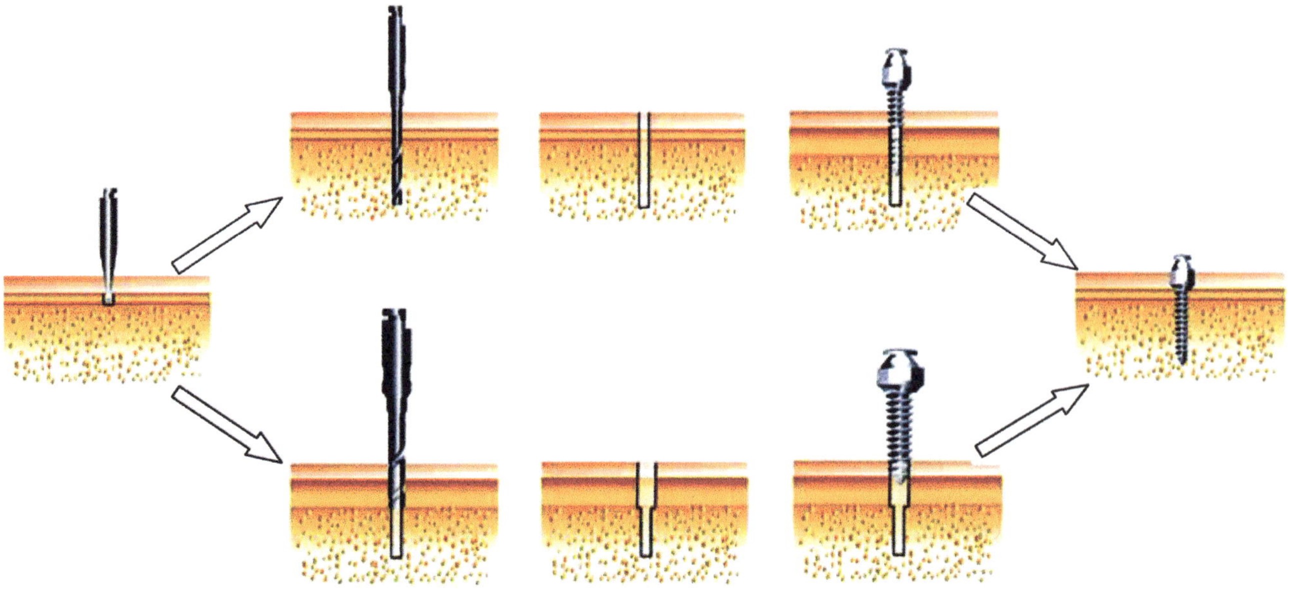

图 4–5　一步法（上）和两步法（下）助攻过程。如果骨皮质特别致密，需要两步法：先用较细的钻头制备，再用较粗的钻头再次预备骨皮质层

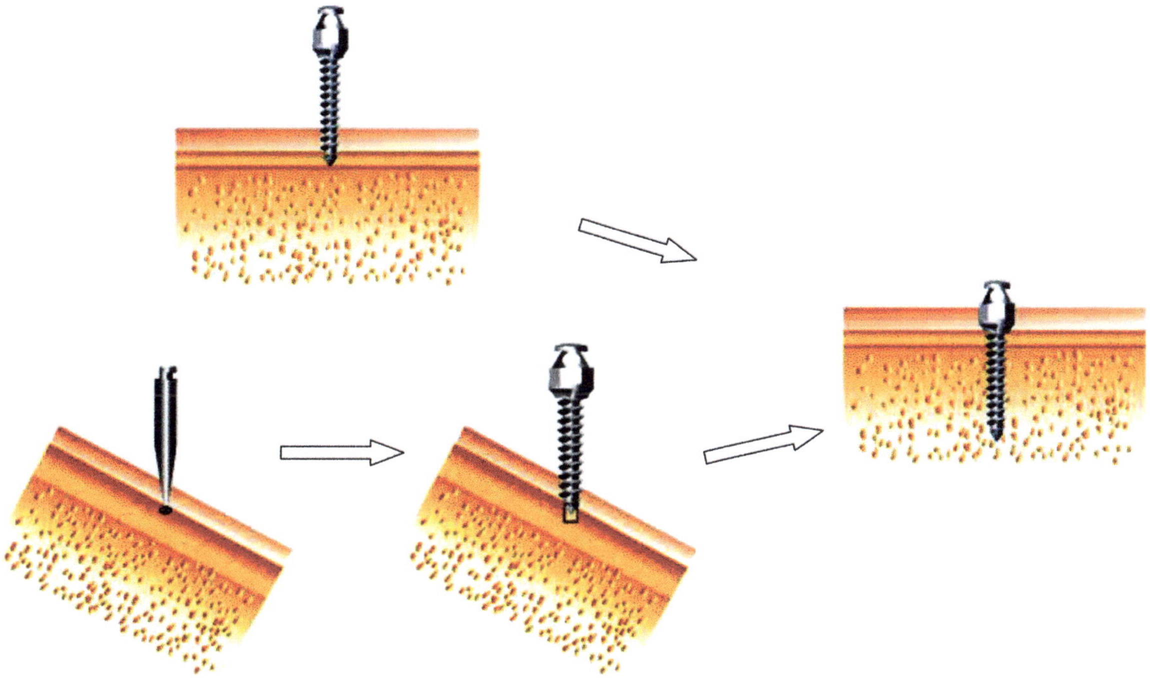

图 4-6 一步法(上)和两步法(下)自攻过程。如果微种植体斜向植入,最好先用球钻在骨皮质表面预备一个小窝,以防止微种植体植入时滑动

自攻型和助攻型微种植体的外形是有区别的(图 4-7):自攻型微种植体的尖端和螺纹一般比助攻型微种植体锋利。因此,当我们使用自攻型微种植体时,要相当小心,以防损伤牙根,尤其是微种植体直径较粗(≥1.5 mm)时。较粗的自攻型微种植体可以毫无阻力地穿透牙根(图 4-8,图 4-9)。另外,较粗的微种植体较容易接触牙根,导致术后的松动。

直径较细的钛合金微种植体(直径 1.2~1.3 mm,DENTOS 公司)也可以采用自攻的方式植入。但直径<1.5 mm 的纯钛微种植体一般不能承受自攻的力量,非常容易折断。微种植体所能承受的扭力情况会在后面的章节介绍。

辅助切口

不需要辅助切口：当微种植体种植于附着龈区时不需要辅助切口(图 4-10)。

需要辅助切口：微种植体植入前需要利用手术刀或黏膜打孔器制造辅助切口(图 4-11)。如果在黏膜区植入微种植体,为了防止黏膜缠绕钻头,必须添加辅助切口。

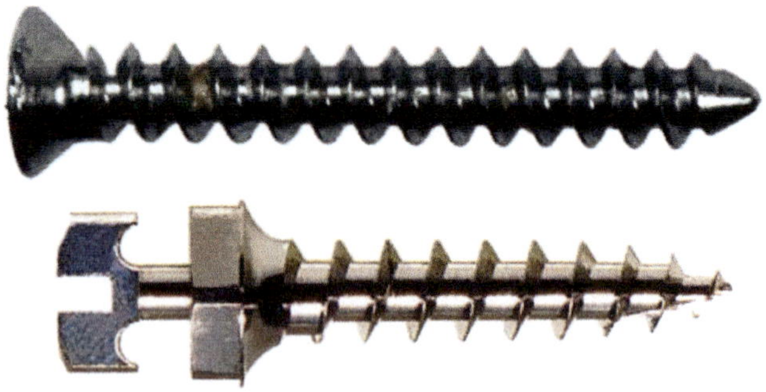

图 4–7 助攻螺钉(上,美国 Osteomed 公司)
自攻螺钉(下,韩国大邱 Dentos 公司)

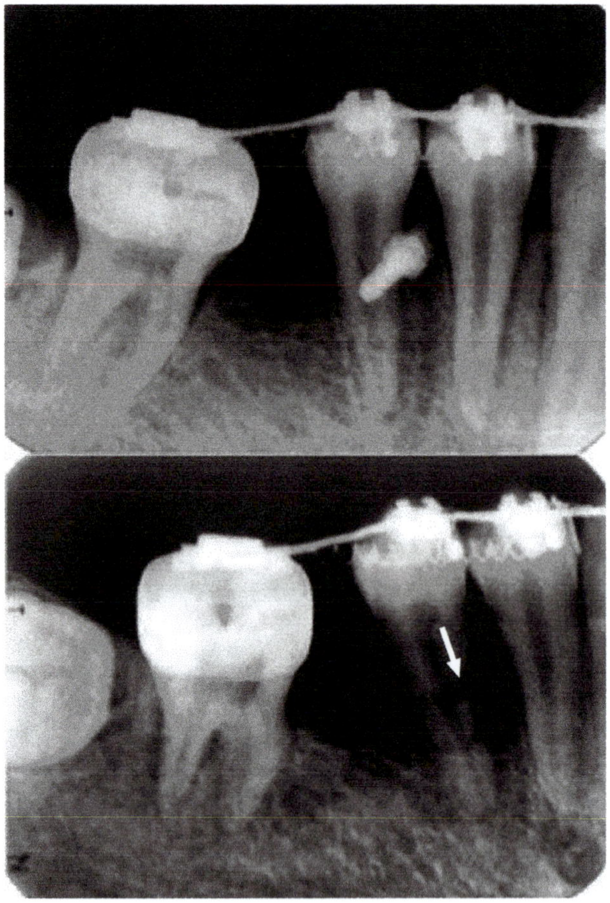

图 4–8 牙根被自攻型微种植体穿透

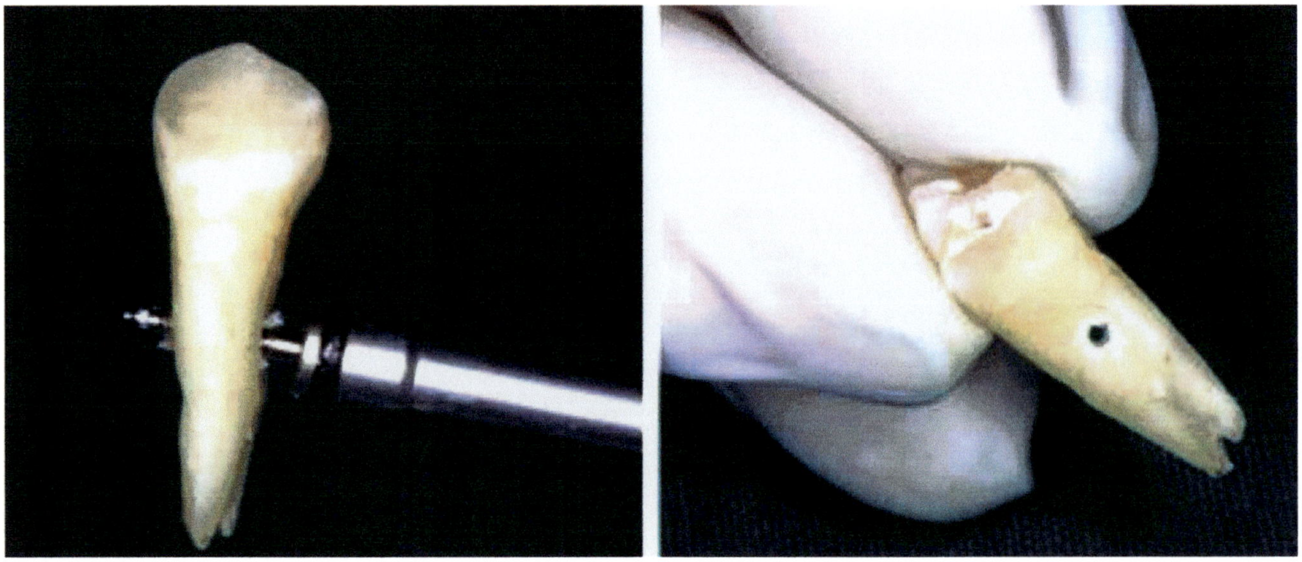

图 4–9 牙根很容易就被自攻型微种植体(≥1.5mm)穿透

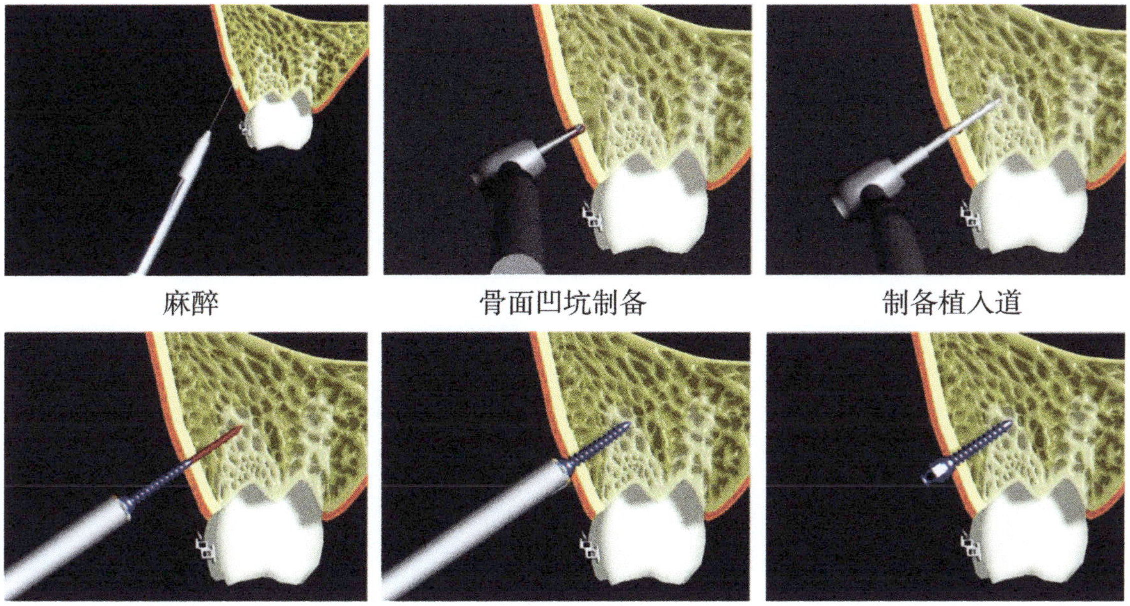

麻醉 骨面凹坑制备 制备植入道

开始植入 植入到位 植入完成

图 4-10 无切口植入法示意图：先用 2 号球钻在骨皮质表面制作一个凹坑，再使用与微种植体等长的钻头制备植入道，钻头的直径要比微种植体小 0.2~0.3 mm。如果钻头碰到牙根，患者会有不适的感觉，因此我们一般不建议采用阻滞麻醉。依据患者的反应，重新调整植入方向。植入过程中，医生应避免手部抖动，以免扩大植入道

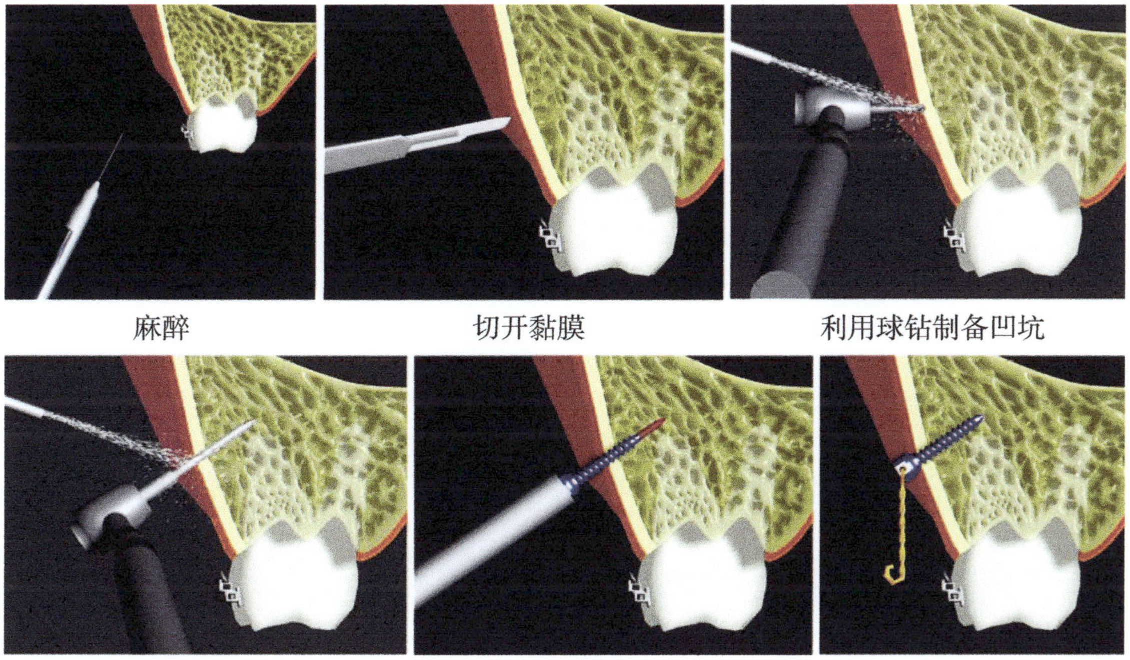

麻醉 切开黏膜 利用球钻制备凹坑

制备植入道 植入 植入完成

图 4-11 添加辅助切口的植入法。切口一般在黏膜区

常用微种植体植入装置

套装

球钻(图 4–12)：低速 2 号球钻(直径 0.9 mm)通常用来在骨皮质表面制备凹坑。这样可以防止钻头或微种植体在骨面滑动，尤其是在斜向植入时(图 4–6)。

导钻(pilot drill，图 4–12)：导钻的直径分为 0.9、1.0、1.1、1.2 mm，长度为 24 mm(短)、25 mm(中等)、31 mm。24 mm 的导钻(螺纹段 5 mm)主要用于穿透颊侧骨板。25 mm 和 31 mm 导钻(螺纹段 11 mm)主要用于穿透腭侧骨板。使用导钻制备植入道时，其直径一般比微种植体细 0.2~0.3 mm。

标准长手柄：主要用于唇颊侧植入微种植体(图 4–13)。

带扭矩的长手柄：这种手柄可以预防微种植体折断，通过调整手柄的调节点来控制最大扭矩。如果植入时扭矩超过设定值，手柄会从微种植体上滑脱，手柄中的小珠相碰发出“咔嗒”声，这样微种植体就不会继续植入(图 4–14)。

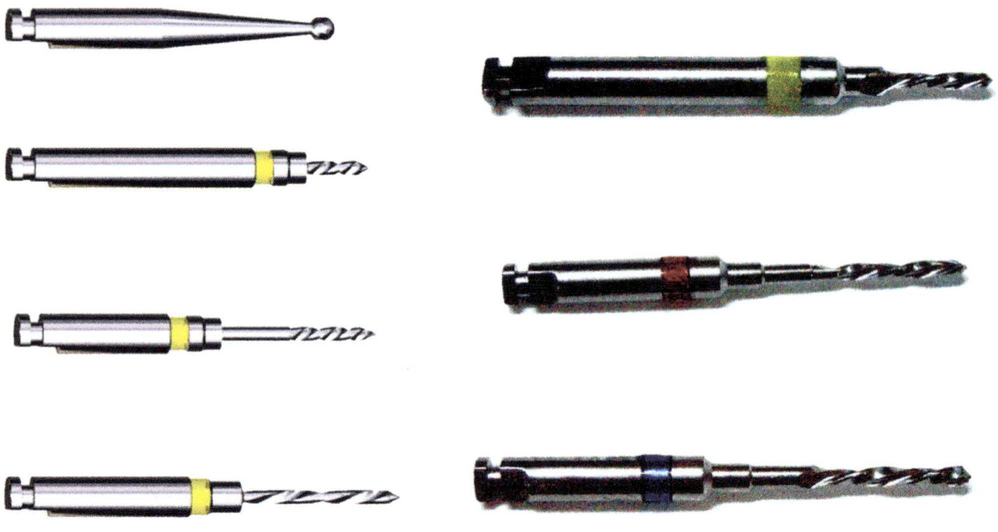

图 4–12　常用的骨钻

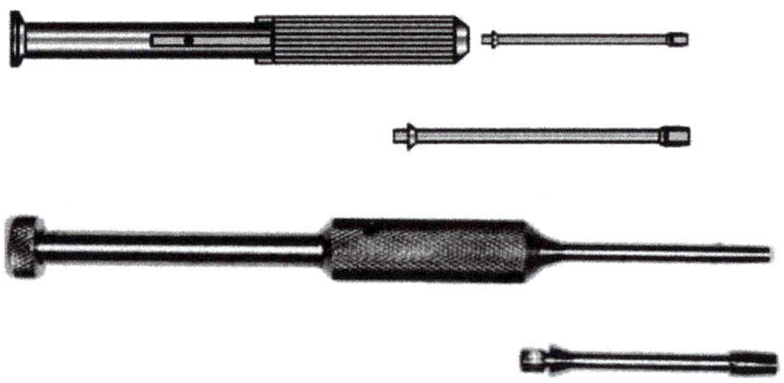

图 4–13　标准长手柄

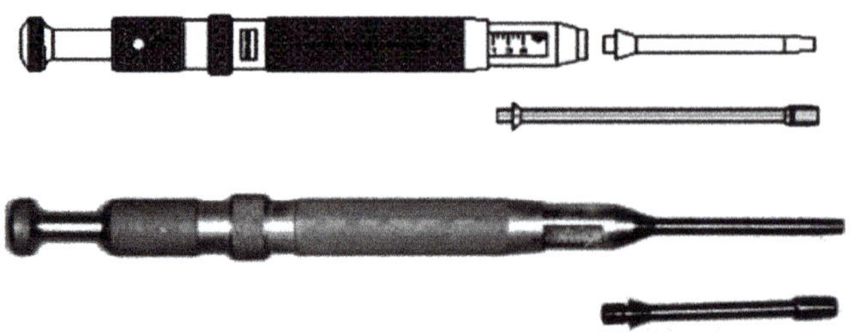

图 4–14　新开发的带有扭矩刻度的长手柄，可调的最大扭矩为 2.0 kg·cm

短手柄：主要用于腭侧，也可以用于唇颊侧。选择短手柄微种植体的折断几率要低于长手柄，但使用时不是很方便(图 4–15)。

电动手柄：分为超长(36 mm)、长(26 mm)、中等长度(19 mm)和短(17 mm)4 种。配合低速手机或植入装备，可将微种植体植于口内任何位置。这种装置特别适合于上颌结节、下颌磨牙后区及腭侧植入微种植体。如果在马达上加入扭矩控制，可以降低微种植体折断的风险(图 4–16)。

减速机头 (Speed-reduction Contra-angle Handpiece)：64：1 或 16：1 用于制备植入道，256：1 用于植入和移除微种植体(图 4–17)。

选择性种植设备：采用种植专用设备当然比较好，但价格较贵(图 4–18)。

手术盒：Absoanchor®微种植体手术盒可以放置各种型号的微种植体及各种手术装置，另可配棉制外套。两者可以一起消毒和保存(图 4–19)。

其他植入材料和装置：注射器、口镜、镊子、探针、15 号刀片、骨膜剥离器(图 4–20)。

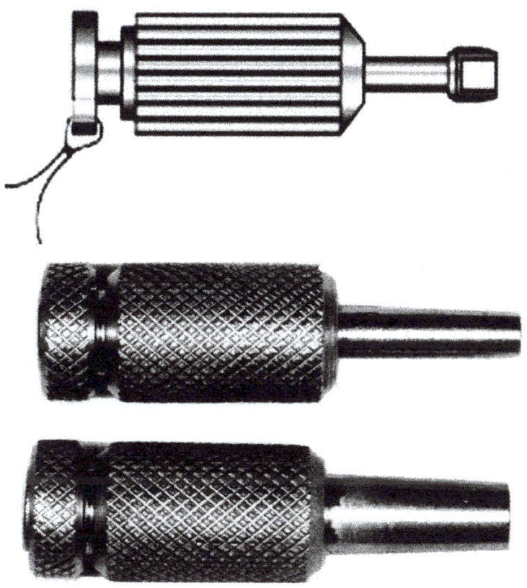

图 4–15 标准短手柄

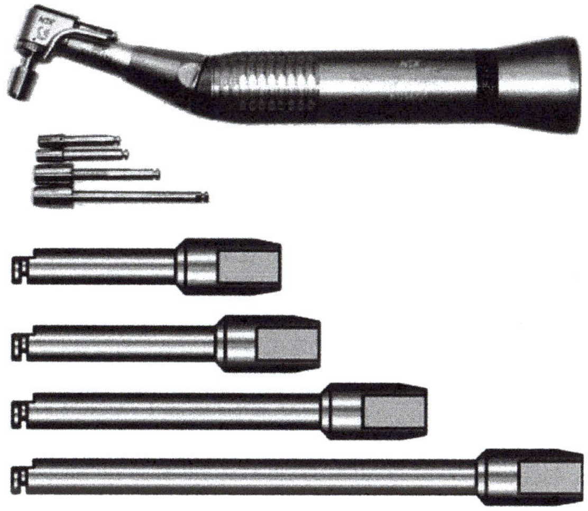

图 4–16 4 种不同尺寸的电动手柄和减速机头(256：1)

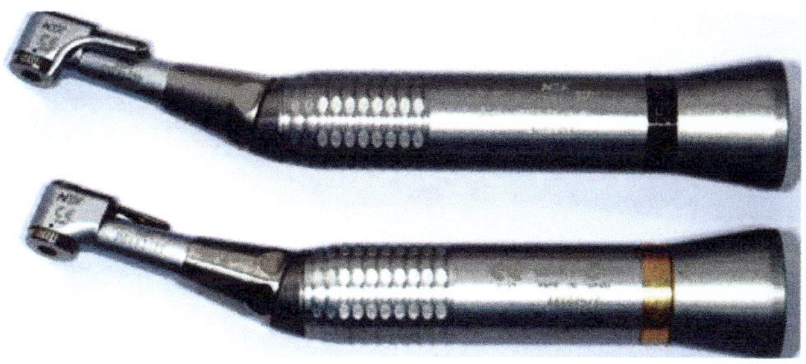

图 4–17 和慢速马达配合使用的减速机头(16：1、64：1、256：1)

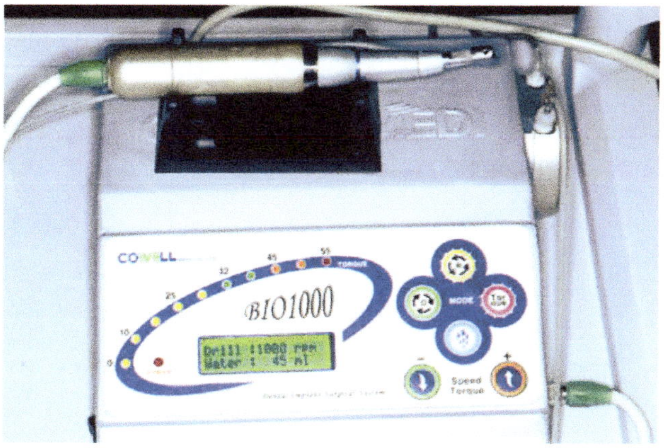

图 4–18 如果可能，使用种植体植入专用马达会比较方便，但这种装置价格昂贵

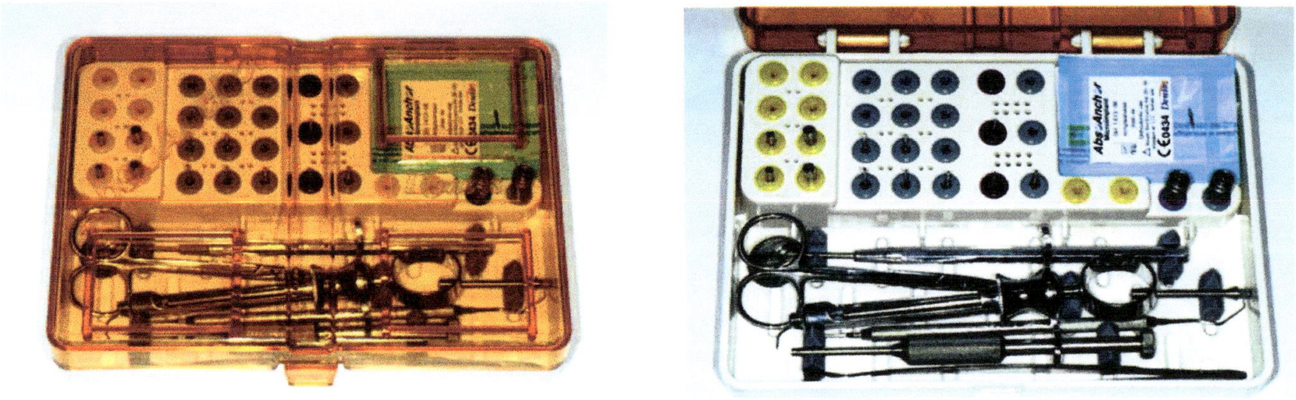

图 4-19 Absoanchor® 微种植体手术盒(Dentos 公司,韩国大邱)

手术过程

局部麻醉

局部表面麻醉可以减小麻醉针扎入的疼痛(图 4-21)。

浸润麻醉

1. 麻醉：微种植体的植入一般只需要常规的局部浸润麻醉,不需要阻滞麻醉。有时只需要软组织麻醉,甚至表面麻醉就可以了。如果患者在植入过程中敏感,往往提示种植体碰到了牙根,这时,钻头或种植体需要调整植入方向,一般只需 1/3~1/4 安瓿的麻药量即可。

腭侧麻醉时,针头还可以用来定位和测量腭黏膜的厚度,这样我们就可以选择相应长度的微种植体(图 4-22)。腭侧植入时,需要避开腭大神经和血管。

有些拔牙患者需要植入微种植体,可以安排患者拔牙与种植体植入一并进行,这样可以减少一些相同的程序,如消毒、麻醉等。

2. 消毒(图 4-23)：常规口内口周消毒。

3. 植入道预备：对于初次使用微种植体的医生,我们建议利用黄铜丝或其他定位装置对植入部位进行定位(图 4-24 或图 4-25)。有经验的医生可以直接植入。

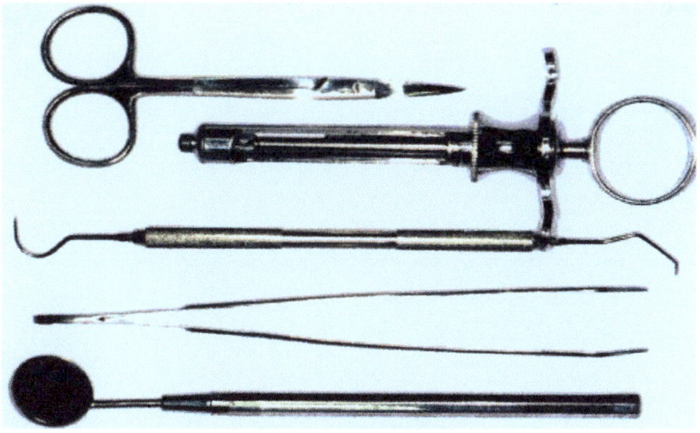

图 4-20 微种植体植入的辅助装置

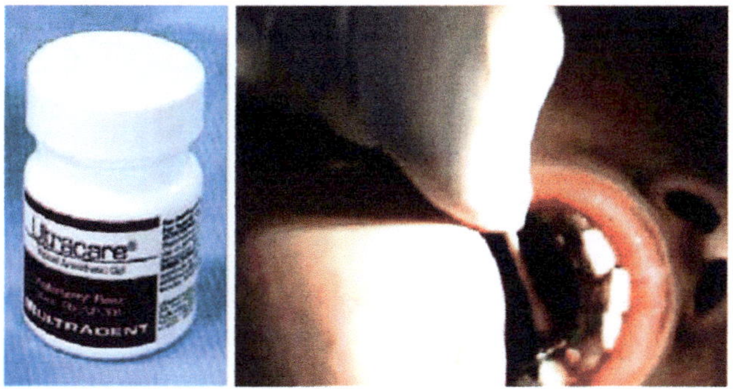

图 4-21 局部麻醉减小痛苦

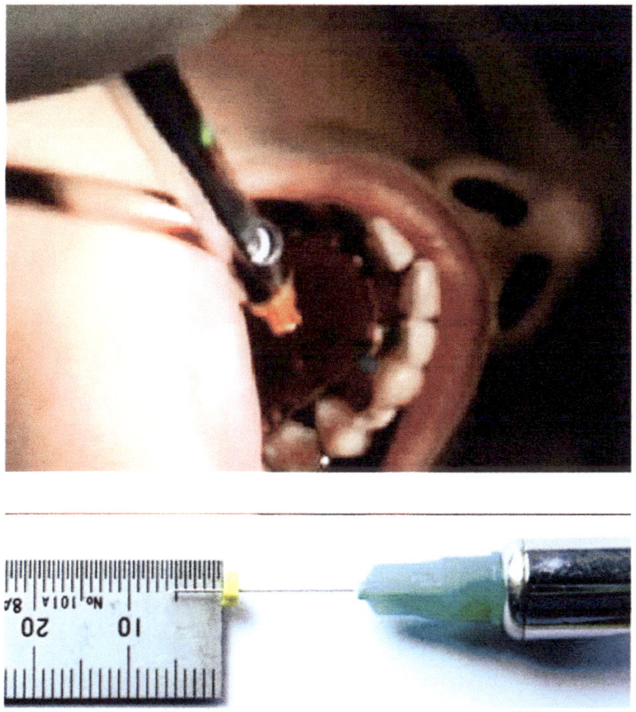

图 4-22 局部浸润麻醉时可以在针头上放置根管长度标记，来测量腭侧黏膜的厚度

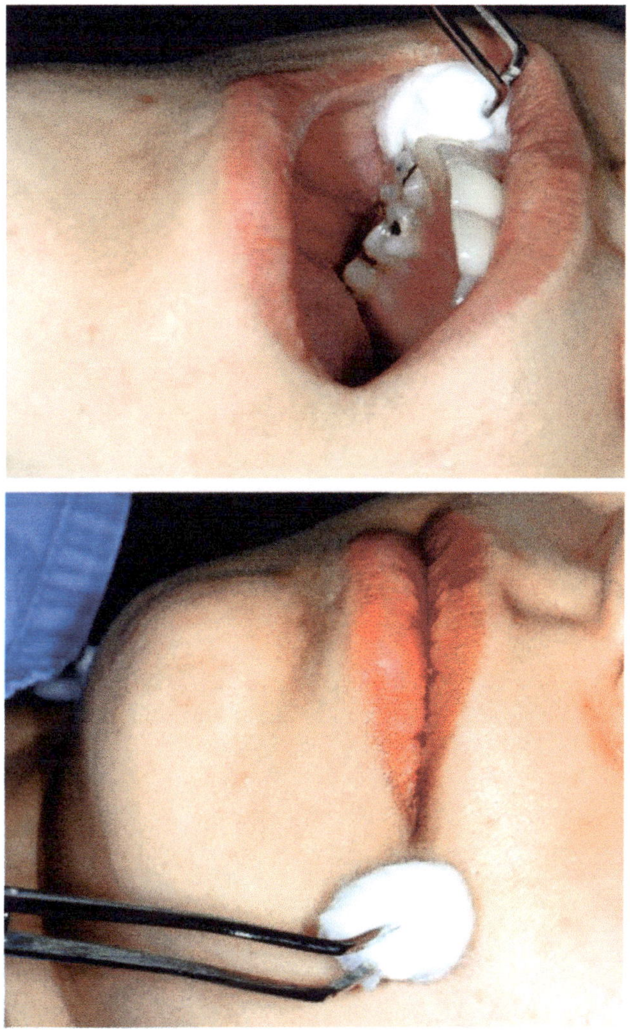

图 4-23 口内外消毒

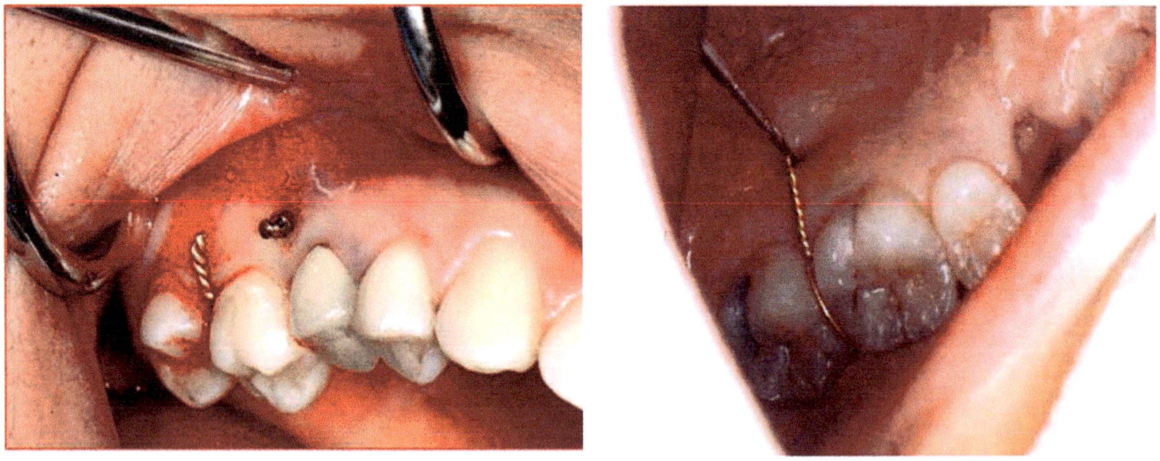

图 4–24　利用黄铜丝确定微种植体植入的近远中和垂直向位置（图片来自 Alfredo Alvarez 医生）

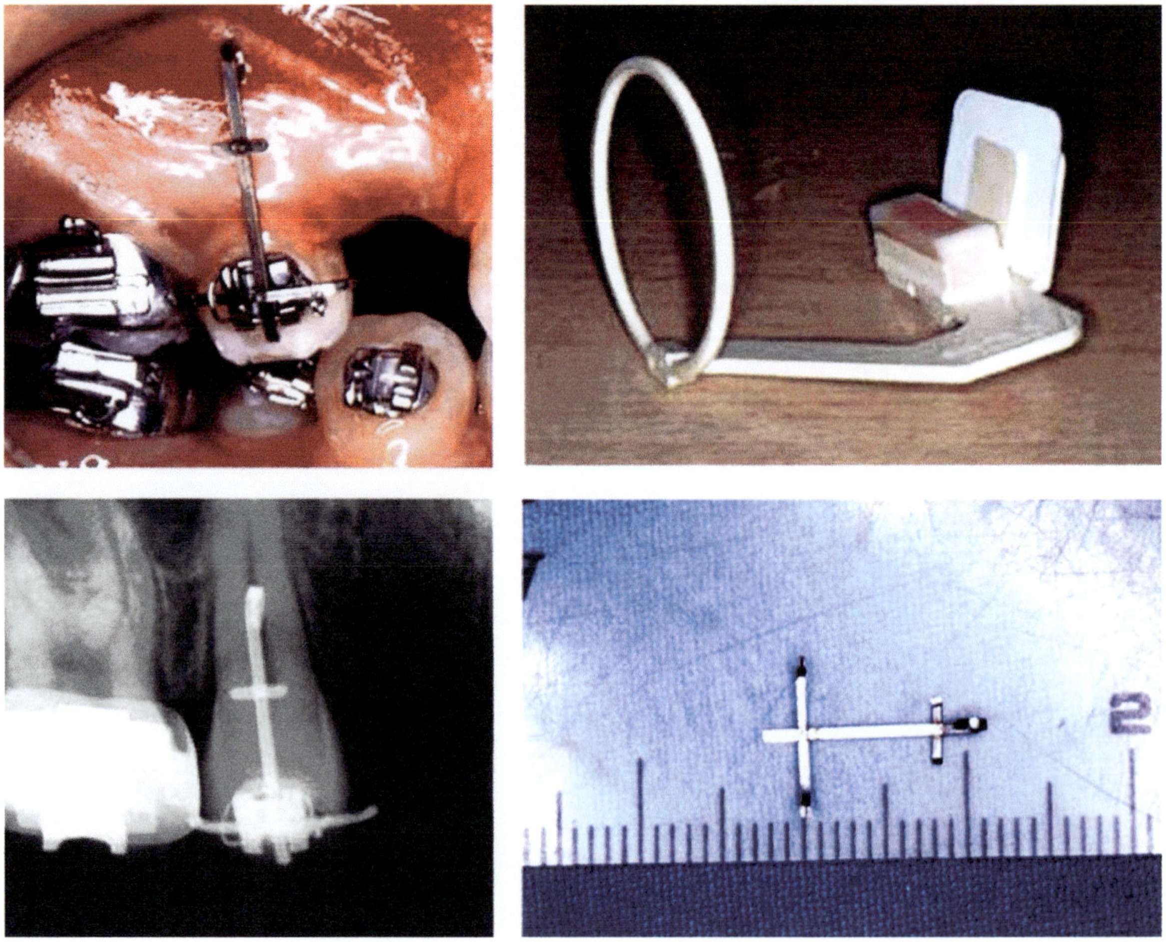

图 4–25　在植入前，放置定位导杆，利用平行机制，进行牙片拍摄。在微种植体植入时仍然保留，以确定植入位置（本图片仅供参考）

助攻无辅助切口法

在附着龈区植入微种植体时不需要辅助切口(图 4–10),利用钻头直接穿透附着龈和骨质。先用 2 号球钻(直径 0.9 mm)直接穿透附着龈,在骨面制备一个小窝(图 4–10)。制备该小窝的目的是:①当我们准备斜向植入种植体时,可以防止导钻在骨面滑动;②当骨皮质密度过大时,可以减小植入道制备中的阻力;③可以延缓导钻变钝,因为导钻比球钻贵。

利用导钻制备预备道的原因是为了引导微种植体植入,避免由于骨质的阻力导致微种植体折断。当使用纯钛微种植体或微种植体直径小于 1.5 mm 时,临床医生应当避免直接将微种植体拧入,否则会导致金属疲劳和种植体折断。即使微种植体较粗(直径>1.5 mm),在骨密度较高的区域植入时,仍然有折断的可能。无论如何,制备植入道是非常可取的。

一些年轻患者的骨松质不是很致密,微种植体可以直接植入。除此以外,还可利用导钻制备植入道,因为导钻可以帮助临床医生判断骨质的情况,还能辅助判断是否触及牙根。由于导钻很难穿透牙根,因此我们不必担心其会损伤牙根(图 4–26)。如果植入过程中钻头确实碰到了牙根,由于我们采用的是局部浸润麻醉,患者会有钝痛的反应。穿透骨皮质过程中的任何阻力都有可能是碰到了牙根,这时我们需要调整植入的角度。

操作前应检查钻头的长轴是否弯曲,以防钻入过程中钻头摆动,引起植入道的扩大。微种植体主要依靠机械固位稳定在骨内,植入时要保证微种植体与骨的紧密接触,以防止其松动。钻头的直径一般比需植入的微种植体至少小 0.2~0.3 mm。例如,植入 1.2 mm 直径的微种植体时,可选用直径 0.9 mm 的导钻。另外,植入时转速要低,最好采用减速机头或种植专用机头,以减少产热。

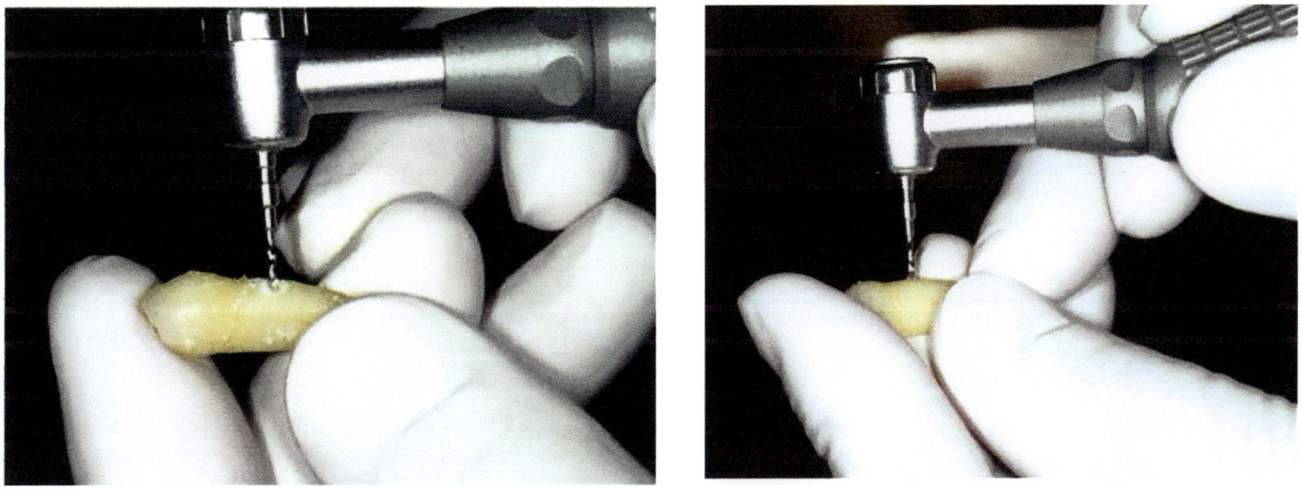

图 4–26 精心设计的导钻不会轻易穿透相邻牙根。即使在 300 rpm 的转速下,2 分钟内牙根的损伤也很小

300~500 rpm(转／分)的转速，同时用生理盐水冲洗，可以减少植入时的产热，还有助于局部润滑。而高转速(如 30 000 rpm)植入，产热量会很多，从而导致牙槽骨的坏死。在骨质密度高的区域植入微种植体时，高转速不适合。在比较致密的骨皮质区，医生在退出导钻时必须小心，应先停止转动再退出，这样不仅可以降低产热，还可以避免扩大预备道。在选择钻头长度时，要考虑植入区周围的情况和微种植体植入的长度(图 4-27)。例如垂直植入时，可以考虑选用较短的钻头(25 mm)。

Brånemark 和其同事(1985)根据骨皮质的厚度将骨质分为 4 级(图 4-28)。通常上颌骨的骨皮质较下颌骨薄且软。不过，由于个体差异，不同患者的骨皮质厚度变异较大，有时甚至同一患者的不同侧骨皮质厚度的变异都不同。在使用导钻时，有经验的医生就会知道患者植入区的骨质情况。

一般情况下，由于微种植体较短，医生不必担心其会进入相邻的解剖结构，如上颌窦、腭大神经和血管及下颌神经管等(图 4-29，图 4-30)。但是，不同患者解剖结构的变异较大，所以植入前要仔细检查。如果微种植体必须垂直植入，而植入区的根间距又很小的话，可以先整平牙弓，移动牙齿，在根间距变大后再植入微种植体。植入时要考虑根间距、骨皮质的厚度和质量。在上颌颊侧、上颌腭侧和下颌颊侧采用无切口助攻植入法的具体步骤见图 4-33~图 4-35。

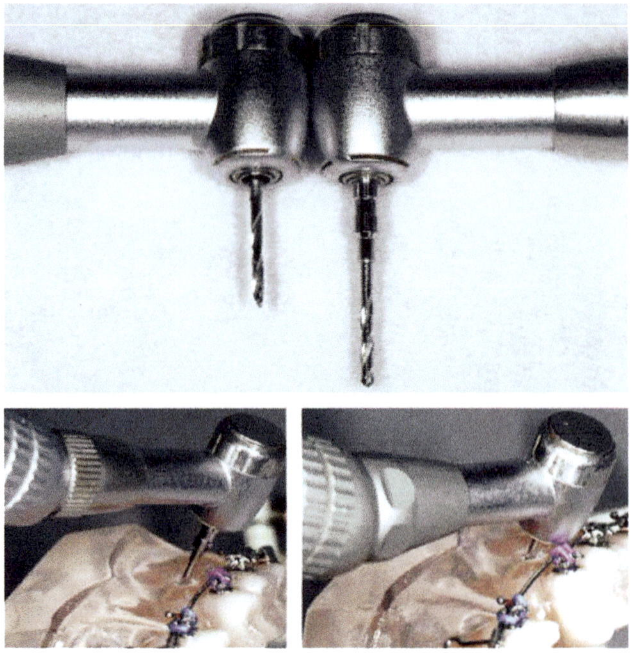

图 4-27 如果患者口内有矫治装置，植入时应选用较长的导钻，因为较短的导钻会与矫治器接触，影响植入过程

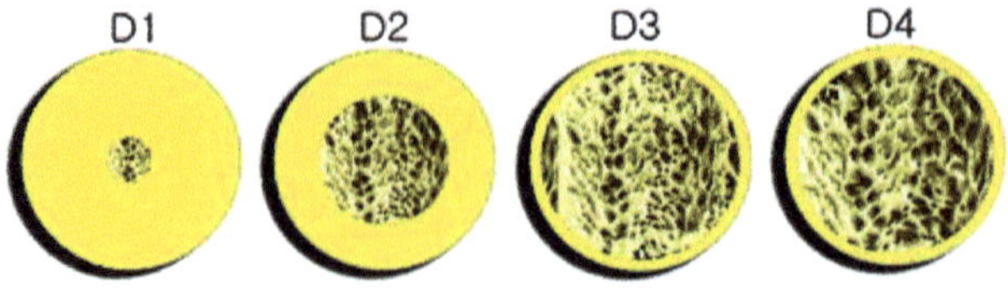

图 4-28 骨质的分级(Brånemark et al., 1985)

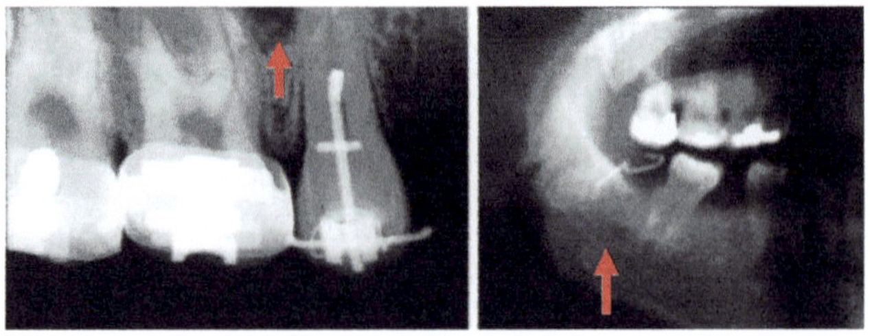

图 4-29 上颌窦和下颌神经管的位置

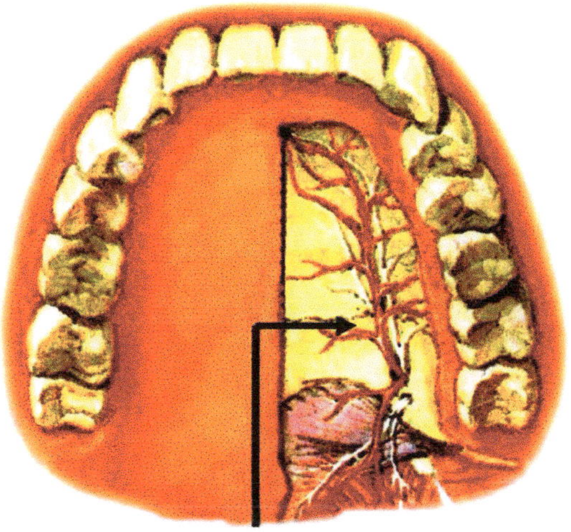

图 4–30 腭大神经和血管

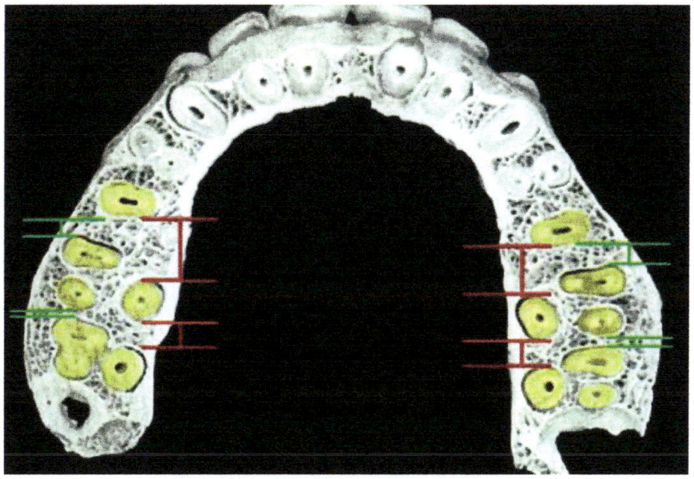

图 4–31 上颌后牙区舌侧的根间距比颊侧宽

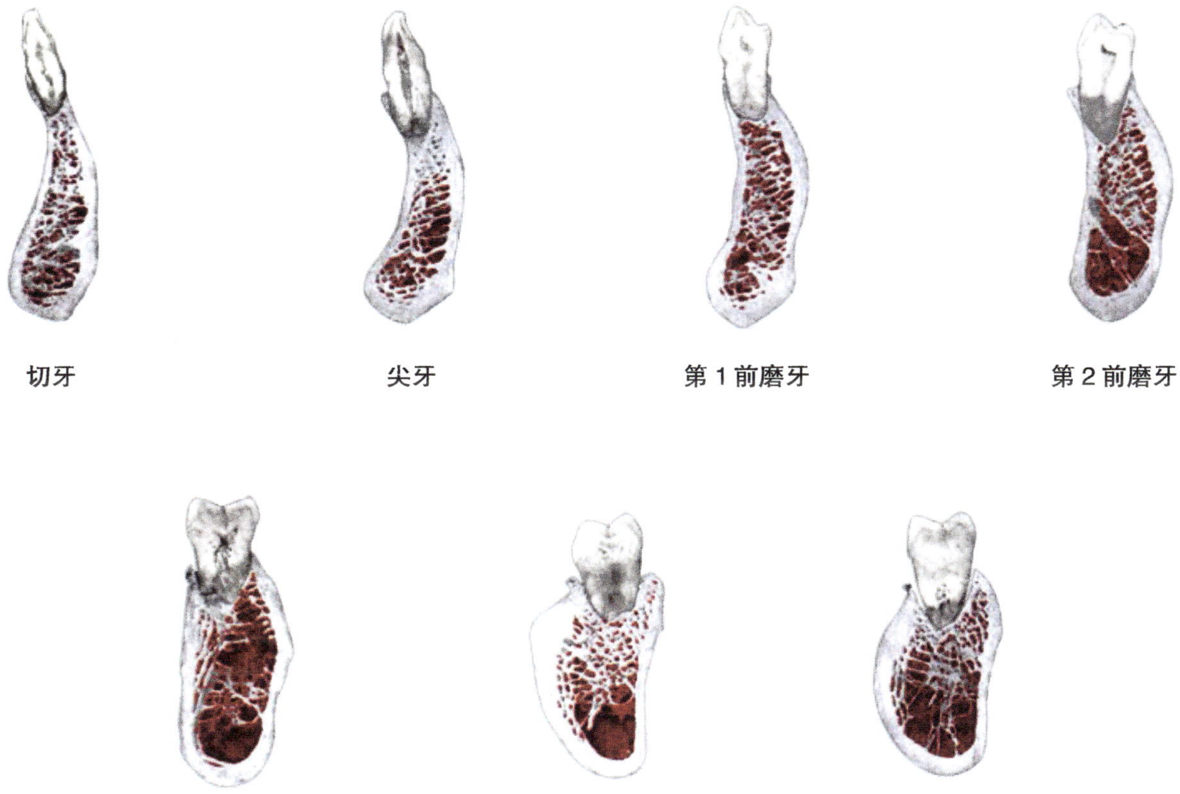

图 4–32 下颌骨不同牙位处骨皮质厚度

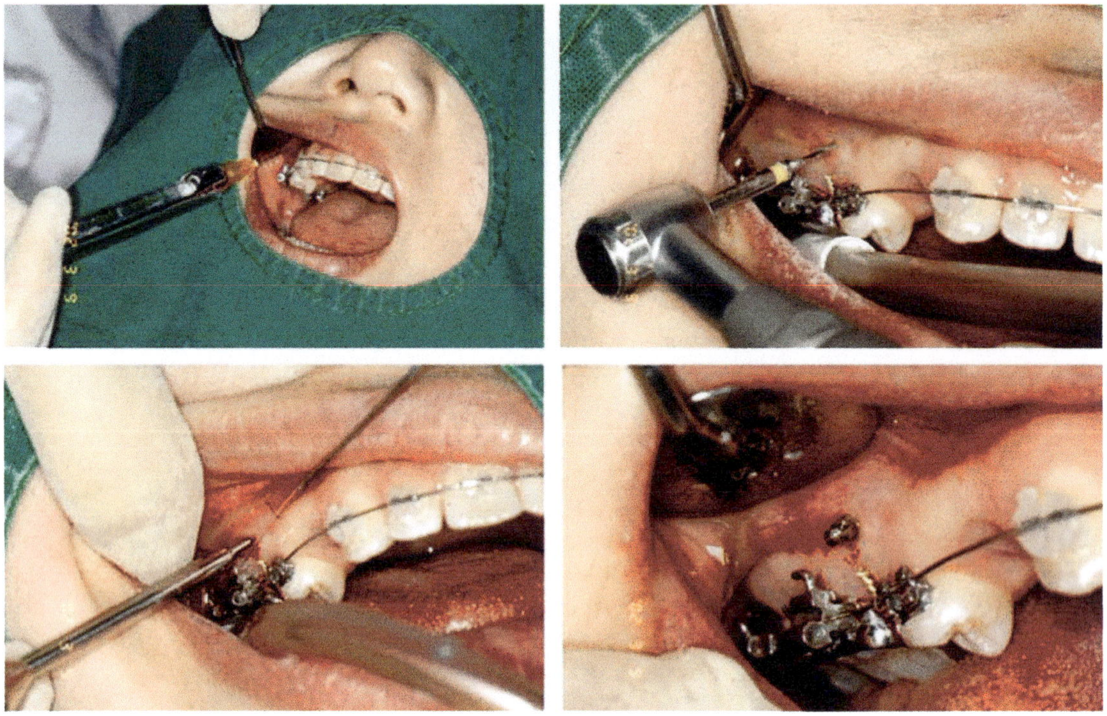

图 4-33 上颌颊侧附着龈区无辅助切口，助攻法植入微种植体

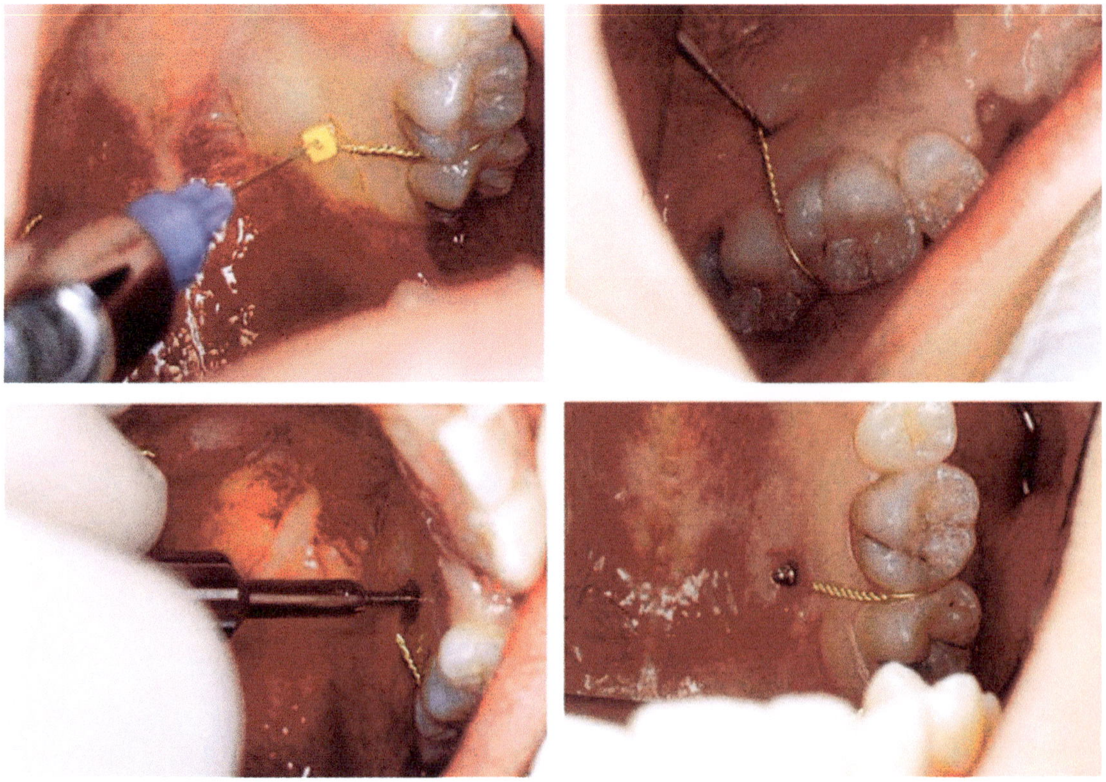

图 4-34 上颌腭侧无辅助切口，助攻法植入微种植体，使用黄铜丝定位

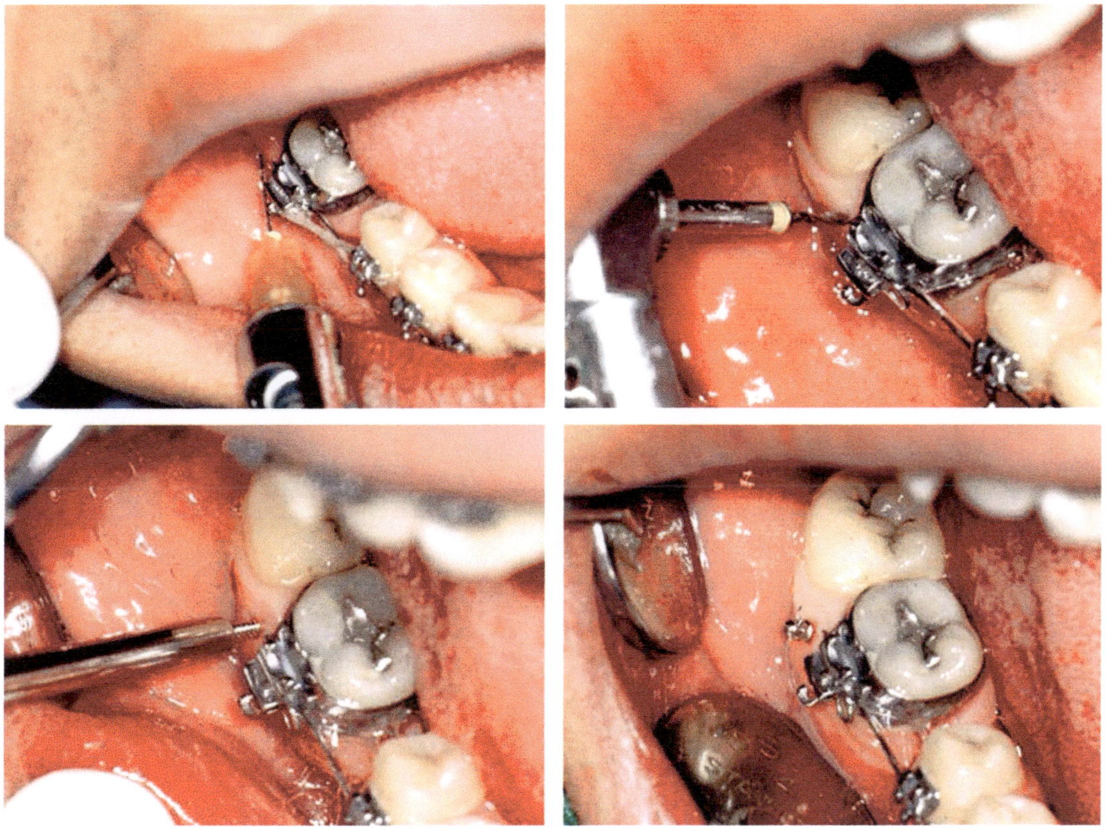

图 4–35 下颌颊侧附着龈区无辅助切口，助攻法植入微种植体

带切口的助攻植入法

在黏膜区植入微种植体时，要先作一个 3~4 mm 的垂直切口或一个小的黏膜瓣，防止植入过程中黏膜缠绕在钻头上（图 4–36~图 4–39）。图 4–37 展示了如果在黏膜区采取无切口操作导致的后果。当骨面暴露后，也可以用球钻在骨面先做一凹坑，特别是在斜行植入时，这样可以防止导钻在骨面滑动（图 4–6）。

如果切口小于 4 mm，术后不需要缝合。当然如果不想做切口的话，我们还开发了一种叫“黏膜防卷器（drill guide）”的装置，它可以在植入时防止软组织缠绕在钻头上（图 4–38）。在上颌和下颌采用辅助切口助攻法植入微种植体的具体步骤见图 4–39、图 4–40。

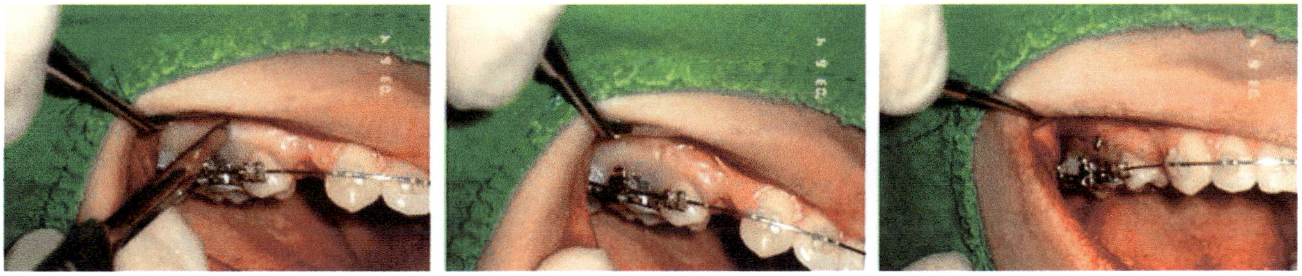

图 4–36 在植入区利用手术刀片作一 3~4mm 的垂直切口，并用骨膜剥离器分离切口周围黏膜

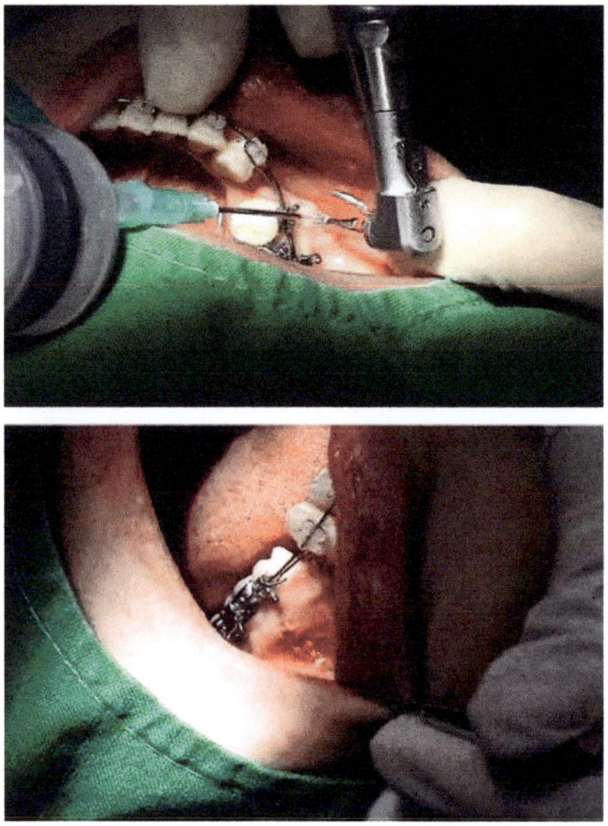

图 4-37　如果在黏膜区植入微种植体时不做辅助切口，黏膜会缠绕在钻头上，导致黏膜撕裂

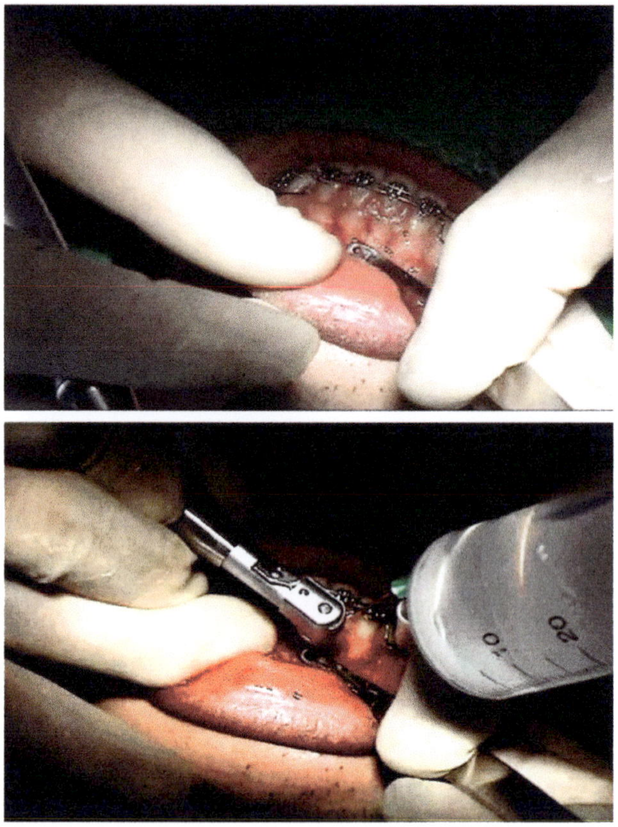

图 4-38　“黏膜防卷器”可以防止黏膜缠绕

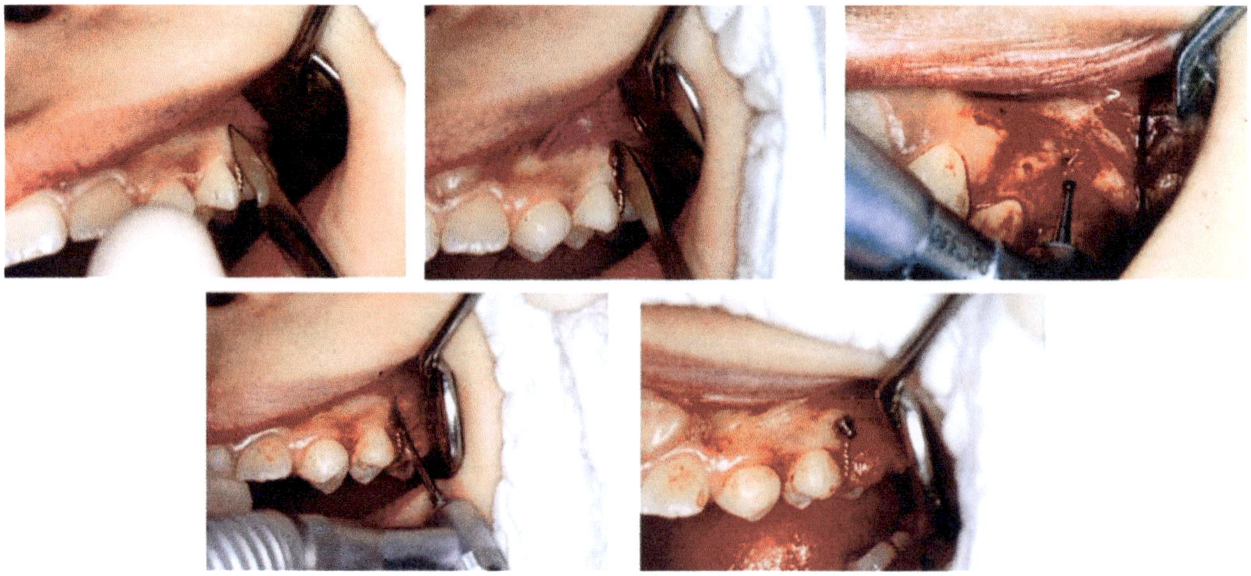

图 4-39　在上颌采用辅助切口助攻法植入微种植体

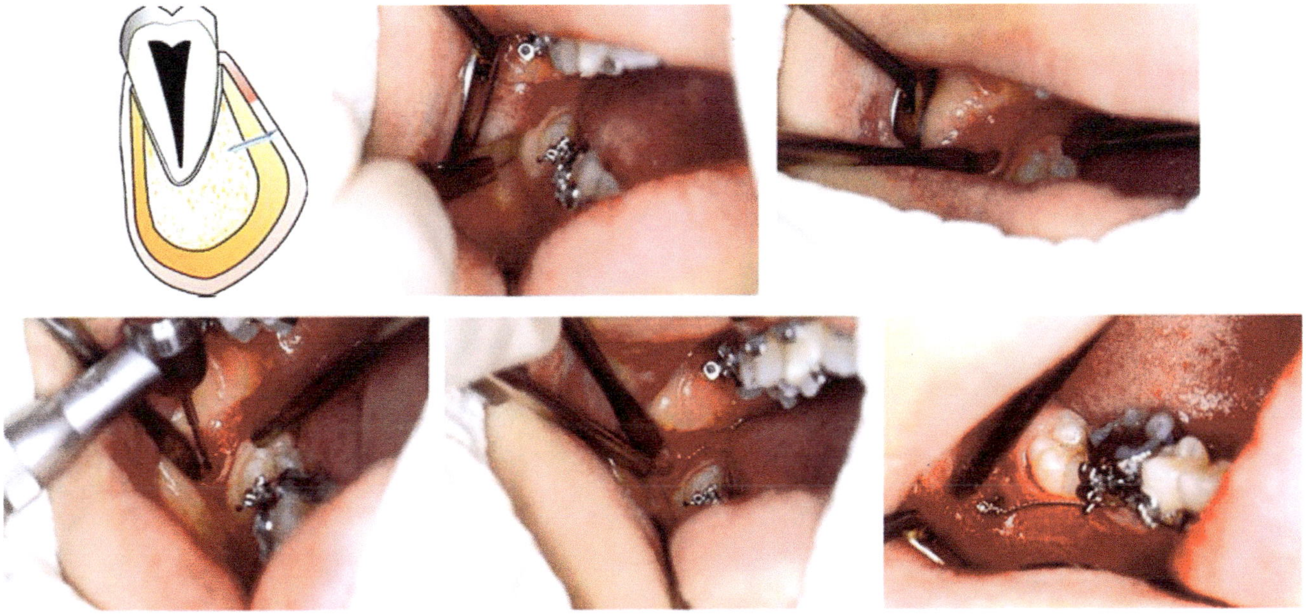

图 4–40 在下颌采用辅助切口助攻法植入微种植体

植入

有手动和机动植入两种方式。手动手柄有长（图 4–13）、短（图 4–15）之分。长手柄一般用于上、下牙弓的颊侧，短手柄一般用于腭侧和磨牙后区（图 4–41）。

机动手柄根据其长度可分为 4 种（图 4–16）。使用时，马达的速度不能高于 100 rpm，扭矩不能超过微种植体最高耐受扭矩的 70%。减速机头选用 256:1（图 4–17）。

根据口内情况可以选择不同长度的机动手柄（图 4–42）。使用机动手柄植入较手动方便，但我们建议还是以手动为主，因为植入过程中可以感受到植入时的阻力，可避免损伤牙根。

为了防止植入时微种植体折断，我们新开发了一种带有扭矩控制的手柄（图 4–14）。钛微种植体相当小，常规为 1.2~1.3 mm，当它受到超过 10 N·cm的扭矩时就会折断，但常规只要有 5 N·cm 的扭矩就可以保持微种植体的稳固。因此我们就要考虑微种植体所能承受的最大扭矩是多少。图 4–43 展示了 Dentos 公司不同直径微种植体的最大扭矩值。

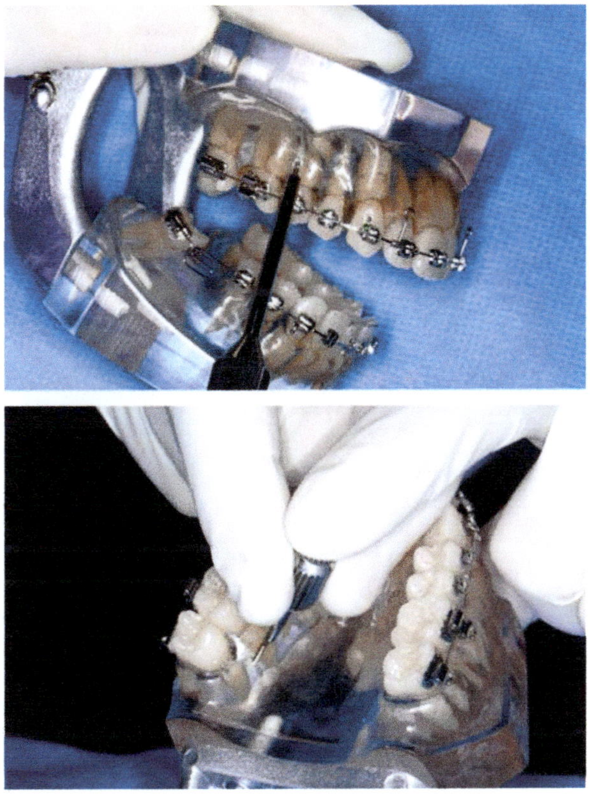

图 4–41 在 Typodont 上示意长手柄（上）和短手柄（下）的使用

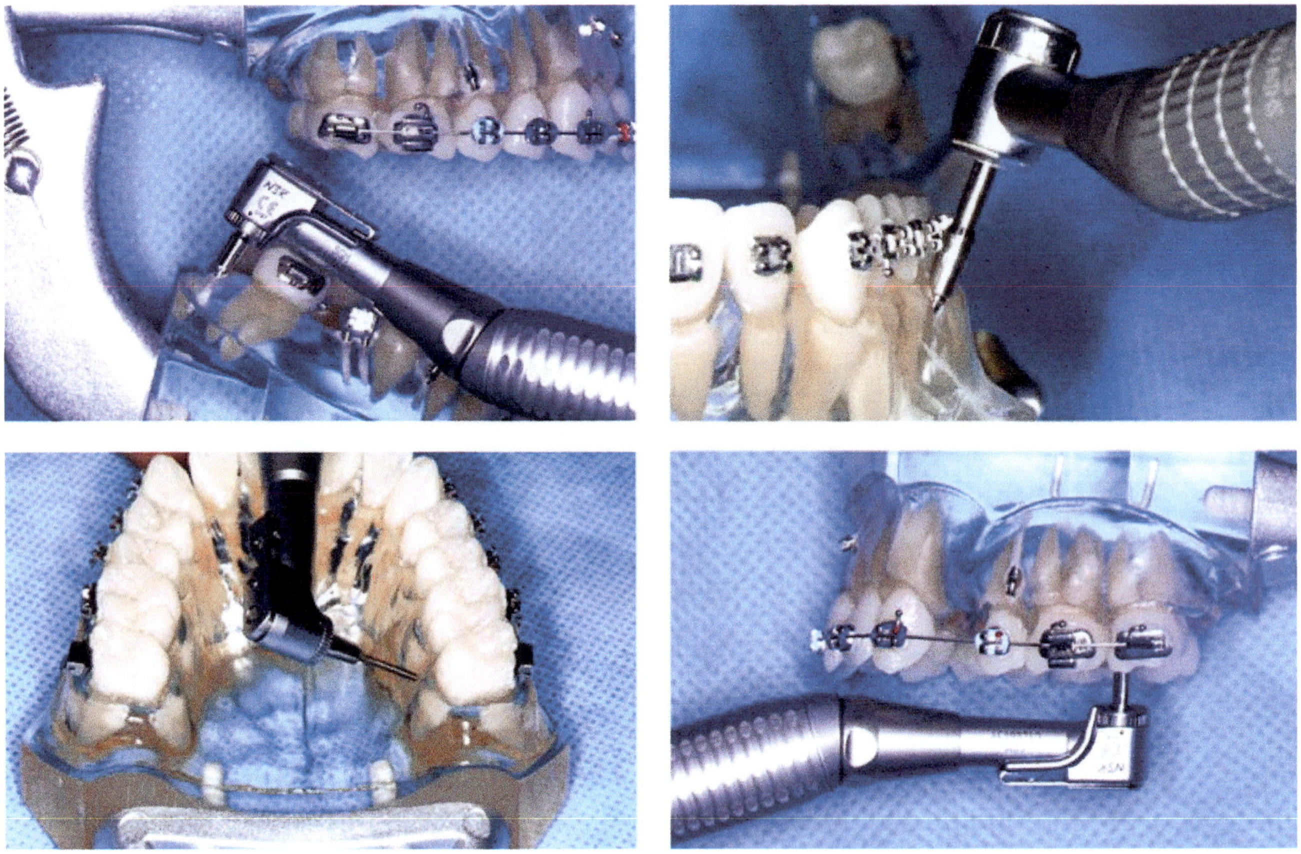

图 4–42　根据植入部位及口内相邻情况选用不同的机动手柄

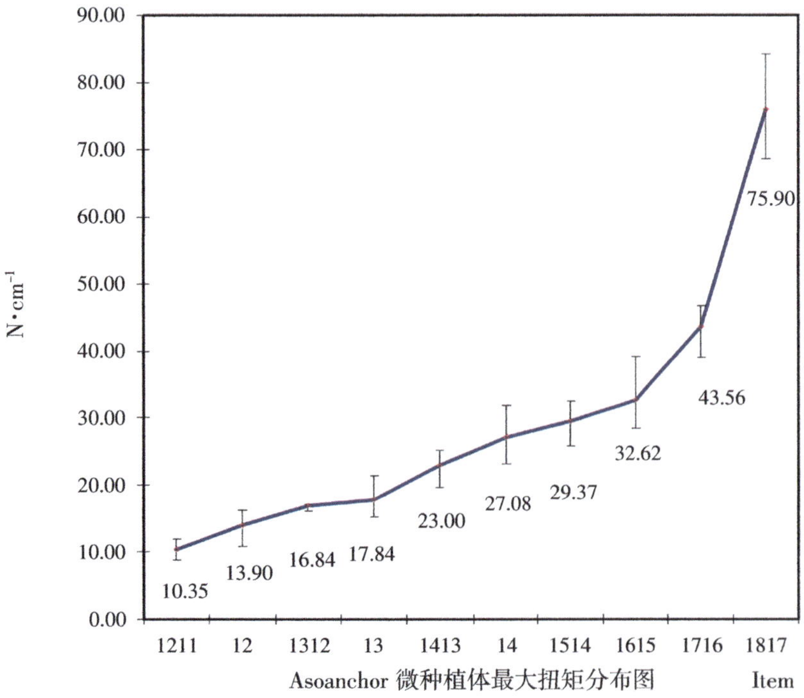

图 4–43　Dentos 公司不同直径微种植体的最大扭矩值

如果植入时微种植体碰到了相邻的牙根，医生就会感觉到较大的阻力，同时患者可能有钝痛感觉。这时医生需要调整植入方向或选用相对短粗的微种植体。由于患者的敏感可以帮助医生避免损伤邻近的牙体组织，我们一般不采用阻滞麻醉。

微种植体造成的牙根微小损伤是可以恢复的。由于牙周韧带的存在，在咀嚼时牙齿会有短暂的移位，同时将力量传递到与其接触的微种植体上，因此，微种植体一旦碰到牙根，往往会造成微种植体的松动和脱落。小于 900 gm·cm 的力量不会造成微种植体折断，如果操作者植入时遇到较大的阻力，应将微种植体退出，换用较粗的钻头重新植入。例如，如果我们用 0.9 mm 直径的钻头时遇到阻力，我们就换用 1.0 mm 的导钻重新植入，但这时钻头只要穿透骨皮质层即可(图 4–5，两步法)。

我们必须强调的是，微种植体植入的成功取决于其植入后最初的稳定性。植入前必须检查钻头的长轴有无弯曲，因为弯曲的钻头在植入时会产生振动，扩大预备道。微种植体植入后如果感觉较松动，应换用直径最起码粗 0.1 mm 的微种植体重新植入，有时也不得不更换植入部位。

自攻植入法

如果使用钛合金微种植体或直径≥1.5 mm 的纯钛微种植体，就可以采用自攻植入，不用担心微种植体会折断。由于 Absoanchor®微种植体由钛合金构成，因此即使是直径 1.2~1.3 mm 的微种植体也可以采用自攻植入法，尤其是在上颌骨(图 4–44)。一般来说，7~8 N·cm 的扭矩足以将微种植体植入，当然在黏膜区还是要有辅助切口(图 4–45)。

自攻型微种植体很容易穿透骨质。由于不需要制备预备道，其过程相对简单。但是其最大的缺点是容易损伤邻近的牙根，尤其是直径≥1.5 mm 的微种植体。另外，自攻型微种植体在穿透牙根时，医生感受不到很大的阻力(图 4–8，图 4–9)，因此，我们只在根间距相当大时才选用较粗的微种植体。

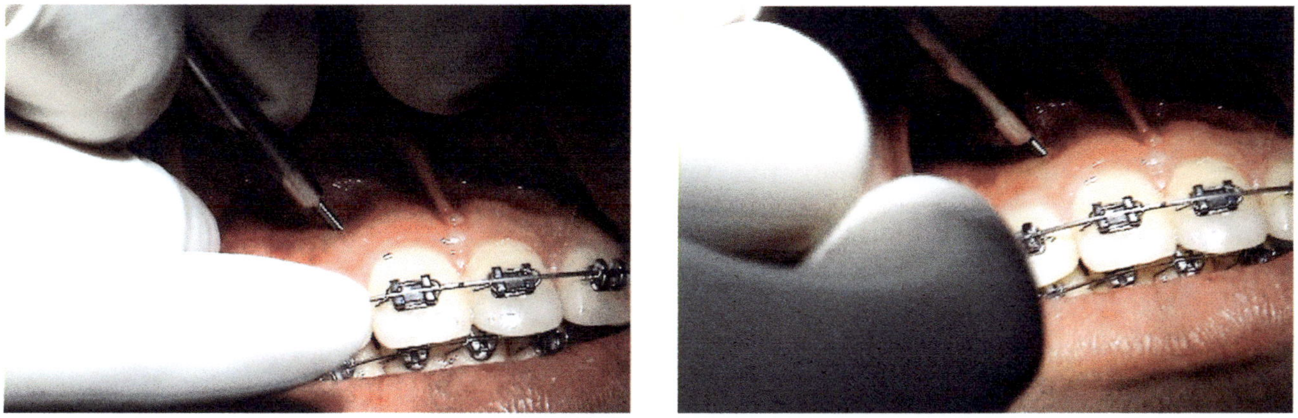

图 4–44 直径 1.3 mm 的微种植体植入上颌附着龈区，无切口

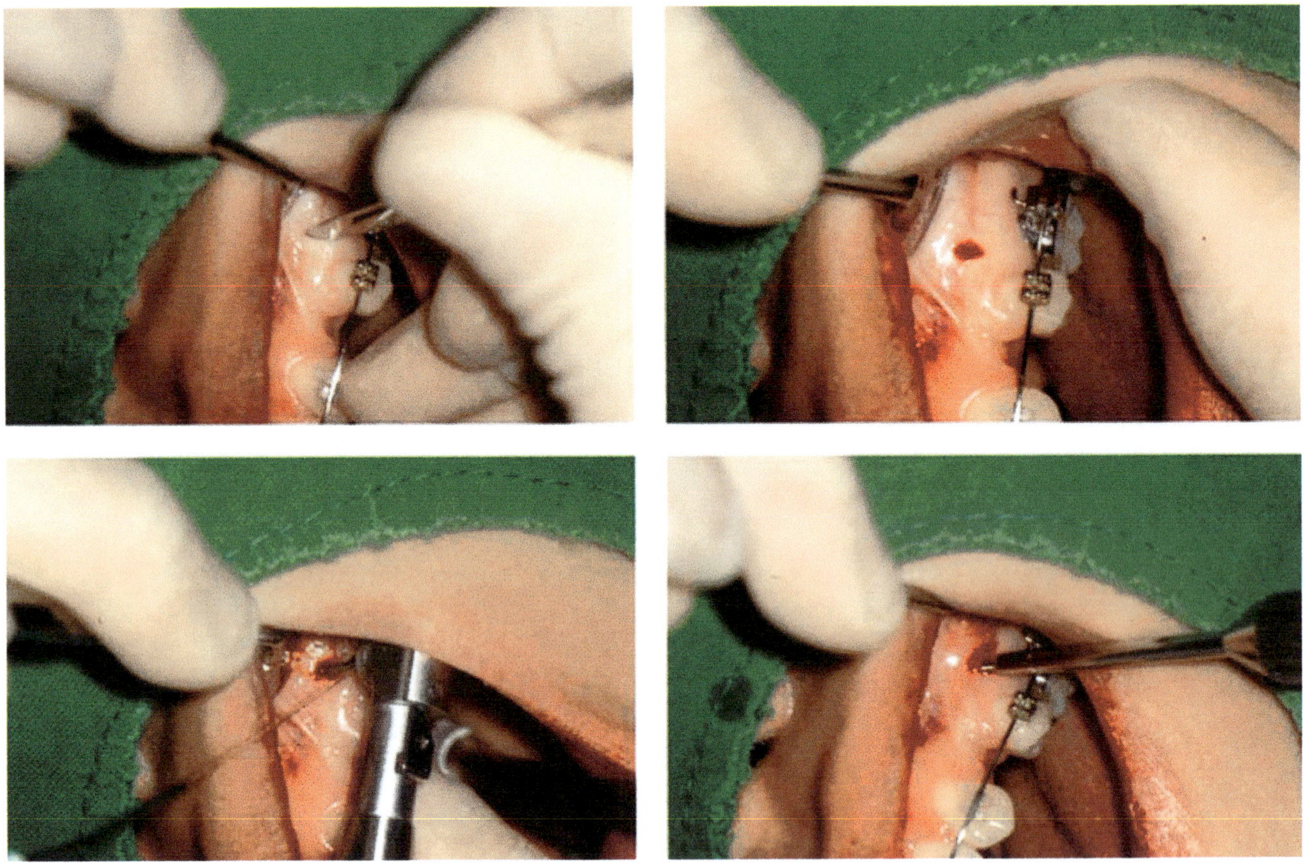

图 4–45　直径 1.3 mm 的微种植体植入下颌黏膜区，有切口

开放法和闭合法

在附着龈区植入微种植体，牙龈不会因增生而覆盖微种植体头部(图 4–46)，这样就可以很方便地使用各种弹性加力装置(图 4–47)。

相反，如果在黏膜区植入微种植体，通常黏膜会将微种植体包埋(图 4–48)。这时，最好使用无基台设计的微种植体，并将其置于龈下。利用结扎丝(0.009 或 0.010 英寸）做成的牵引钩与弹性加力装置相连。这种麻花样的结扎丝穿过微种植体头部和牙龈，伸到附着龈区(图 4–49)，可以减小炎症和感染的几率。一般来说，闭合法选用的微种植体比开放法短 1~2 mm。

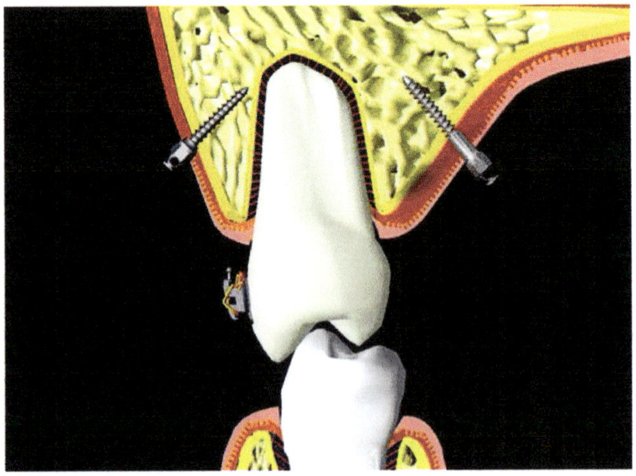

图 4–46　开放法

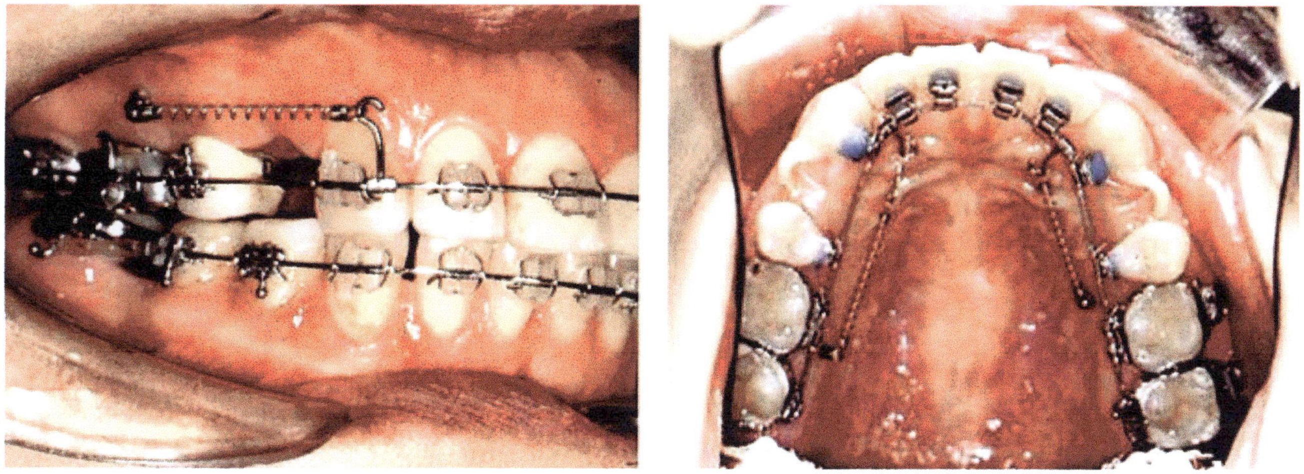

图 4-47 使用开放法可以方便地使用各种加力装置

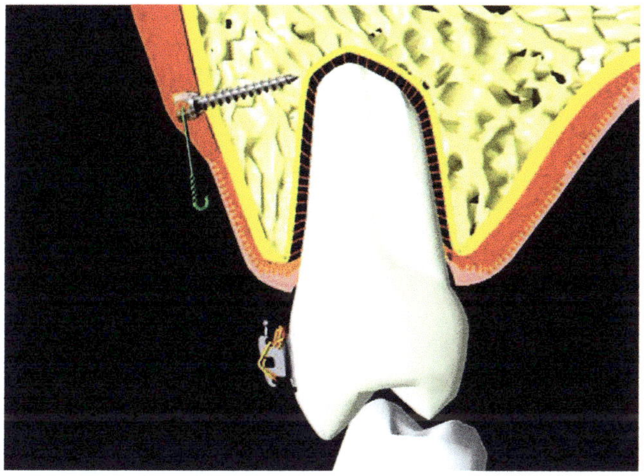

图 4-48 闭合法

避免牙根损伤

由于微种植体与牙根距离较近，对医生来说是个挑战。在植入时必须保证微种植体不碰到牙根，可以通过拍摄局部牙片（图 4-50）观察根间距是否够宽。CT 可以提供 3-D 信息，但会增加患者的射线摄入和费用（图 4-51）。

目前，对我们来说，牙根的损伤已不是障碍。即使是根尖切除后，牙根也能很好地修复。如果植入后患者抱怨咀嚼时有钝痛感，这往往意味着微种植体碰到了牙根，取出微种植体就可以解决这个问题。当然有时即使微种植体碰到牙根，患者也没有症状。

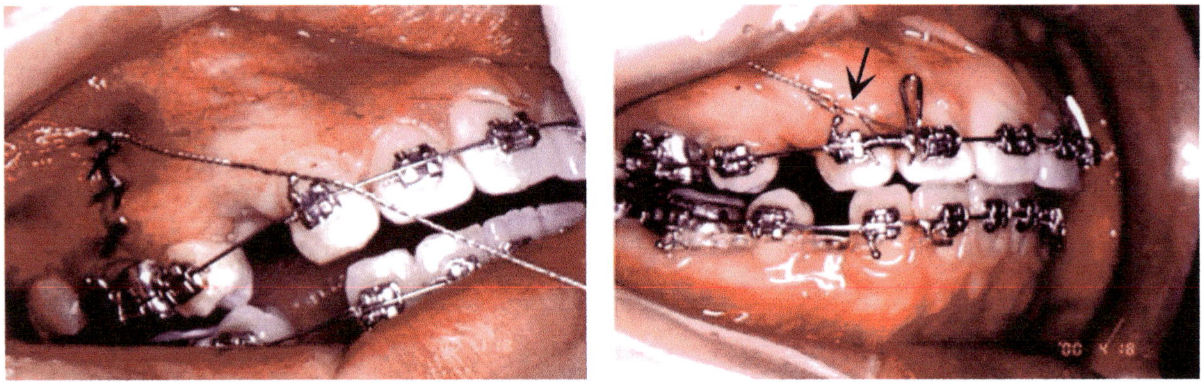

图 4-49　在闭合法中，麻花样的结扎丝穿过微种植体头部和牙龈，伸到附着龈区。再使用另外一根结扎丝结扎至受力部位

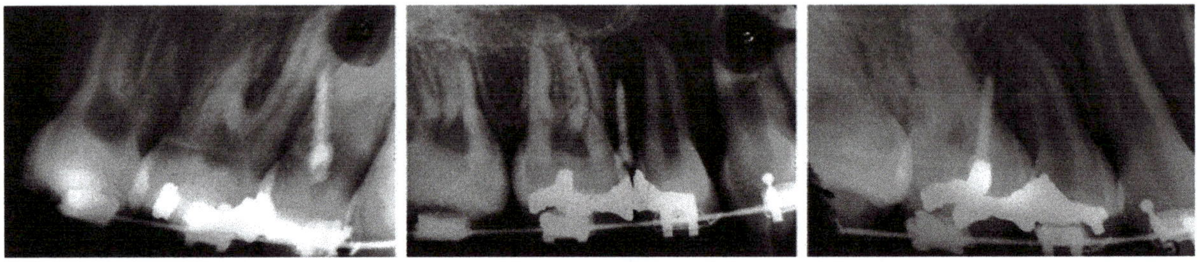

图 4-50　微种植体及其周围牙根可以通过牙片检查。但是并非所有患者都需要拍摄牙片，我们认为最好依靠医生的手感和患者的不适反应来判断微种植体与牙根的关系

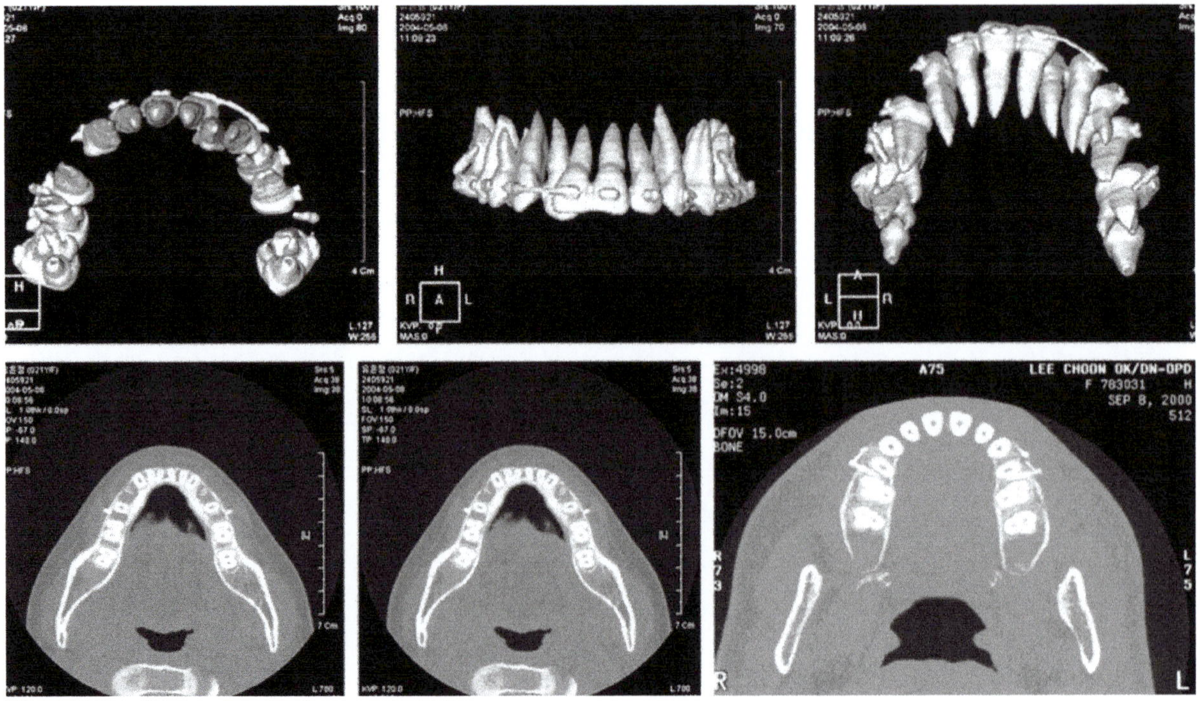

图 4-51　CT 可以很清晰地观察微种植体与牙根的关系，但会增加患者射线的摄入和费用

斜向植入和垂直植入

斜向植入可以降低微种植体损伤牙根的几率。我们比较了上颌腭侧和颊侧的根间距，发现腭侧间隙较颊侧宽(图 4-52)。另外，由于牙根一般呈锥形，这样相邻牙根的根间距是冠方窄根方宽。如果从附着龈区植入，根间距往往较窄，这时采用斜向植入法较好(图 4-53)。

但是从纯粹机械学的观点来看，垂直植入要比斜向植入好，而且选用的微种植体要比斜向植入的短 1~2 mm(图 4-1，图4-2)。

加力时机

从种植学角度讲，种植体植入后需要等待 2~3 个月，让种植体与骨形成骨结合后再加力。实际上，即使微种植体与骨之间还有微隙，也没有必要等到骨结合阶段再加力，如果需要，完全可以即刻加力。实验中，对微种植体施加 200~300 g 的力，即刻加力组和延期加力组的失败率并没有差异(图 4-54)。在正畸种植支抗成功的因素中，种植体最初的稳定性要比骨结合更重要。但是，对于做切口的患者，最好植入后等待 2 周，以利于黏膜愈合。

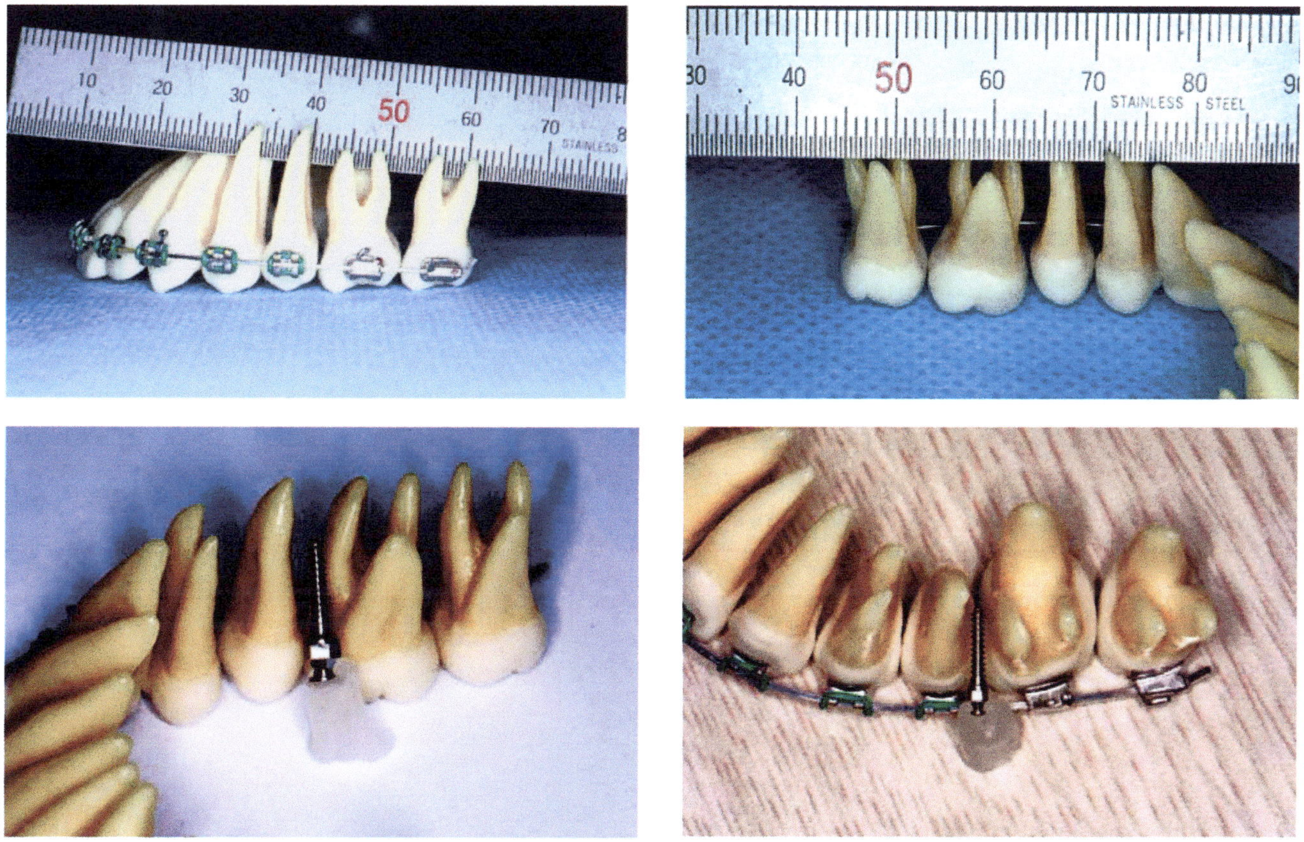

图 4-52 在上颌第二前磨牙和第一磨牙牙根的颊侧植入直径 1.3 mm 的微种植体，腭侧植入直径 1.8 mm 的微种植体

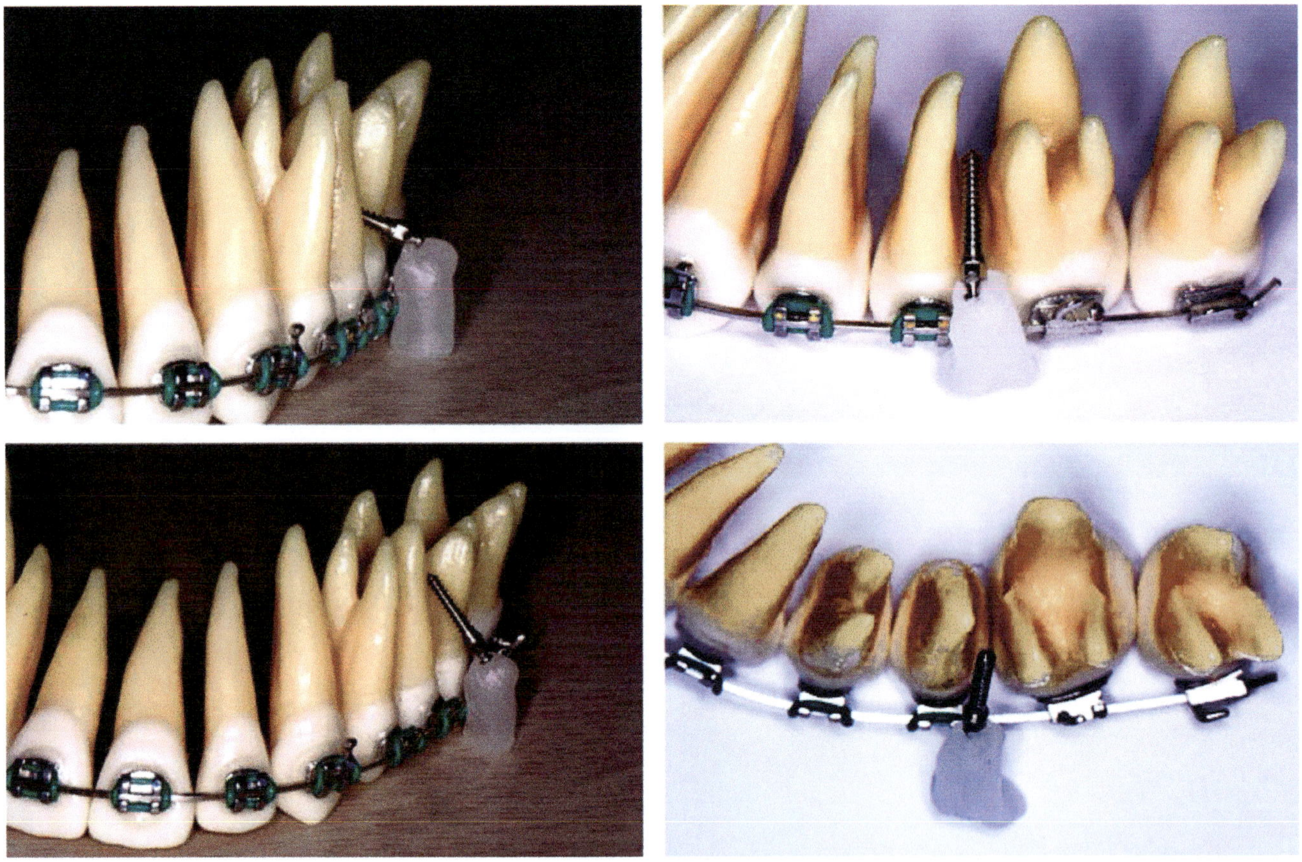

图 4–53　根间距和微种植体植入高度间的关系。牙根冠方的根间距较根方的根间距窄。对初次使用者来说，最好使用斜向植入，距离釉牙本质界 5 mm，与牙根冠方呈大于 45° 的方向

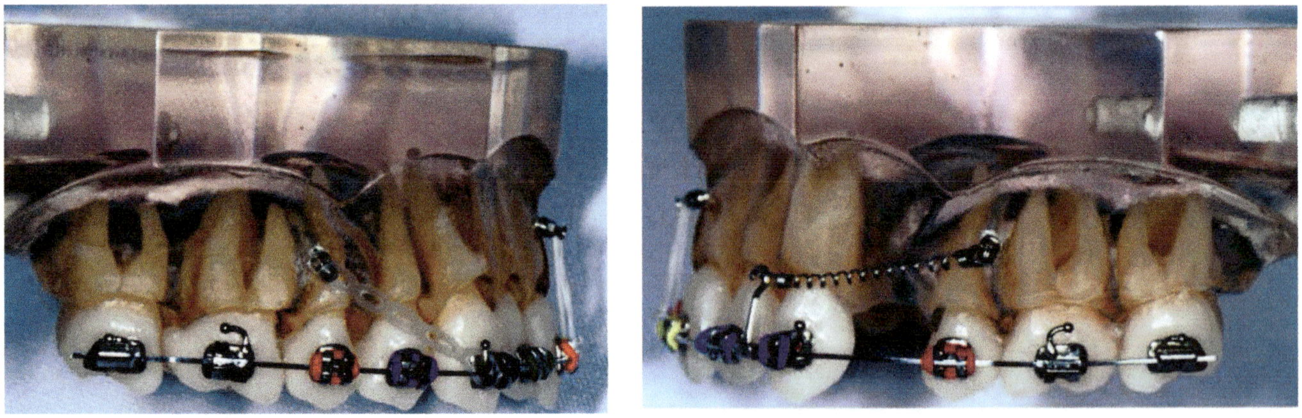

图 4–54　各种弹性加力装置如镍钛螺簧、弹力线和链圈可以附着于微种植体头部

微种植体的取出

这时，如果微种植体与骨没有形成骨结合，则微种植体会比较容易取出。如果采用开放法，医生可以使用手柄，与植入方向相反旋出微种植体。一般不需要局部麻醉，如果患者敏感，也可以使用。如果微种植体刺

激牙龈，患者会有不适感，但与局麻时的针刺感相比要轻得多。在闭合法中，需要先切开(图 4-55~图 4-57)，这时需要局部麻醉。

在取出微种植体时，刚开始阻力很大，要小心，以防微种植体折断。

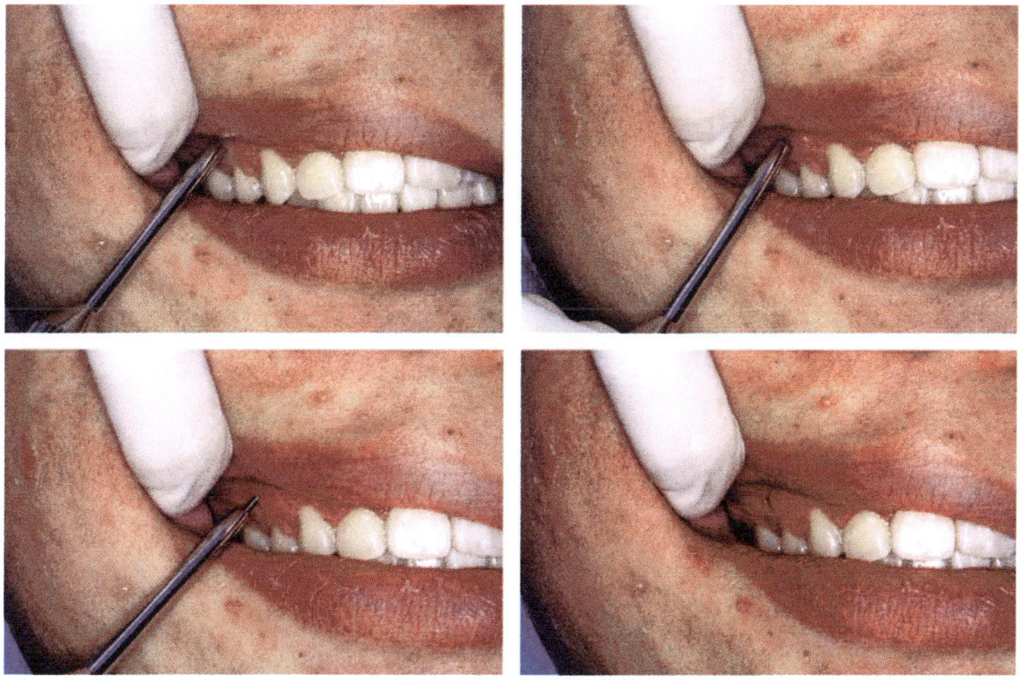

图 4-55　利用手柄取出上颌颊侧微种植体，通常不需要局麻

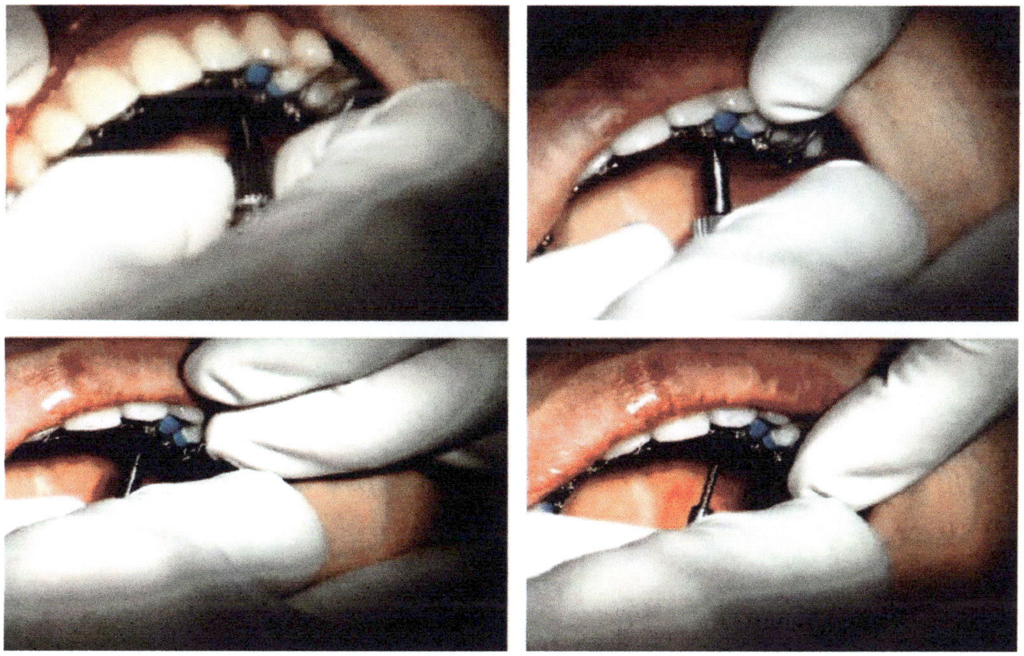

图 4-56　利用手柄取出上颌腭侧微种植体，通常需要局麻

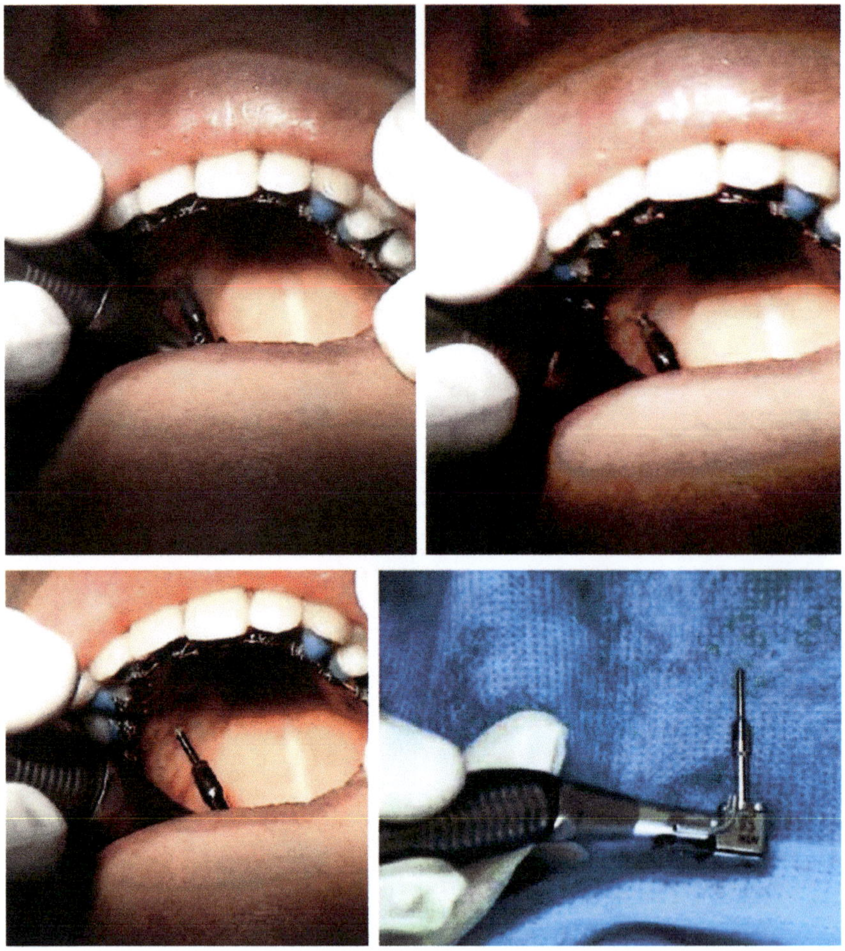

图 4-57 利用减速机头和马达取出腭侧的微种植体，不需局麻

术后处理

绝大多数患者术后没有疼痛或感染症状。但是医生最好在术后给予止痛药和抗生素以备用。微种植体植入区要保持清洁，利用软毛牙刷或清水清洗。如果需要，还可以使用漱口水防止微种植体周围炎症。

结论

植入微种植体并不是一件很危险的事，有经验的医生不用 5 分钟就可以完成，患者术后一般也没有什么肿胀或疼痛。根据我们的经验，正畸医生就可以完成，不需要外科医生的协助。事实上，由于要考虑加力的方向等因素，正畸医生亲自植入微种植体，可以选择需要的植入部位，更有利于矫治。

参考文献

Brånemark PI, Zarb GA, Albrektsson T. Tissue-Integrated Prostheses, Chicago, London, Berlin,São Paulo and Tokyo, Quintessence PublishingCo., Inc, 1985, 202

V

微种植体支抗的生物力学基础

第五章 微种植体支抗的生物力学基础

微种植体支抗作用下牙齿移动方式的生物力学原理与传统正畸治疗没有区别，例如力、力矩、抗力中心、旋转中心等。微种植体可以种植于口内的不同区域，根据其相对于𬌗平面的不同高度位置，加力方向有低位、中位和高位。由于微种植体位置、弹性加力装置附着高度及加力力量的不同而产生不同形式的牙齿移动。下面具体介绍一下微种植体支抗控制下的几种牙齿移动方式。

拔牙病例中最大限度内收上颌前牙机制

在最大限度内收上颌前牙时，根据微种植体相对于𬌗平面高度的不同，加力的方向及产生的力矩也不相同。在拔牙病例中，其机制类似于传统的头帽牵引，有低位、中位和高位之分(图 5–1)。

上牙弓的中位牵引机制

为了内收上颌前牙，微种植体常规种植于上颌颊侧第二前磨牙和第一磨牙之间，如果微种植体高于主弓丝 8~10 mm，就可以获得中位牵引效果。这样位置的微种植体与侧切牙和尖牙间高 6~7 mm 的牵引钩之间加力，上颌𬌗平面在上颌前牙内收的过程中保持不变(图 5–2)。这种中位牵引一般用于前牙关系正常的病例。

上牙弓的低位牵引机制

如上颌颊侧第二前磨牙和第一磨牙之间的微种植体距主弓丝不足 8 mm 时，其加力机制为低位牵引机制。这时，如果仍将微种植体与前牙区高 6~7 mm 的牵引钩相连时，上颌𬌗平面会在内收过程中发生顺时针旋转(图 5–3)。因此，低位牵引一般用于开𬌗或有开𬌗趋势的患者。

上牙弓的高位牵引机制

上颌颊侧第二前磨牙和第一磨牙之间的微种植体距主弓丝 10 mm 以上时，其加力机制为高位牵引机制。这时如果将微种植体仍然与前牙区高 6~7 mm 的牵引钩相连，上颌𬌗平面会在内收过程中发生逆时针旋转(图 5–4)。因此，高位牵引一般用于深覆𬌗或有深覆𬌗趋势的患者。

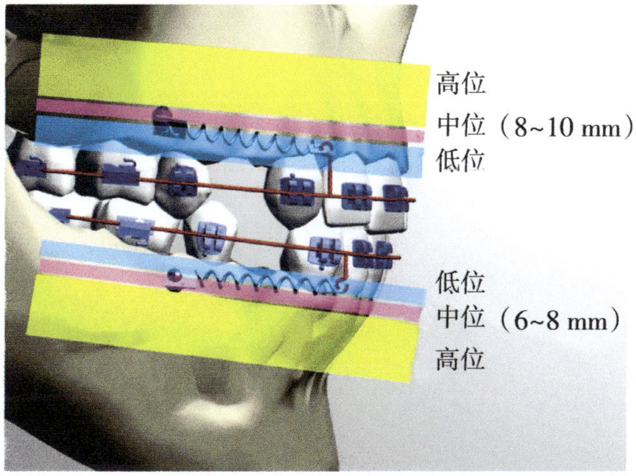

图 5–1 针对微种植体相对于𬌗平面高度的不同，会产生 3 种牙齿内收形式

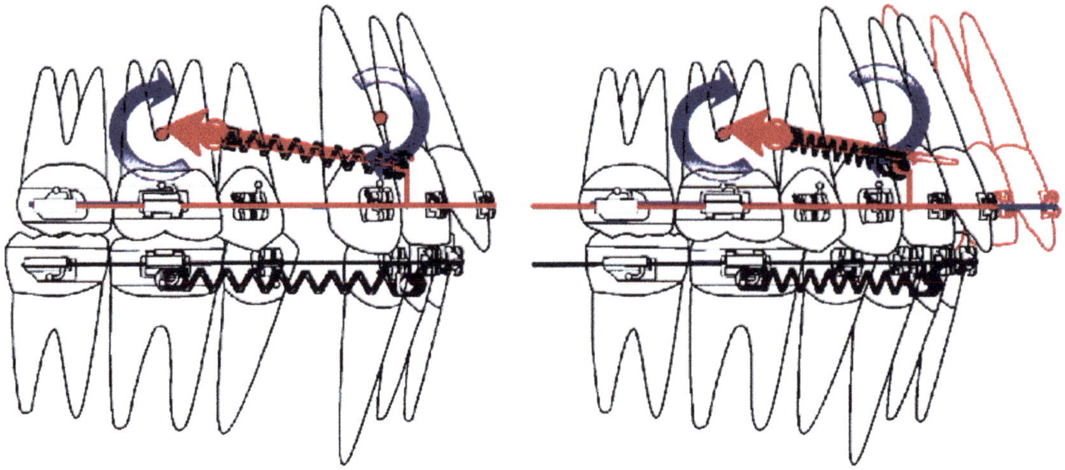

图 5-2 如果采用中位滑动内收形式，上颌殆平面会保持不变

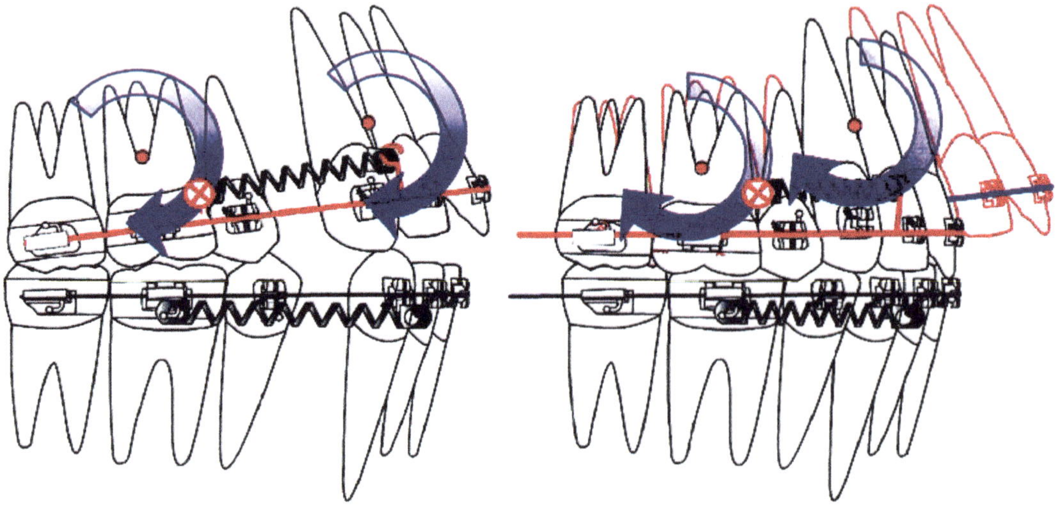

图 5-3 如果采用低位滑动内收形式，上颌殆平面会顺时针旋转

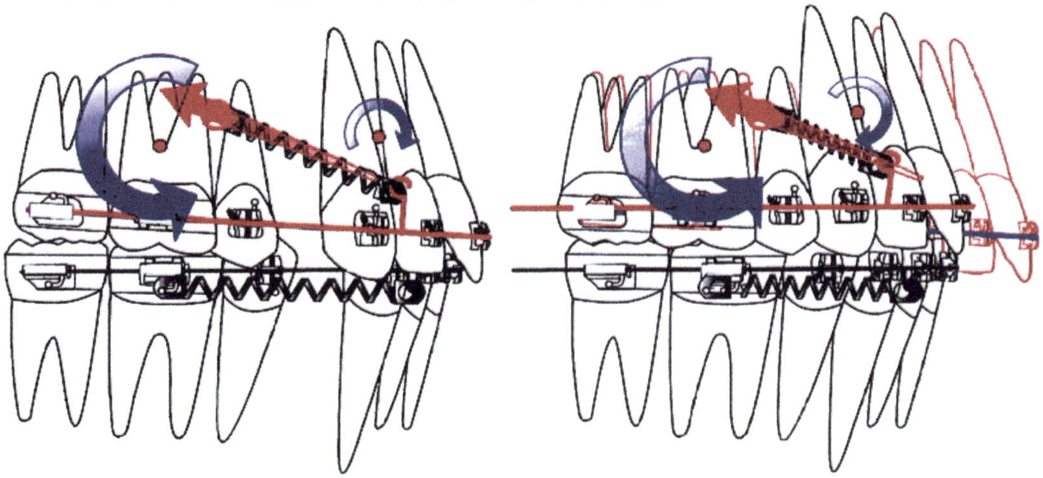

图 5-4 如果采用高位滑动内收形式，上颌殆平面会逆时针旋转

拔牙病例中最大限度内收下颌前牙机制

下牙弓的中位牵引机制

为了内收下颌前牙，微种植体常规种植于下颌颊侧第二前磨牙和第一磨牙之间，如果微种植体距主弓丝 6~8 mm，就可以获得中位牵引效果。这种位置的微种植体与侧切牙和尖牙间高 4~6 mm 的牵引钩之间加力，下颌𬌗平面在下颌前牙内收的过程中保持不变(图 5–5)。这种中位牵引一般用于前牙关系正常的病例。

下牙弓的低位牵引机制

如下颌颊侧第二前磨牙和第一磨牙之间的微种植体距主弓丝不足 6 mm 时，其加力机制为低位牵引机制。这时，如果将微种植体仍然与前牙区高 4~6 mm 的牵引钩相连时，下颌𬌗平面会在内收过程中发生逆时针旋转(图 5–7)。因此，低位牵引一般用于开𬌗或有开𬌗趋势的患者。

下牙弓的高位牵引机制

如果下颌颊侧第二前磨牙和第一磨牙之间的微种植体距主弓丝 8 mm 以上时，其加力机制为高位牵引机制。这时，如果将微种植体仍然与前牙区高 4~6 mm 的牵引钩相连时，下颌𬌗平面会在内收过程中发生顺时针旋转(图 5–7)。因此，高位牵引一般用于深覆𬌗或有深覆𬌗趋势的患者。

上前牙压低机制

为了压低上颌切牙，微种植体可以放置于上颌切牙牙根之间。利用弹性装置与主弓丝直接相连加力。一般情况下，中切牙间的微种植体就可以压低前牙段。但是，如果上颌𬌗平面偏斜，就需要在双侧中切牙和侧切牙之间各放置一个微种植体(图 5–8)。在压入过程中，两侧施加不同力值，以矫治倾斜的𬌗平面。

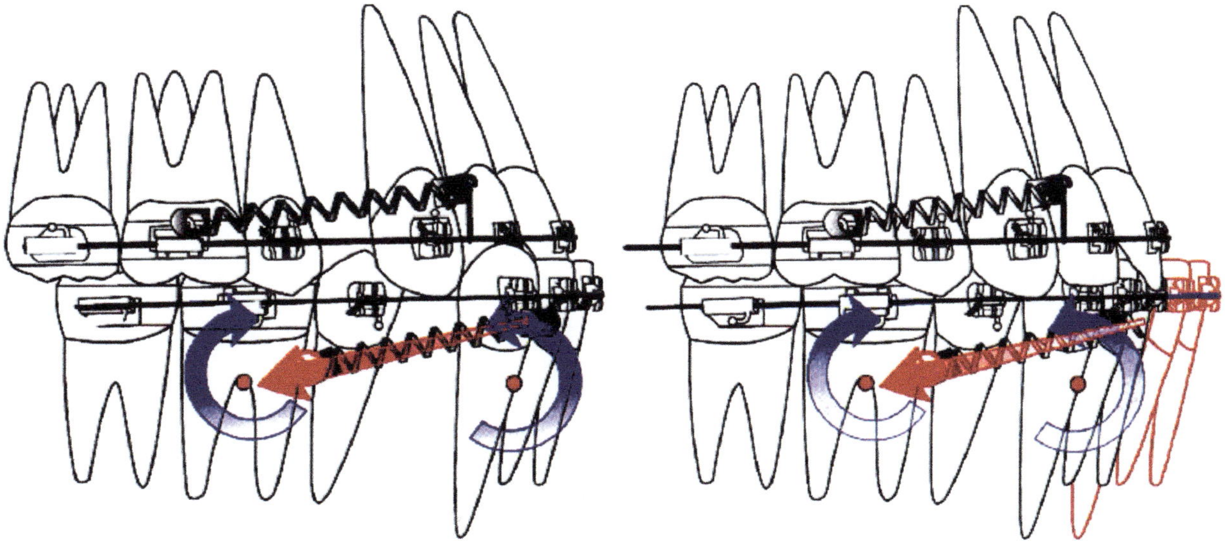

图 5–5 如果采用中位滑动内收形式，下颌𬌗平面会保持不变

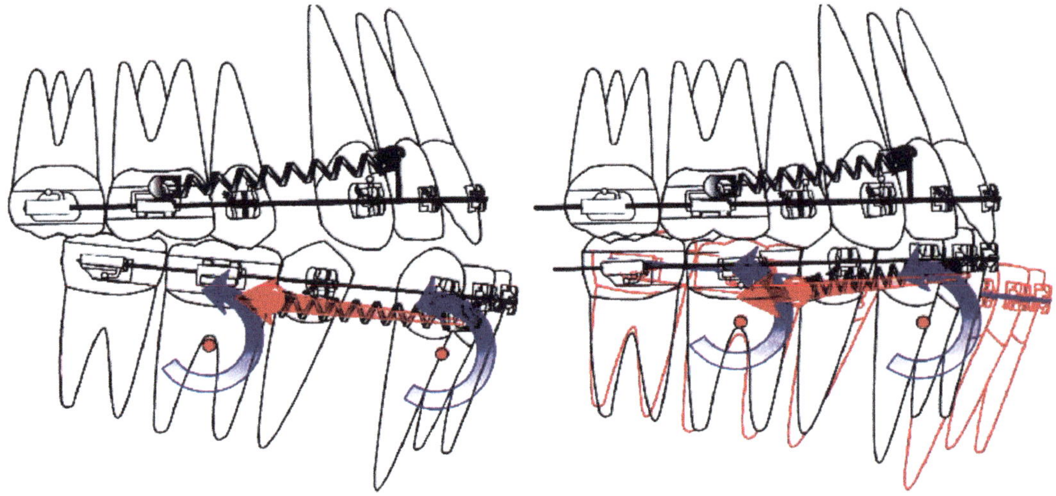

图 5-6 如果采用低位滑动内收形式，下颌殆平面会逆时针旋转

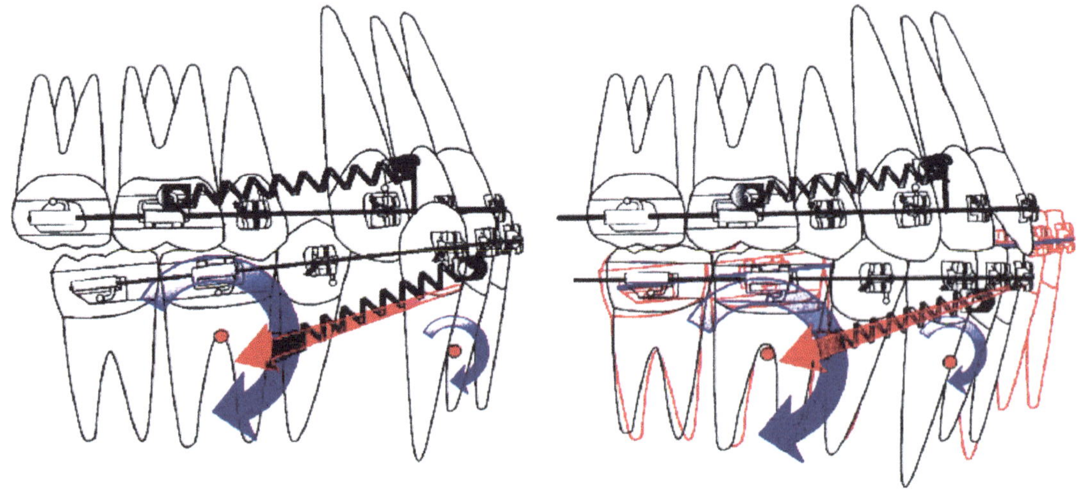

图 5-7 如果采用高位滑动内收形式，下颌殆平面会顺时针旋转

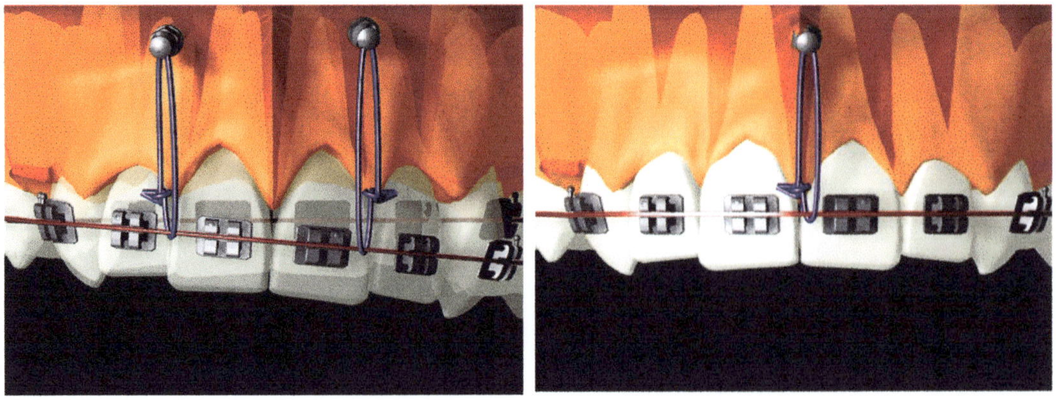

图 5-8 可以利用前牙区微种植体有效压低上颌前牙，微种植体可以植于中切牙之间或中切牙与侧切牙之间

下前牙压低机制

为了压低下前牙，微种植体种植于下切牙之间，同样可以直接与主弓丝相连加力，下颌中切牙间的微种植体就可以压低前牙段。但是殆平面如偏斜，就需要两颗微种植体，然后施加不同的力量(图 5-9)。

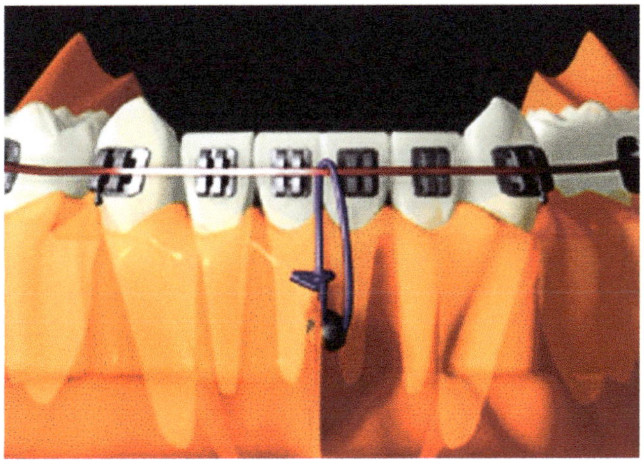

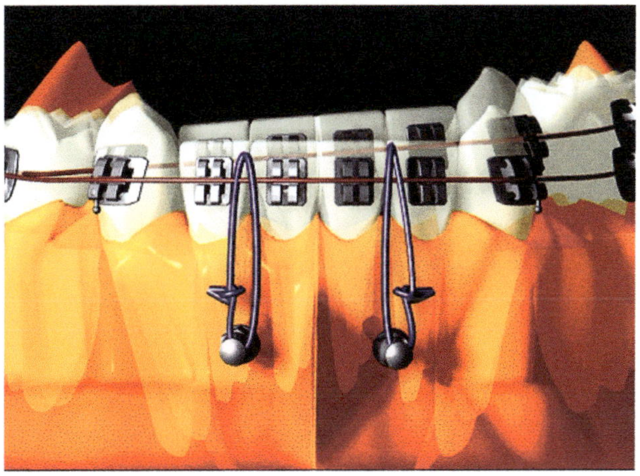

图 5-9 利用前牙区微种植体有效压低下颌前牙，微种植体可以植于中切牙之间或中切牙与侧切牙之间

最大限度地内收和压低前牙

在治疗深覆殆的拔牙病例时，我们一般在上牙弓采用高位牵引机制，以压低并内收上前牙。实际上，受患者口内情况的影响，有时很难将微种植体种植于距主弓丝很高的位置，同时高位牵引的水平向分力比低位和中位牵引小，这样我们一般建议后牙区使用低位或中位牵引，再结合 1~2 颗前牙区微种植体，后牙区种植体用于内收，前牙区种植体用于压低前牙。另外，前牙区微种植体还可以克服前牙内收过程中的舌倾(图 5-10，图 5-11)。

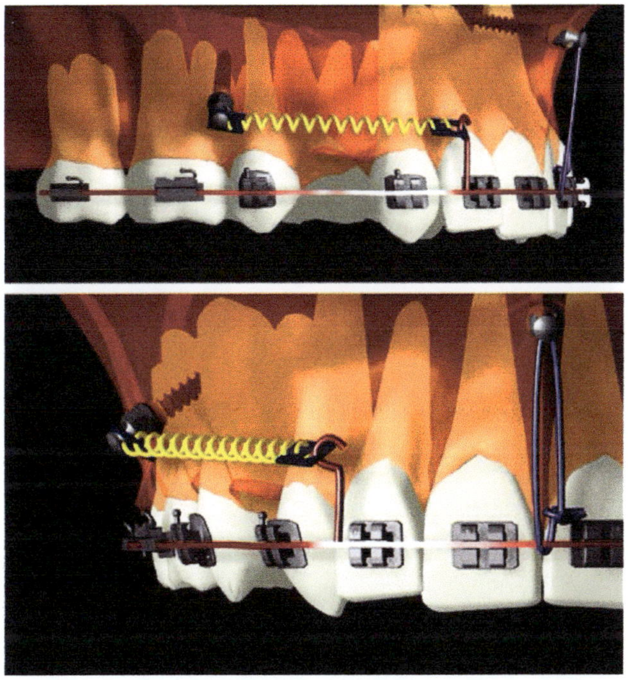

图 5-10 联合机制示意图：在内收前牙过程中，前牙区微种植体可以压低并唇倾前牙

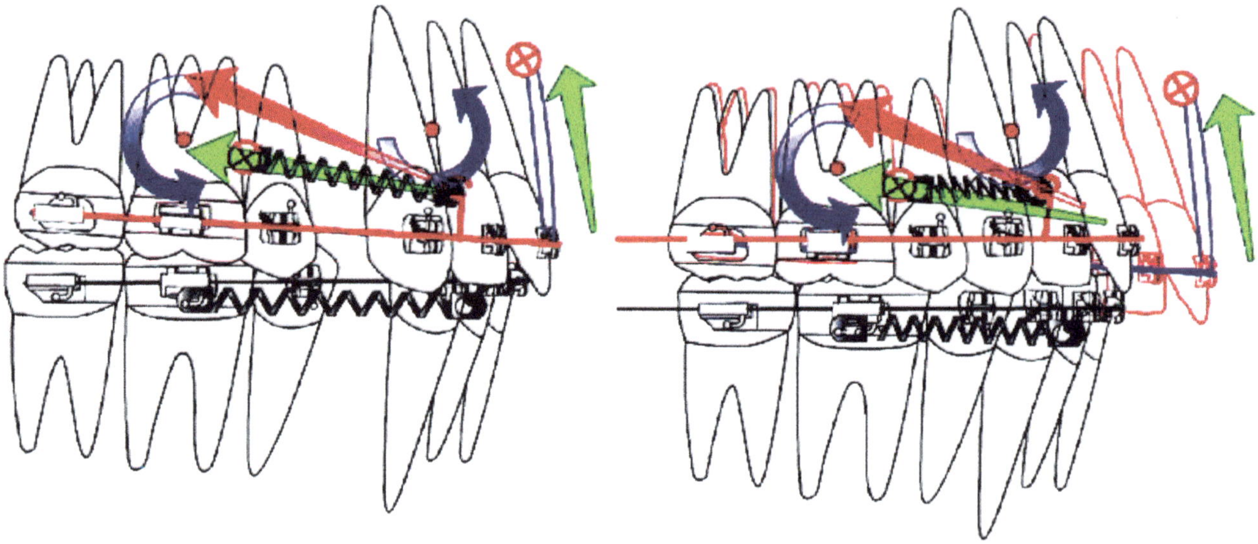

图 5-11　利用 2 颗后牙区微种植体和 1~2 颗前牙区微种植体内收并压低前牙，取代传统的高位牵引头帽

滑动法 Vs 关闭曲法内收前牙

如果采用滑动法内收前牙，弓丝弯制相对简单。但如果弓丝上表达了第一、二、三序列曲，弓丝就很难滑动。相反，采用关闭曲法弯制弓丝就比较复杂，但可以将序列曲一起弯制(图 5-12~图 5-14)。例如，如果希望整体内收前牙，可以将曲置于侧切牙和尖牙之间，还可以在前牙段施加根舌向转矩(图 5-14)。另外，如果需要加大第二序列曲，则可以在曲的前后弯"人"字曲，而滑动法却不行(图 5-13)。

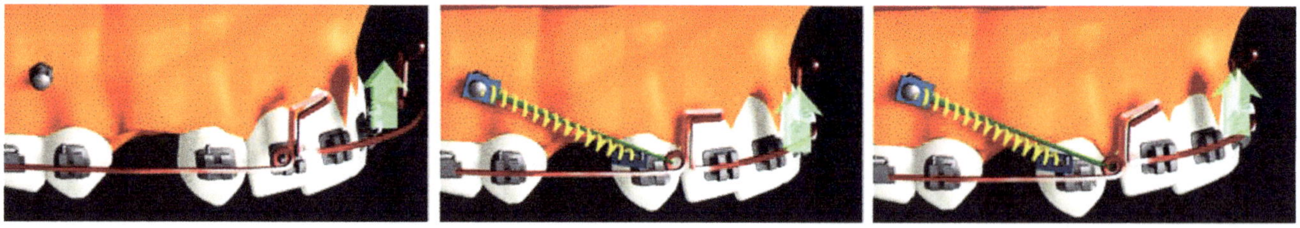

图 5-12　使用关闭曲关闭间隙时前牙段可以弯制"台阶"

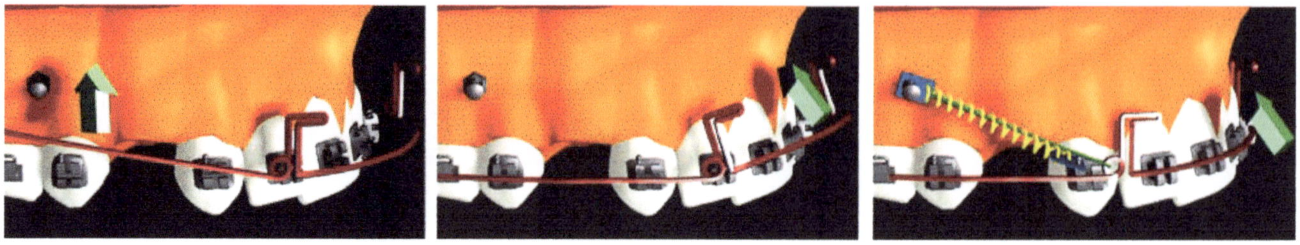

图 5-13　使用关闭曲关闭间隙时前牙段可以弯制"人"字曲

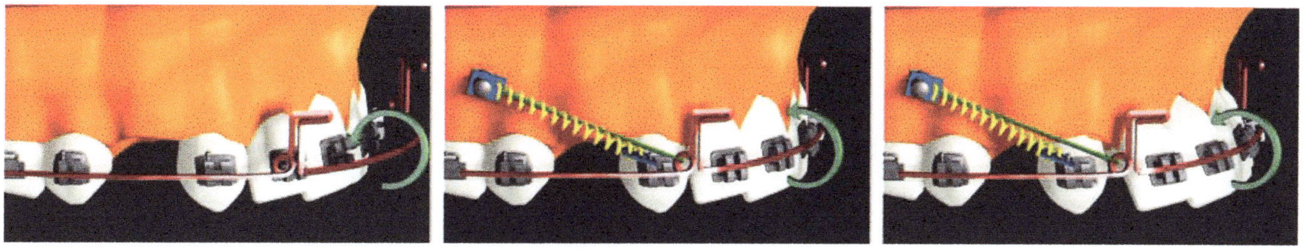

图 5–14 使用关闭曲关闭间隙时前牙段也可以增加转矩

开殆病例中压低后牙机制

对于开殆尤其是骨性开殆病例，如果能压低后牙，开殆表现就会较容易地解除。一般后牙压低 1 mm，前牙开殆就会减小 2~3 mm。微种植体一般种植于上颌颊侧或(和)腭侧的第二前磨牙与第一磨牙或第一、二磨牙之间(图 5–15)。如果腭侧没有微种植体，则需要焊接横腭杆(TPA)(图 5–16)。下颌舌侧一般不需要植入微种植体，而是采用舌弓替代(图 5–17)。

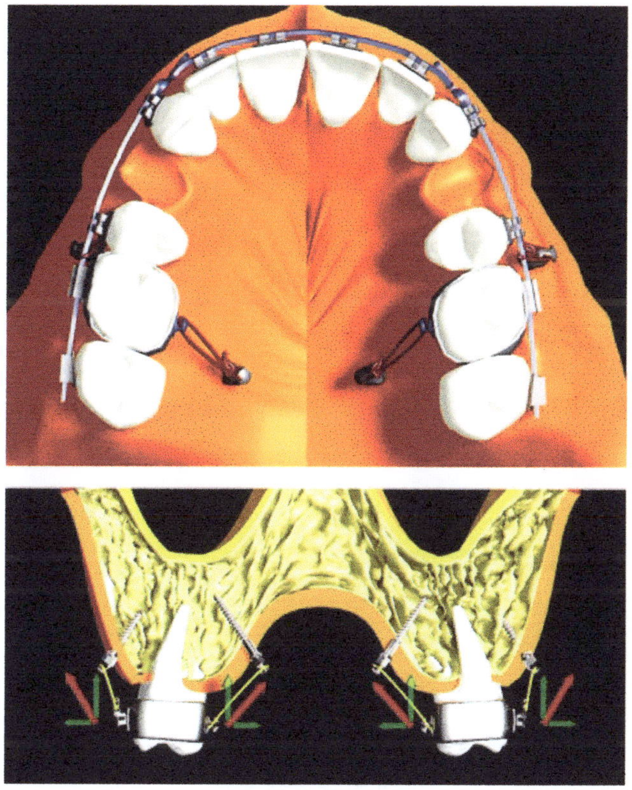

图 5–15 使用 4 颗微种植体压低上颌后牙的机制

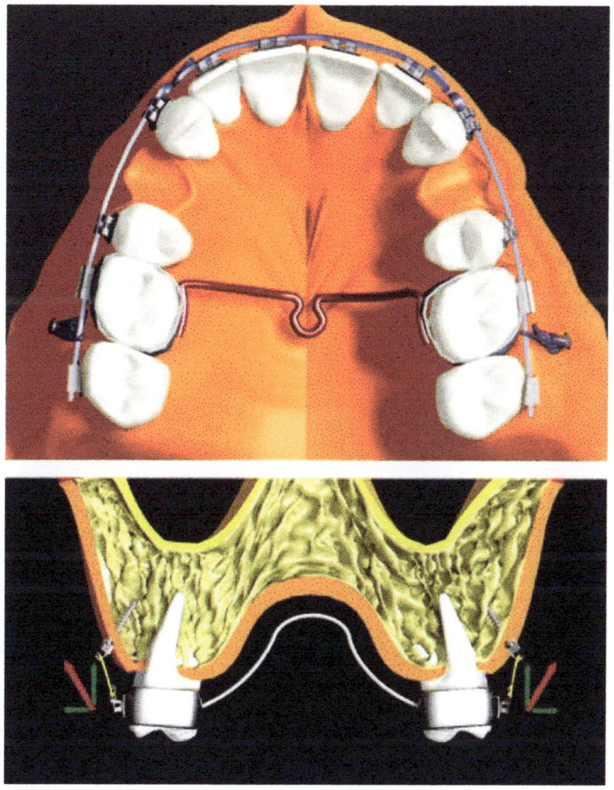

图 5–16 使用 2 颗微种植体和横腭杆压低上颌后牙的机制

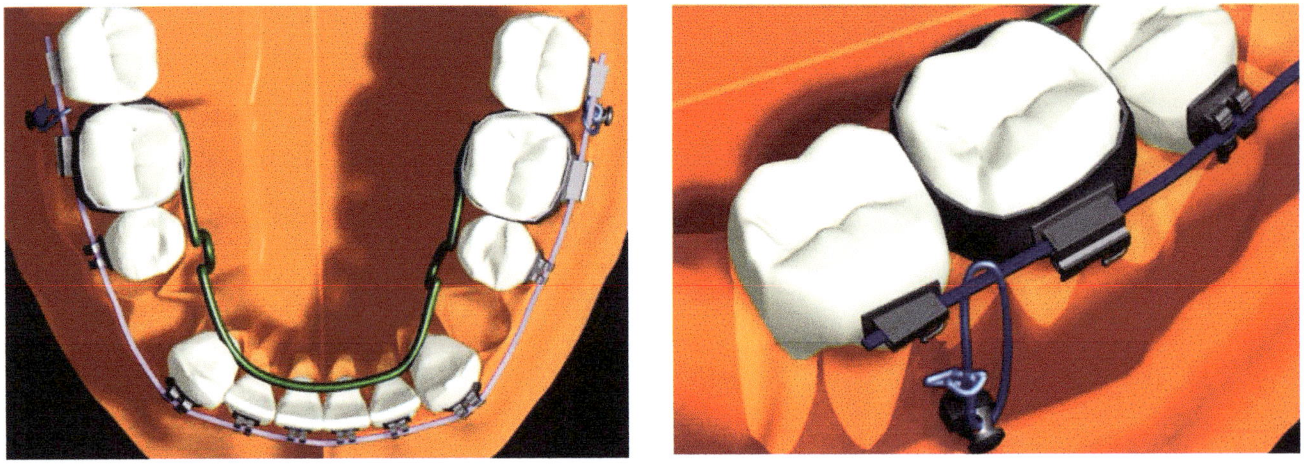

图 5-17 使用 2 颗下颌颊侧微种植体和舌弓压低下颌后牙的机制

上颌前牙根舌向转矩控制机制

在上前牙内收的病例中，经常会伴随较大的前牙舌倾。如果对前牙施加根舌向转矩，就会出现牙冠唇倾。为了防止冠唇倾，需要配合Ⅱ类牵引，同时为了防止Ⅱ类牵引伸长前牙的副作用，往往采取头帽高位牵引。但是如果在上颌后牙区颊侧使用微种植体的话，也可以防止前牙在根舌向转矩作用下的冠唇倾。如图 5-18 所示，只要利用结扎丝将微种植体与主弓丝前牙段相连即可。

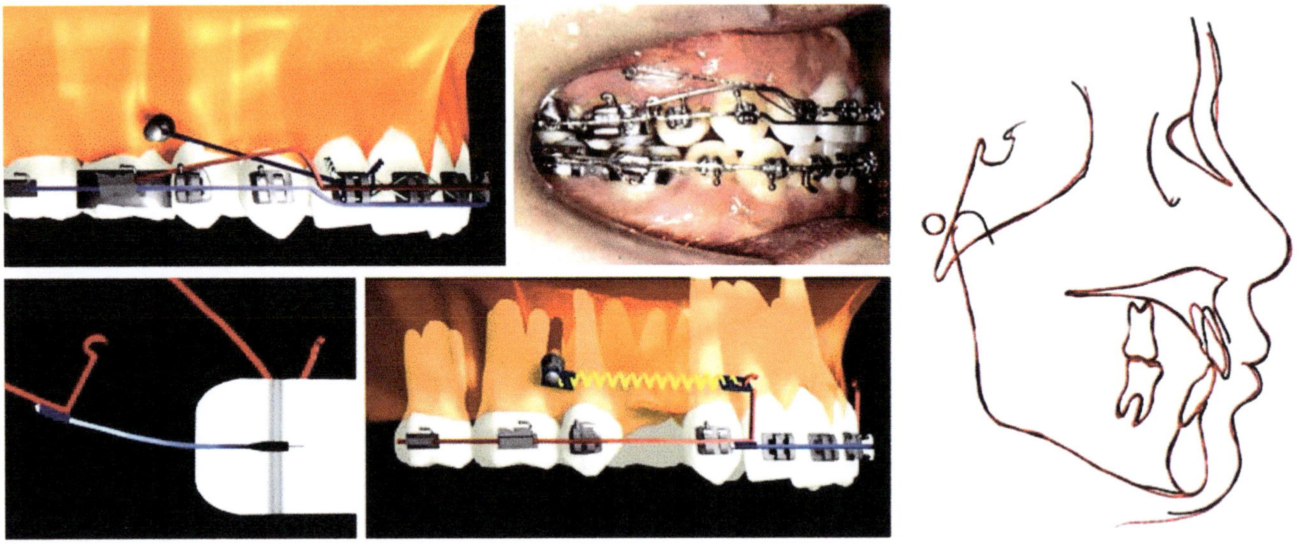

图 5-18 上颌前牙根舌向转矩与微种植体联合应用。当对上前牙施加根舌向转矩时，可能引起冠唇倾副作用，利用微种植体可以控制，在上颌后牙区颊侧植入微种植体，将其与前牙区垂直向牵引钩相连即可。上左：微种植体和前牙根舌向转矩辅弓联合应用示意图。上中：患者口内情况。右：采用联合手段治疗前后患者的侧位片重叠图，可以看出患者只表现出了根舌向移动。下左和下中：微种植体和复合内收弓丝联合应用（Andrea Wichelhaus 教授提供）

不拔牙病例中磨牙远移机制

为了矫治磨牙的Ⅱ类或Ⅲ类关系，有时需要远移磨牙。一般将微种植体置于第二前磨牙和第一磨牙之间，利用镍钛推簧来远移磨牙(图 5-19，图 5-20)。先将磨牙远移，再内收前牙。如果最初的微种植体阻碍前牙内收，就需要在其远中重新植入或植于第一、二磨牙之间。

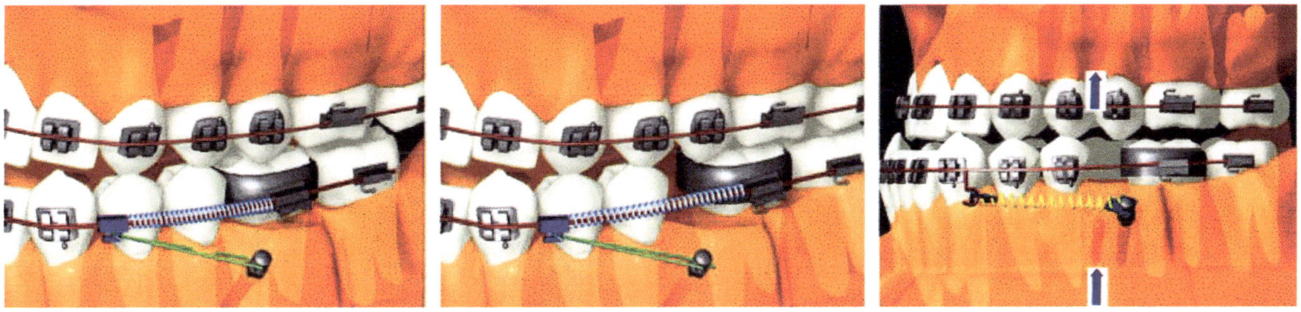

图 5-19　Ⅲ类患者下颌磨牙远移机制。磨牙远移后前牙需要内收，这时如果微种植体影响前牙后移，则需要将其向远中移动或将其取出后植于第一、二磨牙之间

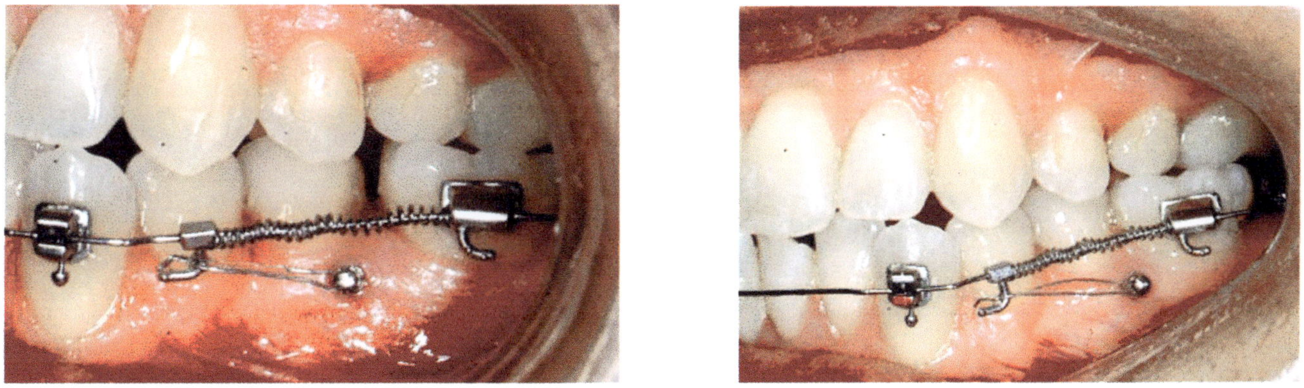

图 5-20　利用螺旋推簧和微种植体远移下颌磨牙机制(Alfredo Alvarez 医生提供)

内收整个上或下牙弓

2 颗颊侧的微种植体足以移动整个上或下牙弓。一般微种植体置于第二前磨牙和第一磨牙之间（图 5-21），只要植入区的根间距足够大,整个牙弓的内收就可以一次完成。但是,如果内收过程中,随着牙齿后移,微种植体碰到了第二前磨牙牙根,微种植体就需要向远中移动,重新植入(图 5-22~图 5-24)。

对于后牙近中倾斜的病例，整体内收牙列会非常有效。这时,可以将微种植体与多曲方丝弓(MEAW)技术结合应用(图5-25~图 5-27)。

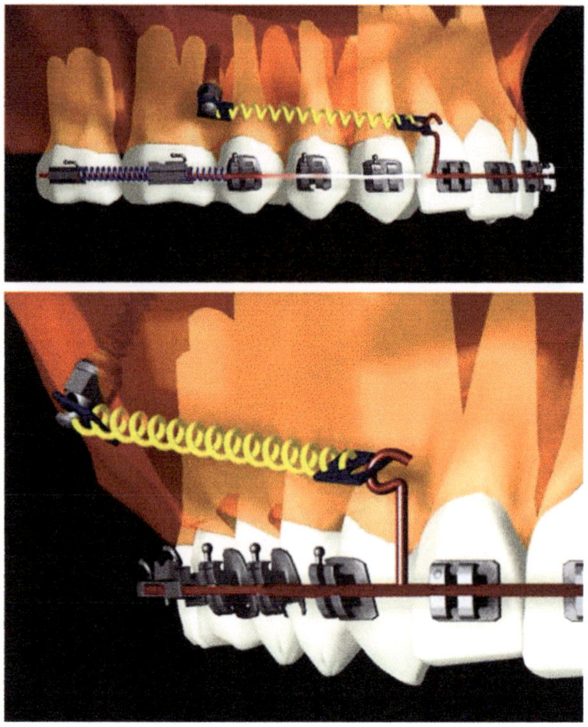

图 5-21 如果微种植体与邻近牙根间距离足够的话,可以利用微种植体内收整个牙列

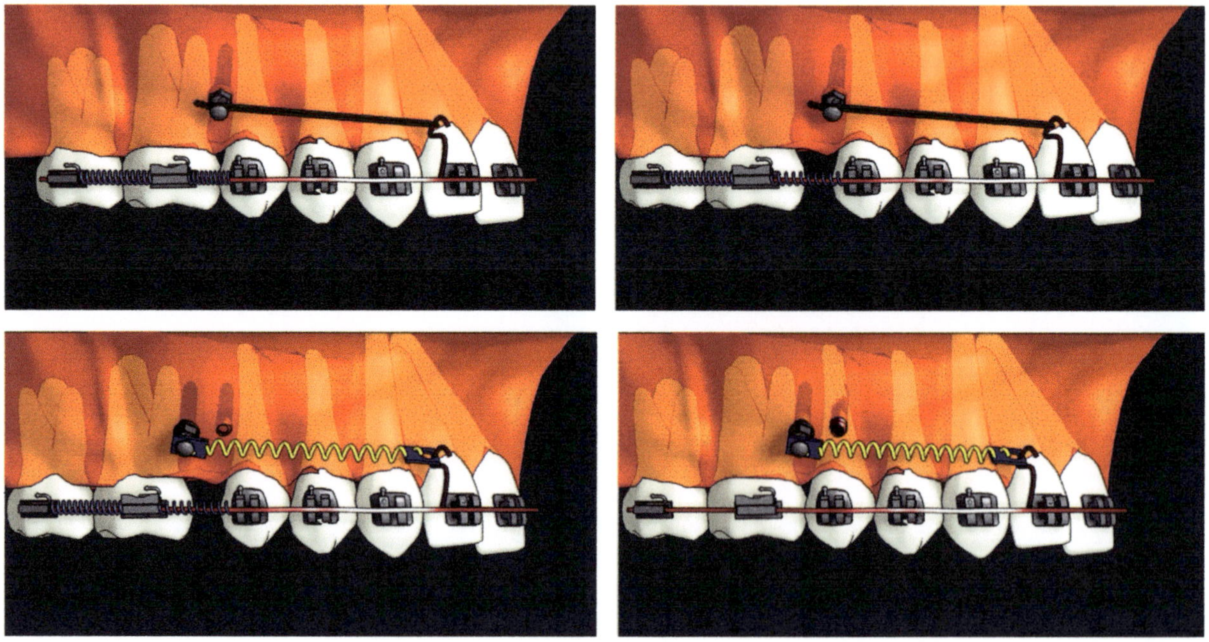

图 5-22 如果内收上颌前牙过程中微种植体碰到了第二前磨牙的牙根,可以将其取出后再在原位置远中重新植入

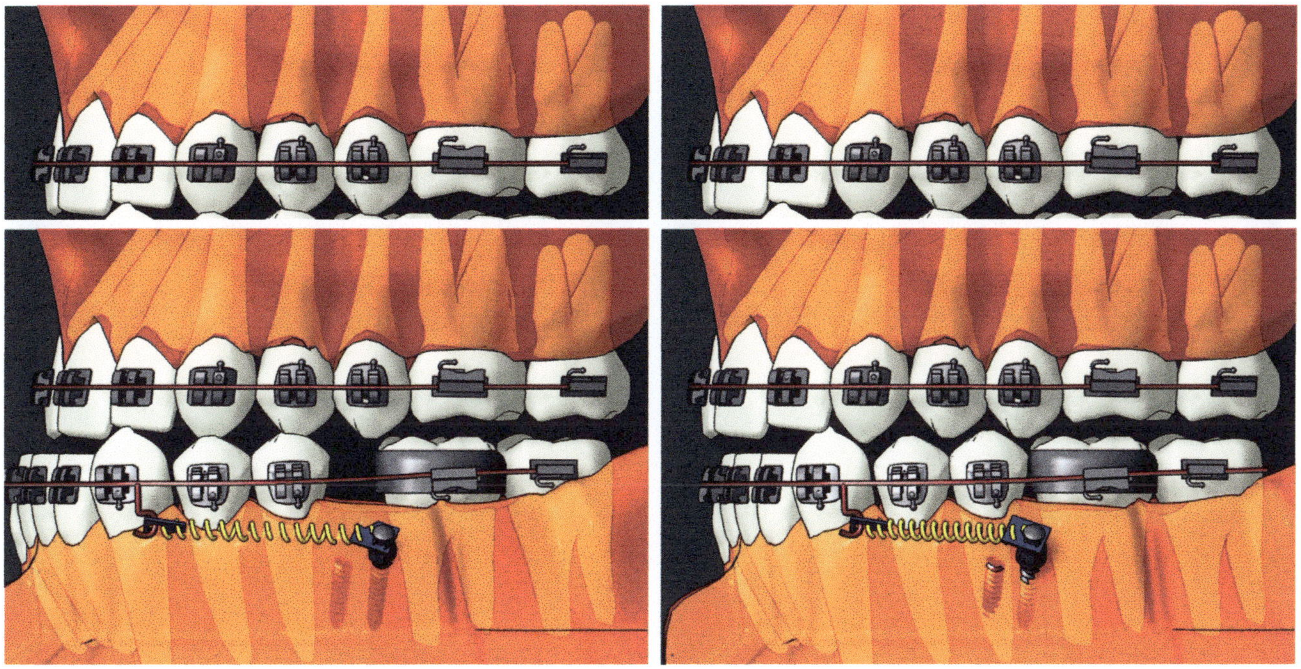

图 5-23　如果内收下颌前牙过程中微种植体碰到了第二前磨牙的牙根，可以将其取出后再在原位置远中重新植入

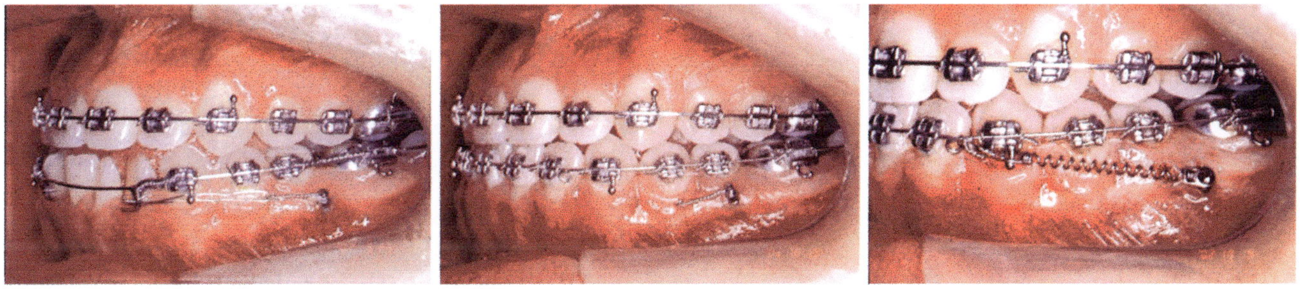

图 5-24　下颌磨牙远移到位后，将微种植体向远中移位后重新植入以内收下前牙

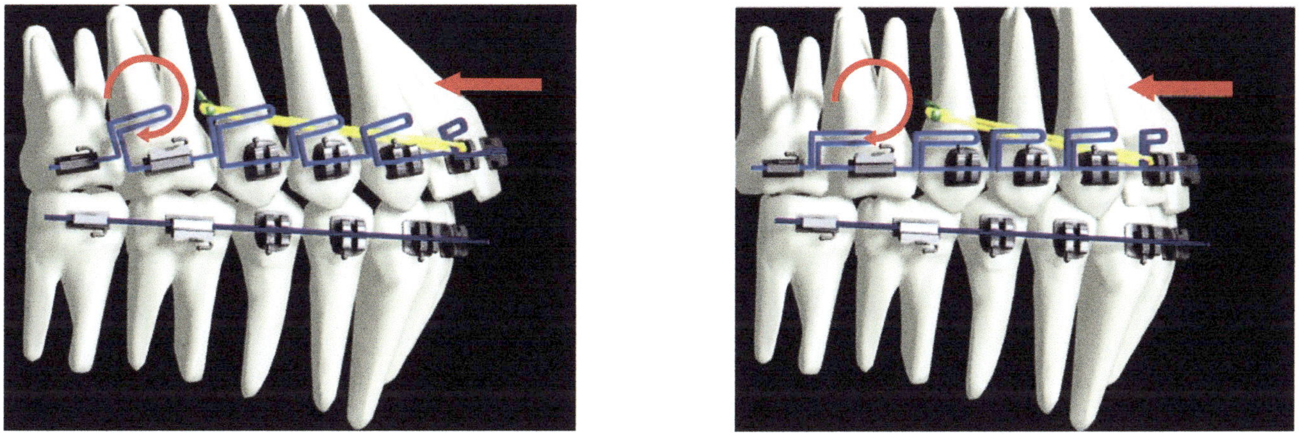

图 5-25　微种植体与 MEAW 技术联合应用内收整个上颌牙列

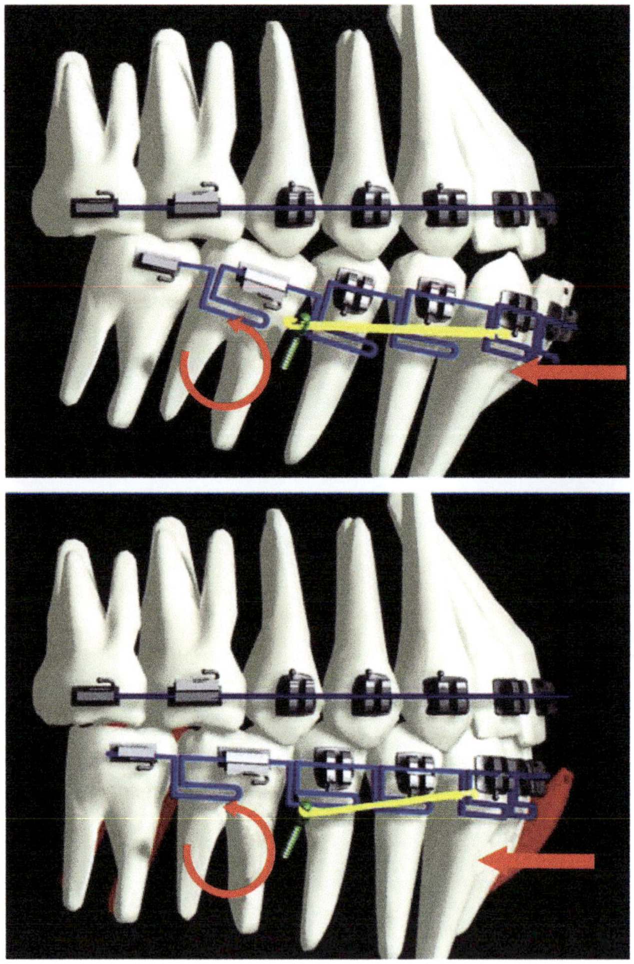

图 5-26　微种植体与 MEAW 技术联合应用内收整个下颌牙列

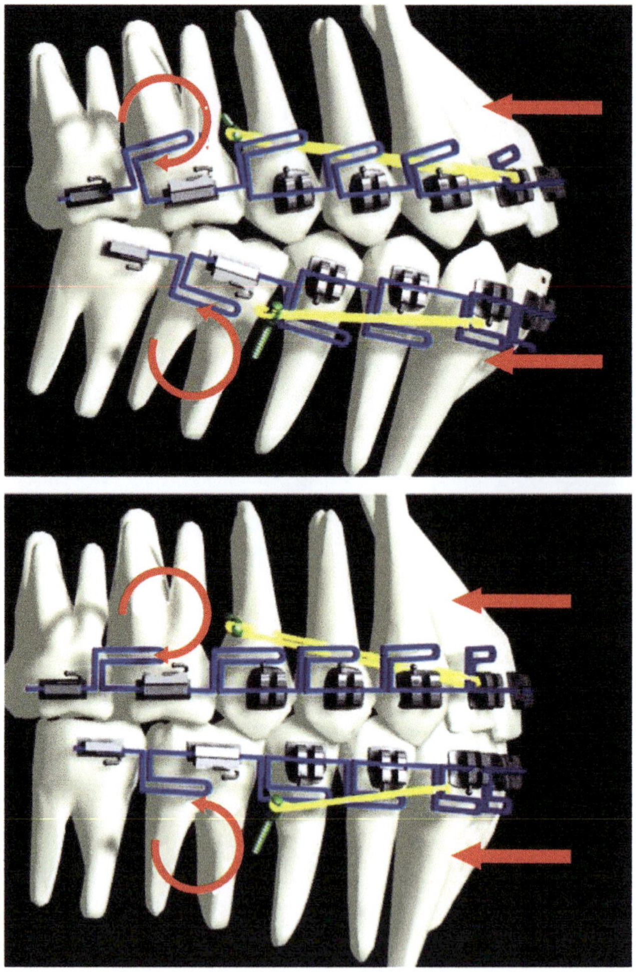

图 5-27　微种植体与 MEAW 技术联合应用内收整个上、下颌牙列

在腭中部植入微种植体远移磨牙

由于腭中部黏膜较薄，骨量足够，所以很适合植入微种植体。同时，在这一区域植入微种植体也不必担心损伤牙根。但如果患者腭中缝没有完全闭合的话，微种植体植入后不能获得最初的稳定，这时最好将微种植体置于腭中缝两侧。

利用微种植体对腭弓中部加力，可以远移磨牙。这样无论是远中倾斜、整体移动还是控根移动都可以完成，其效果要好于颊侧的微种植体（图 5-28）。

如果使用托槽型微种植体的话，横腭杆可以扎入槽沟，直接利用横腭杆对牙齿加力，其作用形式类似于钟摆式矫治器（Hilgers, 1992；图 5-29）。但这种方式比较复杂，需要精心操作，以确保横腭杆与微种植体在一条直线上。如果患者的腭盖高拱的话，采用腭侧微种植体加力就不方便（图 5-28）。

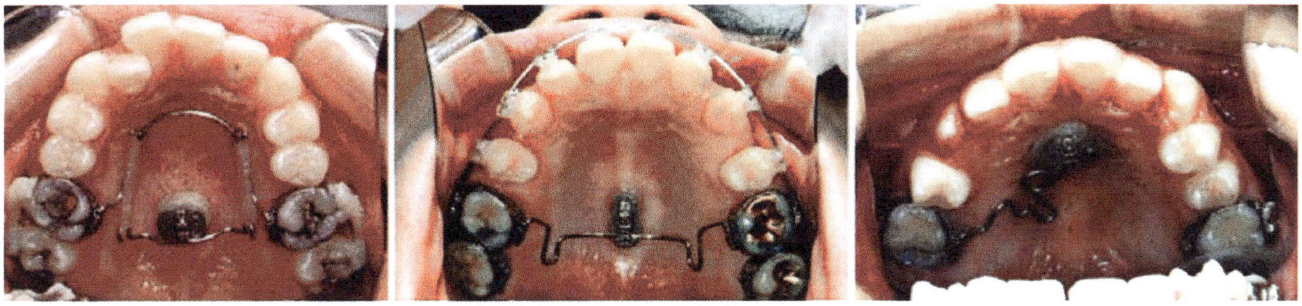

图 5-28 利用腭中缝微种植体远移磨牙的各种方法。腭中缝两侧的两个微种植体和一个金属腭板通过光固化树脂联合在一起，在腭板上焊接舌管，以便于腭弓可以固定在腭板上（S.H. Kyung 医生提供）

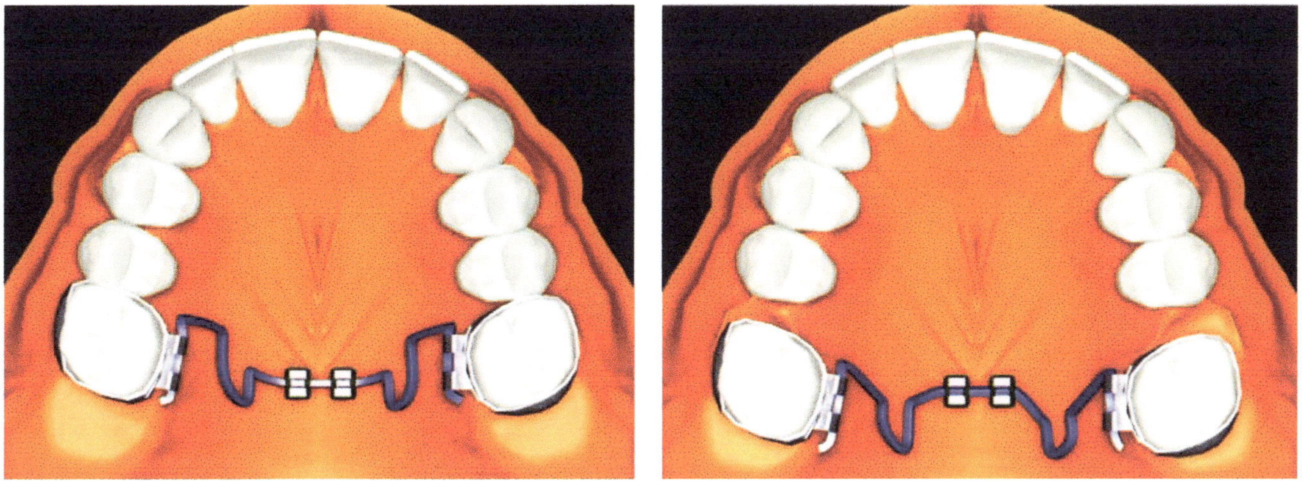

图 5-29 对于腭中缝尚未完全闭合的患者，微种植体种植于腭中缝两侧，如果使用托槽型微种植体，可以将腭弓固定于槽沟中

在拔牙病例中前移牙齿的机制

有时在轻度或中度支抗或非正常拔牙病例中，需要近中移动磨牙。众所周知，对于低角和深覆殆病例，磨牙很难移动。这时使用微种植体，就可以很方便地移动磨牙，而不会影响前牙。这种情况下，微种植体一般置于尖牙与第一前磨牙或第一、二前磨牙之间（图 5-30）。

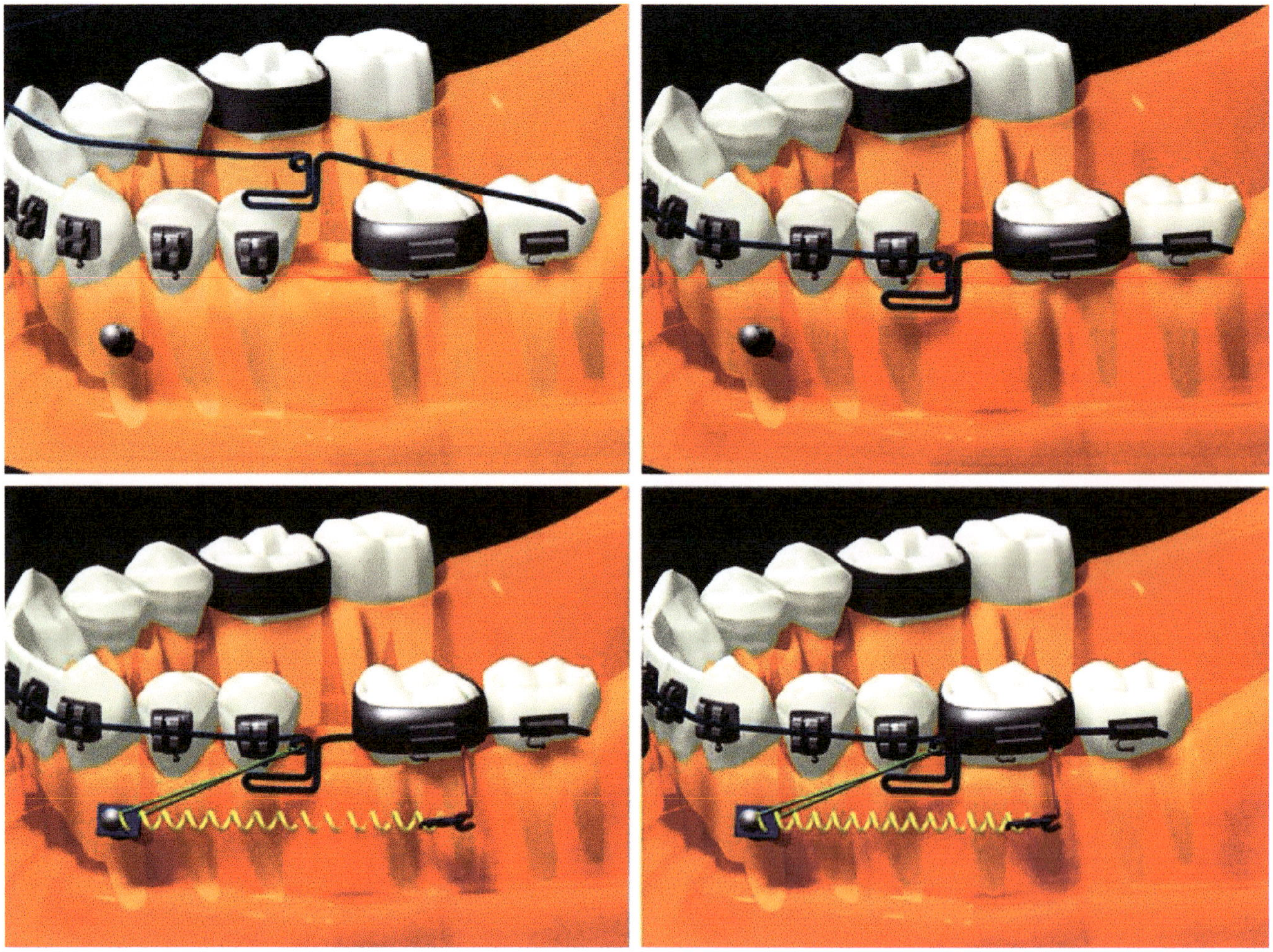

图 5-30 用于磨牙前移的微种植体应用机制

利用微种植体支抗小范围移动牙齿

磨牙后区微种植体竖直单个磨牙

在磨牙后区植入单个微种植体可以竖直近中倾斜的磨牙。利用链圈或结扎丝将微种植体与倾斜磨牙上的托槽相连(图 5-31)。常规的交互牵引由于会导致牙齿伸长,常常继发𬌗干扰。而利用微种植体竖直磨牙,在竖直的同时,可以压低磨牙,从而避免了𬌗干扰。但利用单个微种植体竖直磨牙,很难控制牙齿的精细移动。

缺牙区的单个微种植体推磨牙向远中

利用缺牙区附近的牙齿推磨牙向远中时,可以在主弓丝上放置镍钛推簧,为了防止前牙的唇向倾斜,将植于缺牙区的微种植体通过结扎丝连接于主弓丝的牵引钩上(图 5-32)。弓丝上放置镍钛推簧,利用可滑动的牵引钩和与微种植体相连的结扎丝将螺簧压缩移动牙齿。

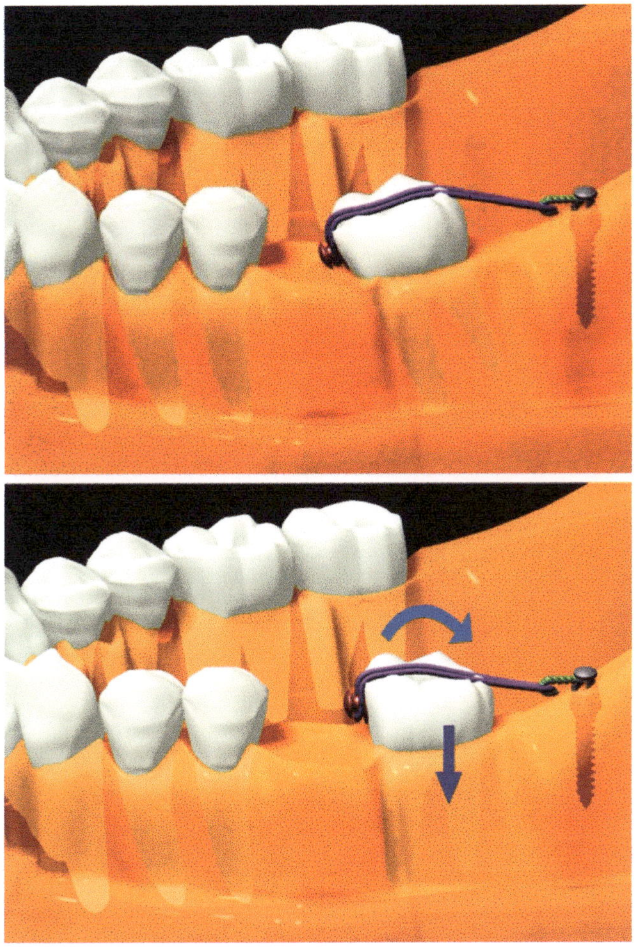

图 5-31 微种植体竖直单个磨牙机制。这种方法在磨牙竖直过程中可以对磨牙有压低作用

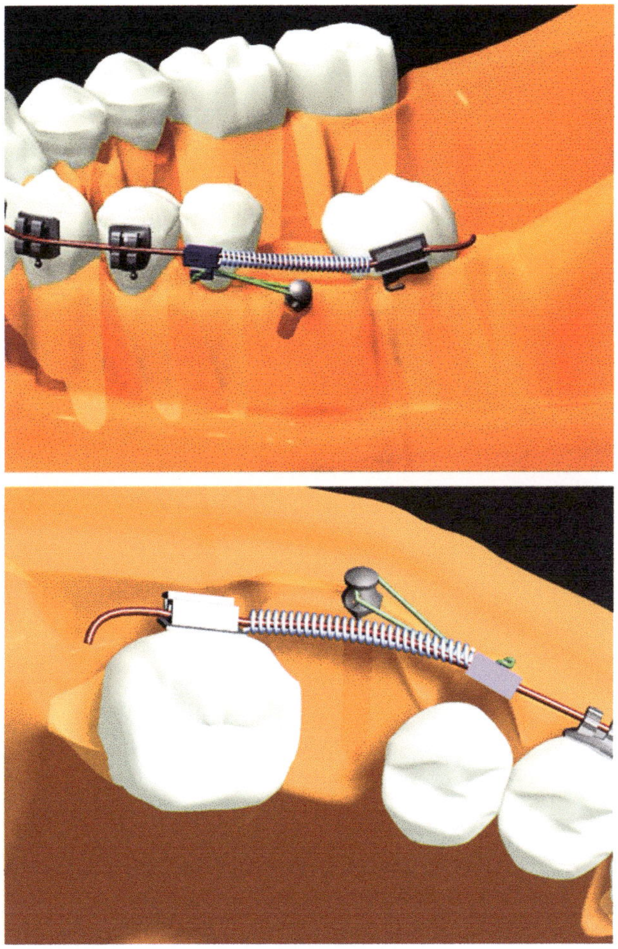

图 5-32 植于缺牙间隙处的微种植体远移磨牙机制

利用缺牙区的两个微种植体近远中移动磨牙或竖直磨牙

单个微种植体有时不能承受旋转或转矩力量，为了解决这样的问题，可以并排植入 2 颗微种植体，利用光固化树脂将它们结合在一起。然后可以在树脂上粘结托槽，利用方丝与托槽，对磨牙实施各种形式的移动（图 5-33，图 5-34）。

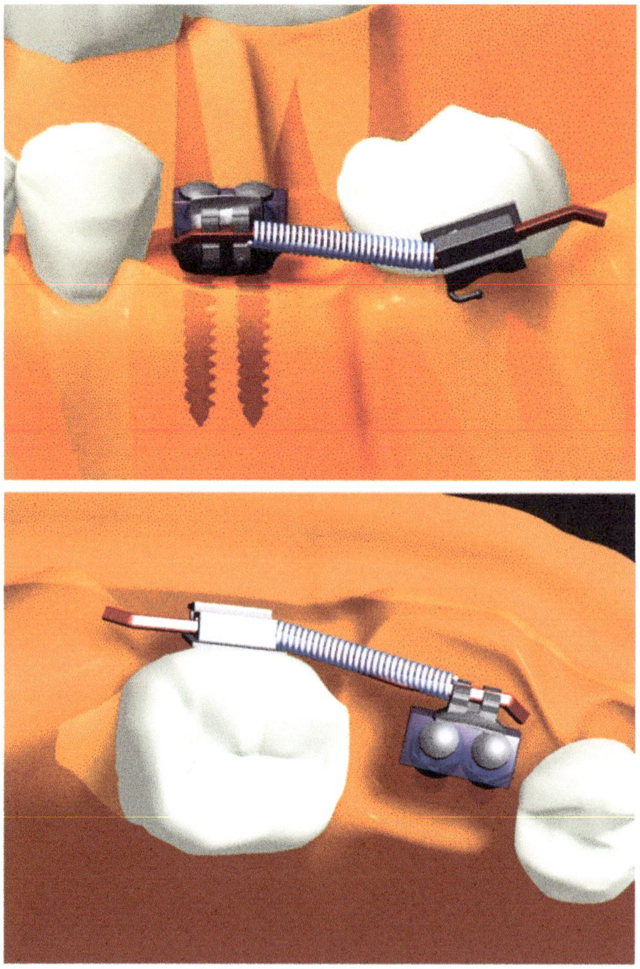

图 5-33　利用两个微种植体竖直磨牙

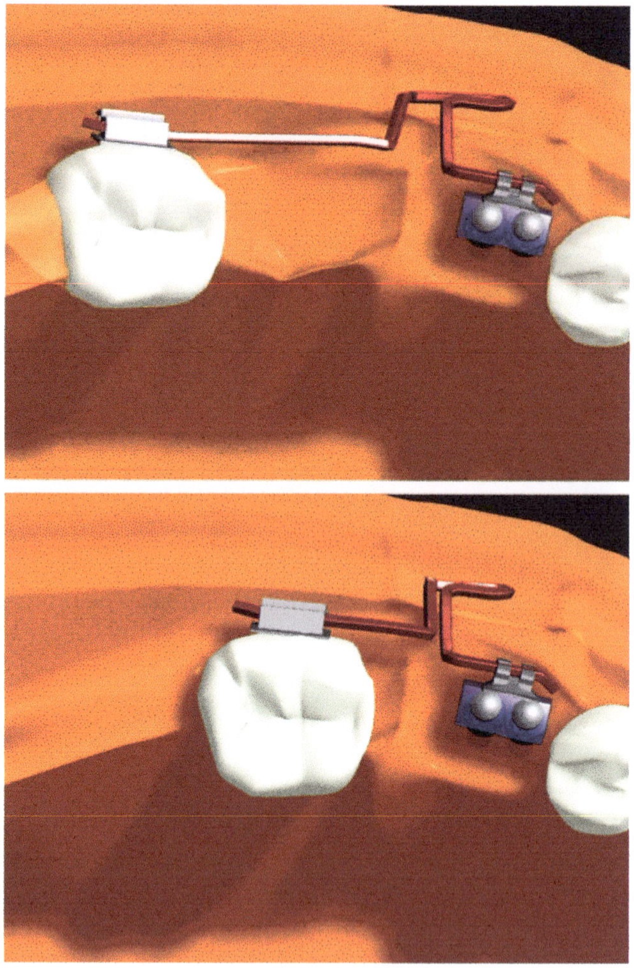

图 5-34　利用两个微种植体近中移动磨牙

锁䝔的矫治

传统矫治正锁䝔时往往采用交互牵引(Graber, 1972; Moyers, 1988),但是这时会导致磨牙不必要的伸长(图 5-35)。为了避免这种情况,一般会使用口内弓,如腭弓或舌弓。腭弓或舌弓用来增强支抗(图 5-36,图 5-37)。如果使用微种植体,就可以同时完成这两种形式的牙移动(图 5-38)。但有时如果仅仅使用单个微种植体的话,就很难控制牙齿的精细移动。使用托槽型微种植体,可以利用弓丝和托槽,对牙齿施加更为有效的力量,但需要根据牙齿移动的反作用力矩来选择微种植体的螺纹形式(左旋或右旋)(图 5-39,图 5-40)。

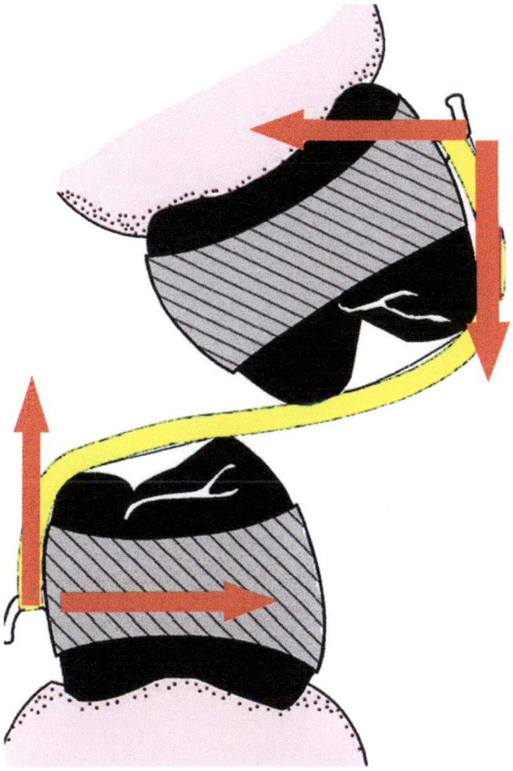

图 5-35 传统交互牵引矫治锁殆过程中，会有磨牙的伸长，患者有较明显的疼痛感。仅仅利用交互牵引往往很难矫治锁殆

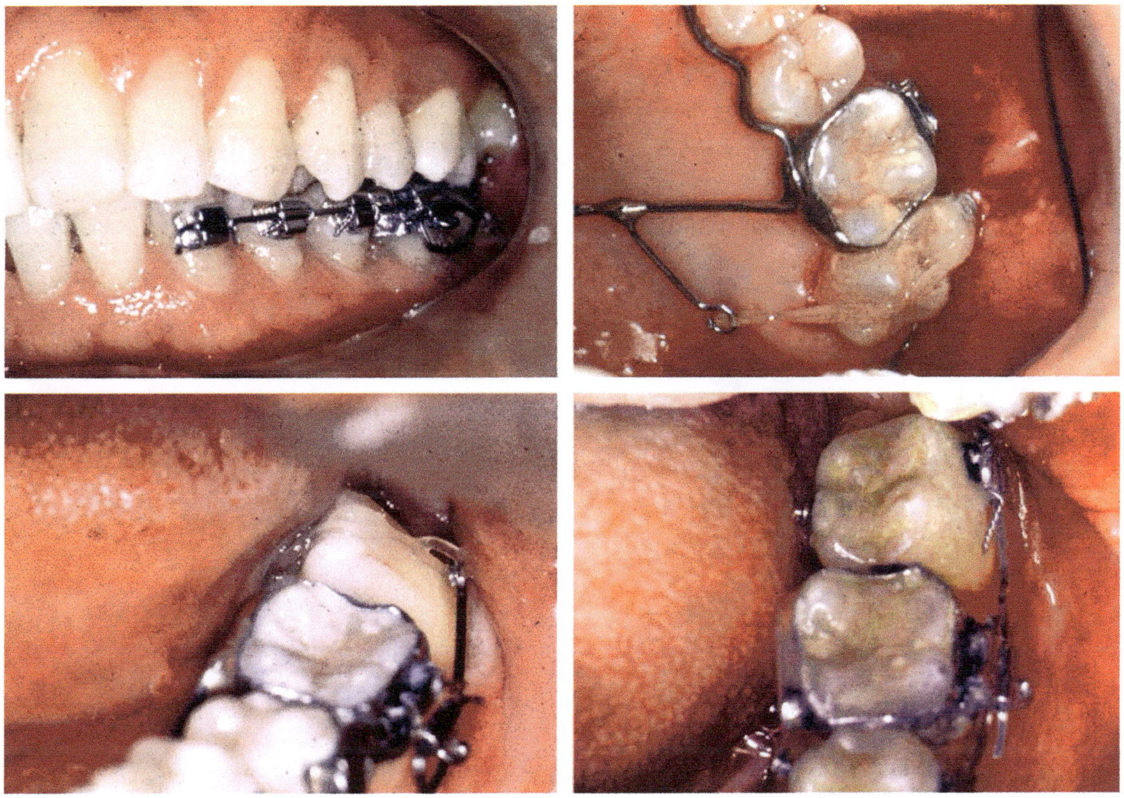

图 5-36 采用传统方法矫治锁殆时，往往会利用腭弓或舌弓来增强支抗

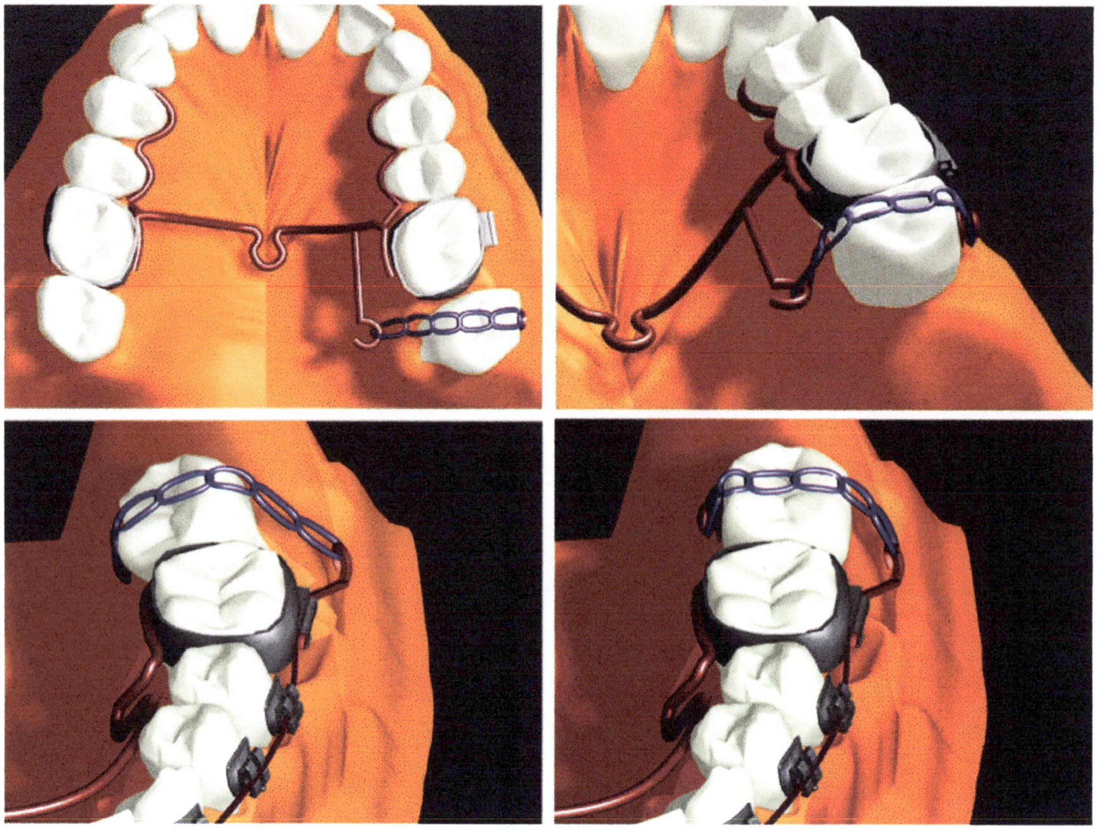

图 5-37 传统利用口内弓技术矫治锁殆:腭弓(上)、舌弓(下)

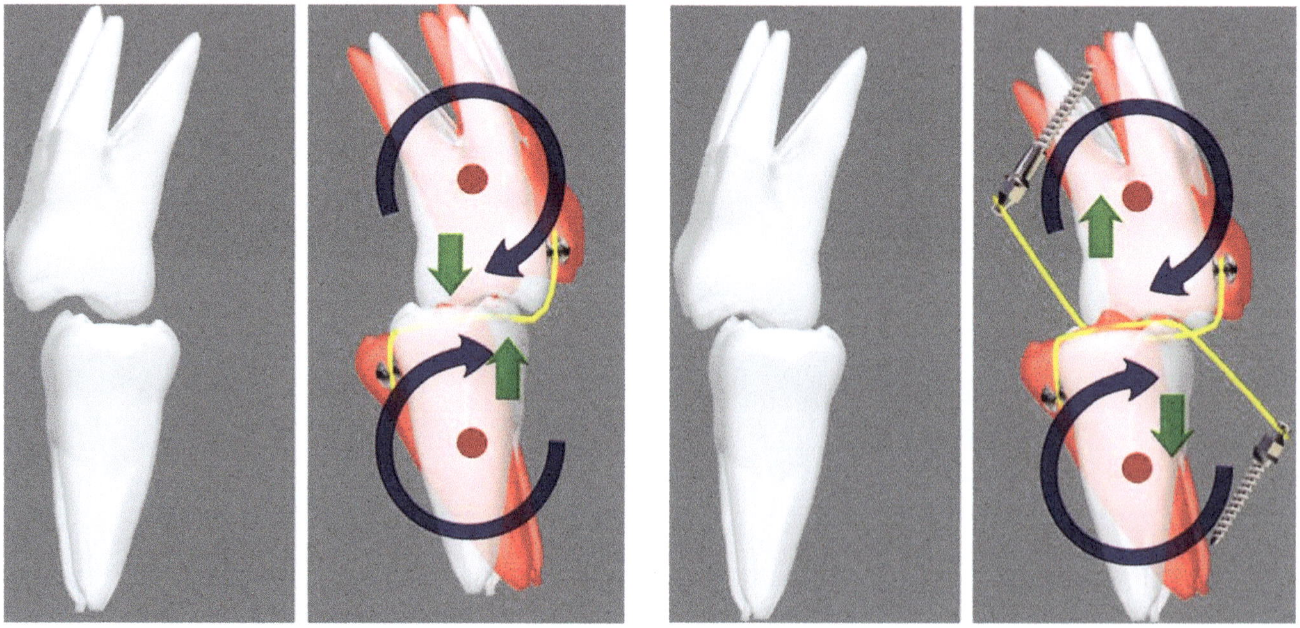

图 5-38 弹性交互牵引(左)矫治锁殆与微种植体矫治锁殆(右)比较示意图。注意其产生的垂直向分力:一个是伸长,一个是压低

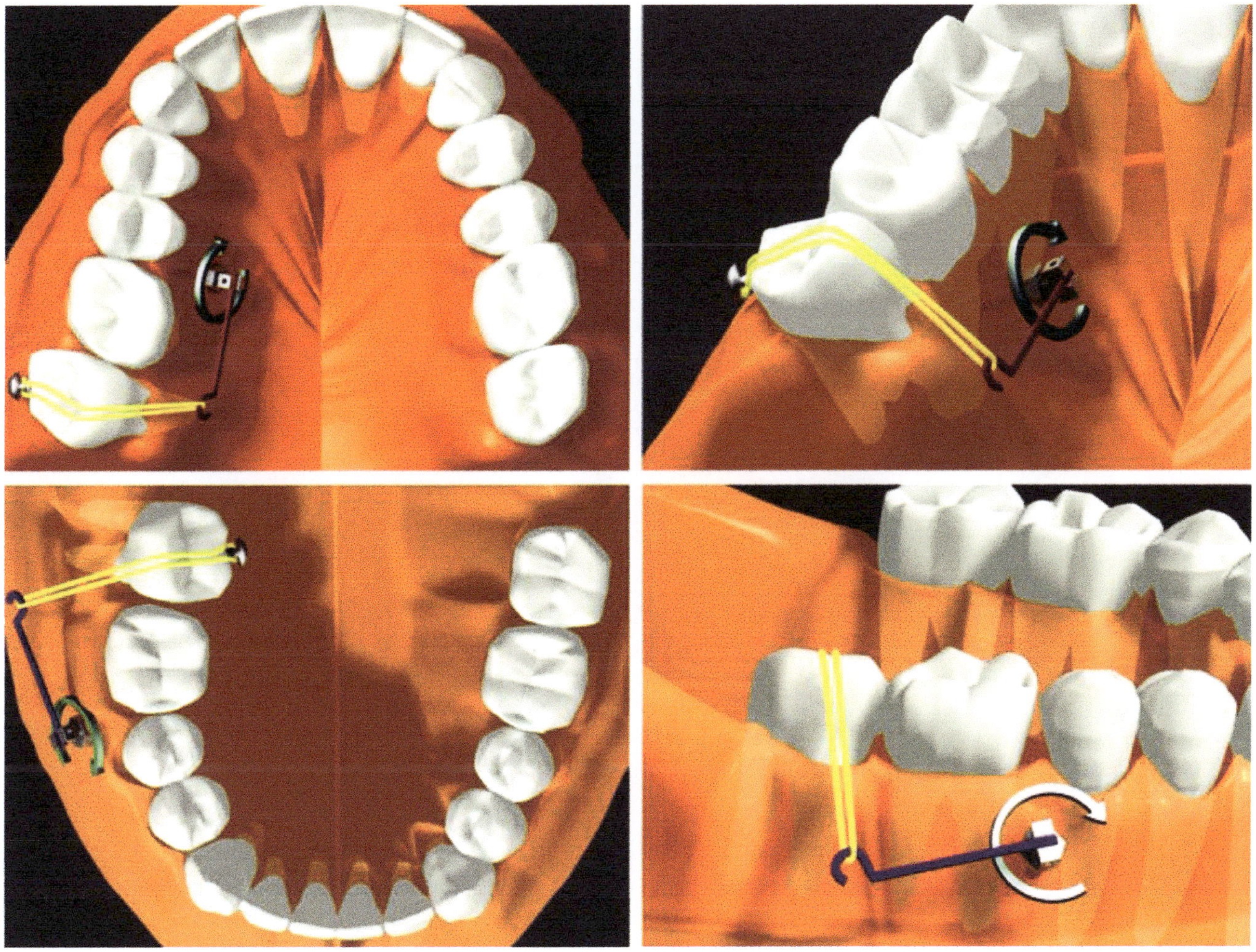

图 5-39 利用托槽型微种植体矫治锁𬌗。托槽型微种植体可以方便地施加正确方向的矫治力。如果反作用力倾向于将弓丝𬌗方移动，对于微种植体来讲就会有顺时针方向的旋转，这种旋转对于右旋螺纹的微种植体来讲正好是植入的方向。这种反作用力有助于微种植体固位，这也称作“抗脱位”机制

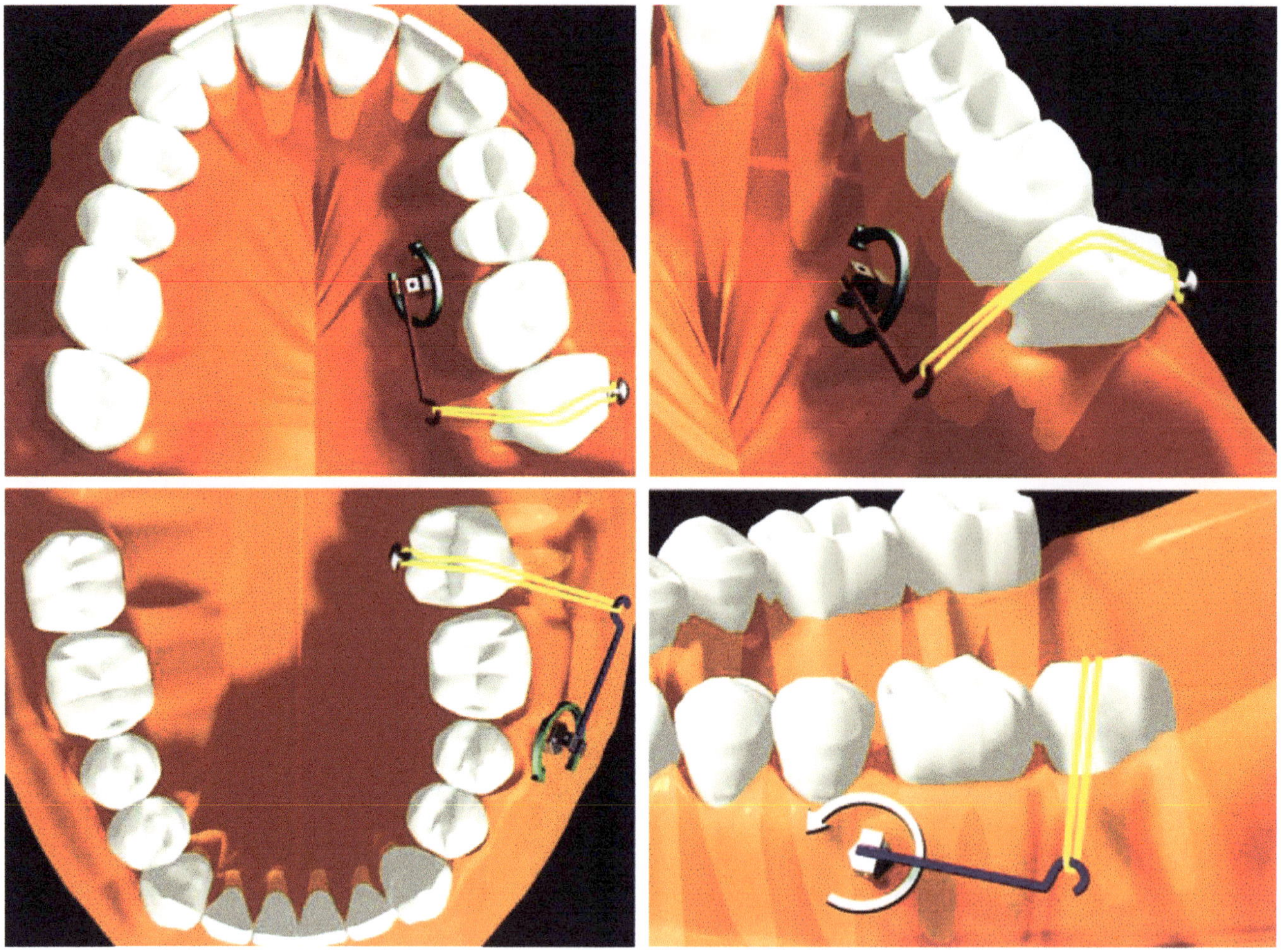

图 5-40 左旋螺纹的托槽型微种植体可以用来矫治左侧的锁船。同样，矫治的反作用力会将弓丝殆方移动，而微种植体就有逆时针方向的旋转，这种旋转对于右旋螺纹的微种植体来讲是脱位的方向

矫治伸长的上颌磨牙

临床常见由于下牙缺失导致上颌磨牙伸长。为了矫治这种情况，可以在上颌磨牙的颊腭侧根间植入微种植体(图 5-41)。例如，为了同时压低上颌第二前磨牙、上颌第一、二磨牙，在颊侧第二前磨牙与第一磨牙间和腭侧第一、二磨牙间分别植入一颗微种植体。如果同时压低第一、二磨牙，可以在第一、二磨牙颊腭侧各植入一颗微种植体。如果仅仅需要压低第一磨牙，则在颊侧第二前磨牙与第一磨牙间和腭侧第一、二磨牙间分别植入一颗微种植体。

在压低磨牙时，由于微种植体距主弓丝距离很短，这时可以利用弹力丝（超弹，Rocky Mountain Orthodontics, 美国)直接加力。这种弹力丝可以穿过微种植体头部的小孔，结扎于主弓丝或托槽上。

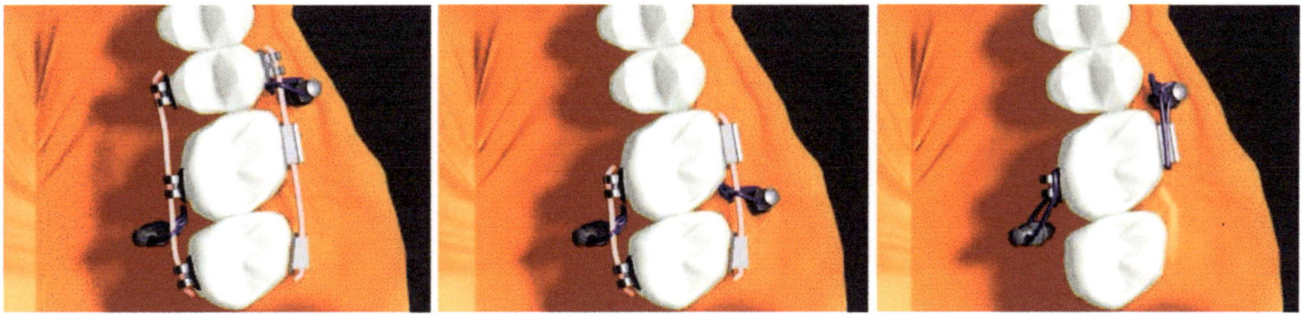

图 5-41 各种压低伸长的上颌磨牙的方法

上牙弓的单侧压缩

为了不对称地压缩上颌牙弓，通常将微种植体种植于腭中缝处，加力作用于第一磨牙腭管上伸出的钢丝（图 5-42），当然也可以在正常侧牙弓的颊侧种植微种植体（图 5-43）。利用结扎丝将微种植体和正常侧磨牙固定在一起，通过腭弓来矫治对侧牙弓。

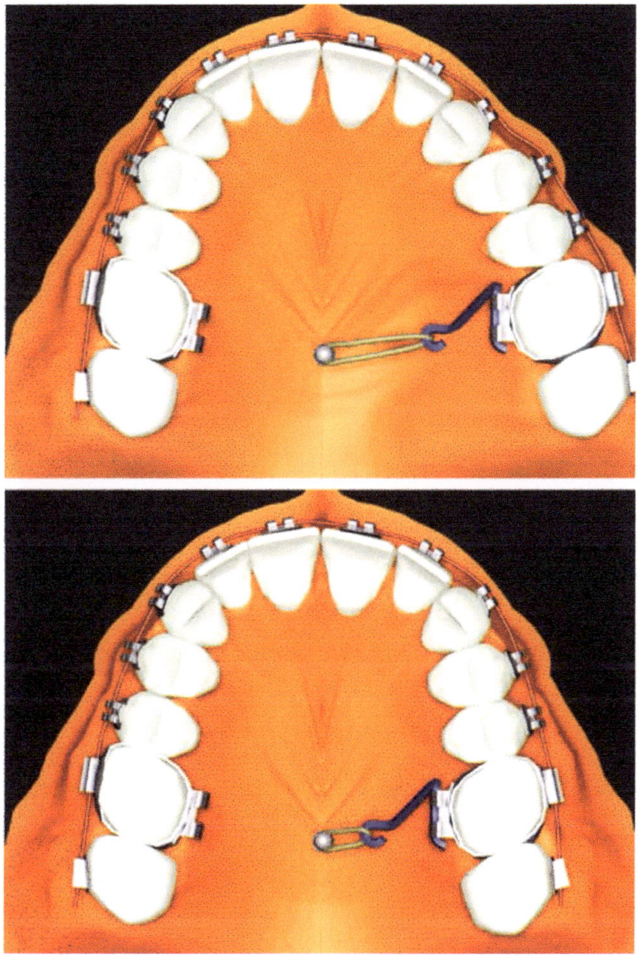

图 5-42 腭中缝微种植体单侧内收上颌牙弓

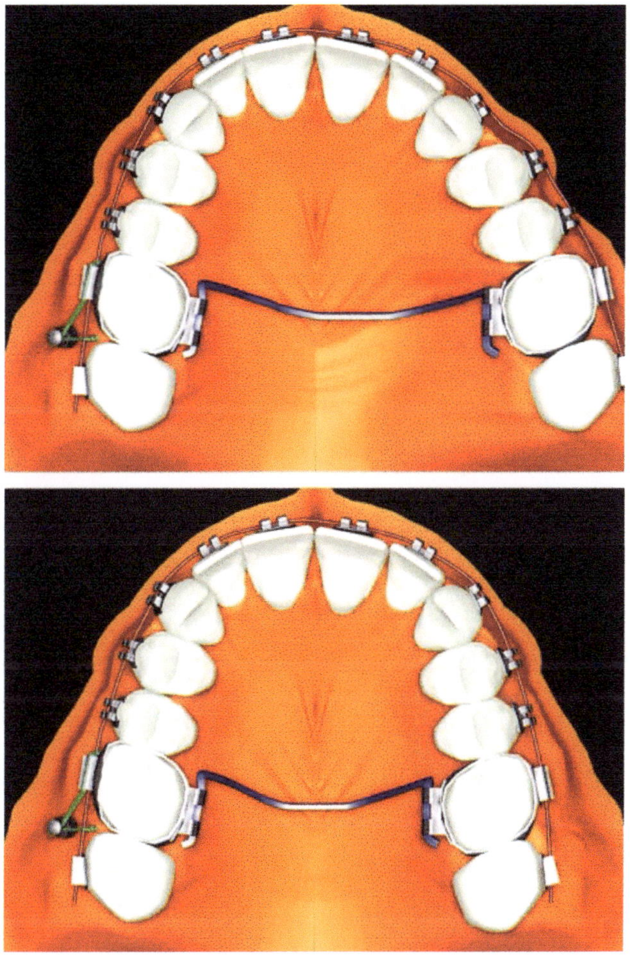

图 5-43 正常侧微种植体结合腭弓内收对侧上颌牙弓

总结

只要植入部位有足够的骨量，就可以将微种植体植于口内的任何部位。因此，植入部位完全可以根据矫治目标和其作用机制而定。

参考文献

Chang YI, Moon SC. Cephalometric evaluation of anterior openbite treatment. Am J Orthod Dentofacial Orthop, 1999,115: 29~38

Graber TM. Orthodontics: Principles and Practice (3rd Ed). Philadelphia. WB Saunders Co., 1972, 849

Hilgers JJ. The pendulum appliance for class Ⅱ non-compliance therapy. J Clin Orthod, 1992,26:706~714

Kim BH. A study of regional load deflection rate of multiloop edgewise archwire. College of Dentistry, Seoul National University, 1999a

Kim YH. Treatment of severe openbite malocclusions without surgical intervention. In McNamara JA Jr, ed. Growth Modification: What Works, What Doesn't and Why. Vol. 35, Craniofacial Growth Series, Ann Arbor: Center for Human Growth and Development, University of Michigan, 1999b

Kim YH. Treatment of anterior openbite and deep overbite malocclusions with the multiloop edgewise archwire (MEAW) therapy. In McNamara JA Jr, ed. The Enigma of the Vertical Dimension. Vol 36, Craniofacial Growth Series, Ann Arbor: Center for Human Growth and Development, University of Michigan, 2000.Moyers RE. Handbook of Orthodontics (4th Ed.). Chicago. Year Book Medical Publishers. 1988. 396

VI

微种植体临床应用

安氏 I 类拔牙病例

低位牵引机制

中位牵引机制

高位牵引机制

安氏 II 类拔牙病例

低位牵引机制

中位牵引机制

高位牵引机制

安氏 III 类拔牙病例

联合牵引拔牙病例

安氏 I 类非拔牙病例

安氏 II 类非拔牙病例

安氏 III 类非拔牙病例

前牙开𬌗病例

舌侧矫治技术

单侧微种植体支抗应用病例

上颌𬌗平面偏斜

竖直磨牙病例

磨牙远移病例

磨牙近中移动病例

磨牙压低病例

前牙压低病例

其他应用

正颌外科术后颌间固定

总结

第六章 微种植体临床应用

本章主要介绍完全或部分利用微种植体矫治的不同类型的错合畸形(表 6-1)。限于篇幅,每个病例只提供基本信息,具体的治疗细节未做介绍。本章目的是展示微种植体应用的范畴。对于牙位,我们采用国际牙科联盟(FDI)的牙位记录法,例如: 14 代表右上第一前磨牙,35 代表左下第二前磨牙。

表 6-1 微种植体支抗应用病例的分类

安氏Ⅰ类拔牙病例
A. 低位牵引机制
B. 中位牵引机制
C. 高位牵引机制
安氏Ⅱ类拔牙病例
A. 低位牵引机制
B. 中位牵引机制
C. 高位牵引机制
安氏Ⅲ类拔牙病例
联合牵引拔牙病例
安氏Ⅰ类不拔牙病例
安氏Ⅱ类不拔牙病例
安氏Ⅲ类不拔牙病例
前牙开殆病例
舌侧矫治技术
单侧支抗技术
精细牙齿移动
A. 磨牙竖直
B. 磨牙远移
C. 磨牙近中移动
D. 磨牙压低
E. 前牙压低
其他应用
A. 颌间牵引
B. 正颌术后颌间固定

安氏Ⅰ类拔牙病例

低位牵引机制

患者一：JYL(图 6-1~图 6-4),16 岁,女性。

主诉：嘴唇前突。

疗程：19 个月。

症状：骨性和牙性Ⅰ类关系,面部不对称,中线偏斜,双颌前突。

拔牙：14、24、34、44。

微种植体：Osteomed 公司,直径 1.2 mm,长度 8 mm。

总结：外科用微种植体置于患者单侧牙弓,以矫正中线偏斜。牙弓整平后，在上颌右侧第二前磨牙与第一磨牙间及下颌左侧第二前磨牙与第一磨牙间各植入 1 颗微种植体。利用结扎于微种植体颈部的结扎丝作为牵引方式,治疗结束后中线得以矫正,侧貌改变明显。

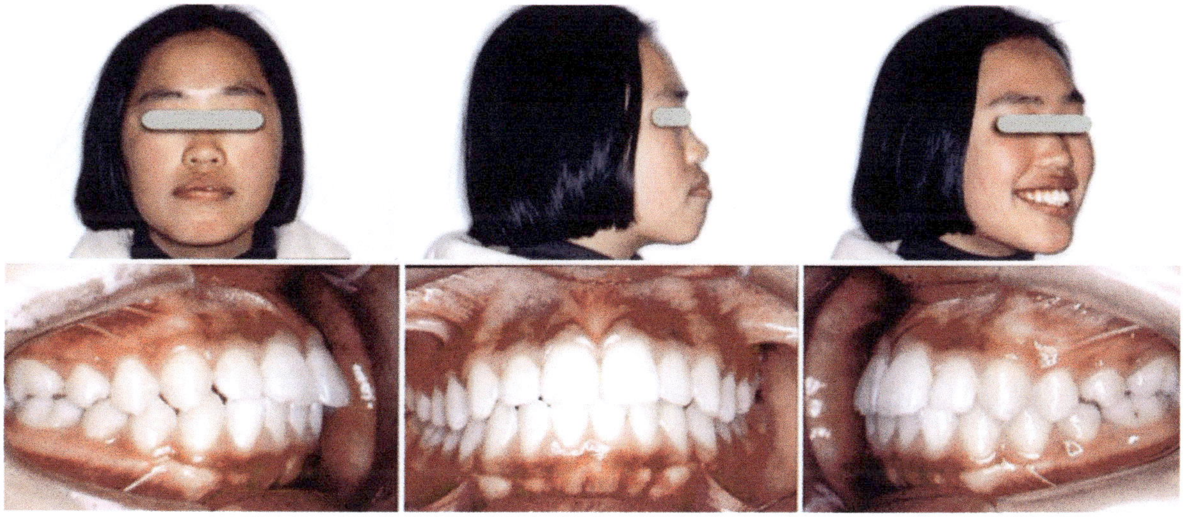

图 6-1 患者 JYL 矫治前的照片

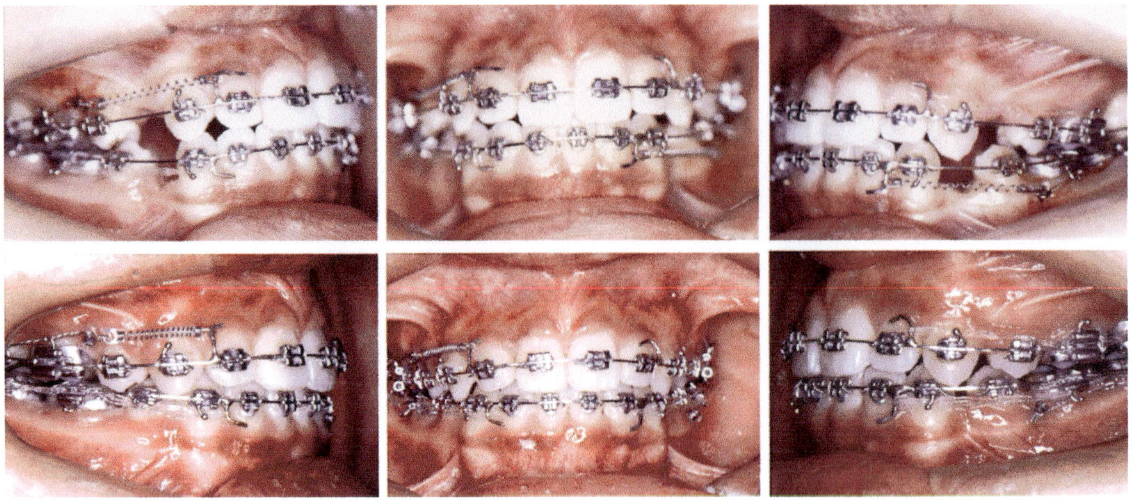

图 6-2　为了更好地控制中线偏斜，在上颌右侧第二前磨牙与第一磨牙以及下颌左侧第二前磨牙与第一磨牙之间植入微种植体

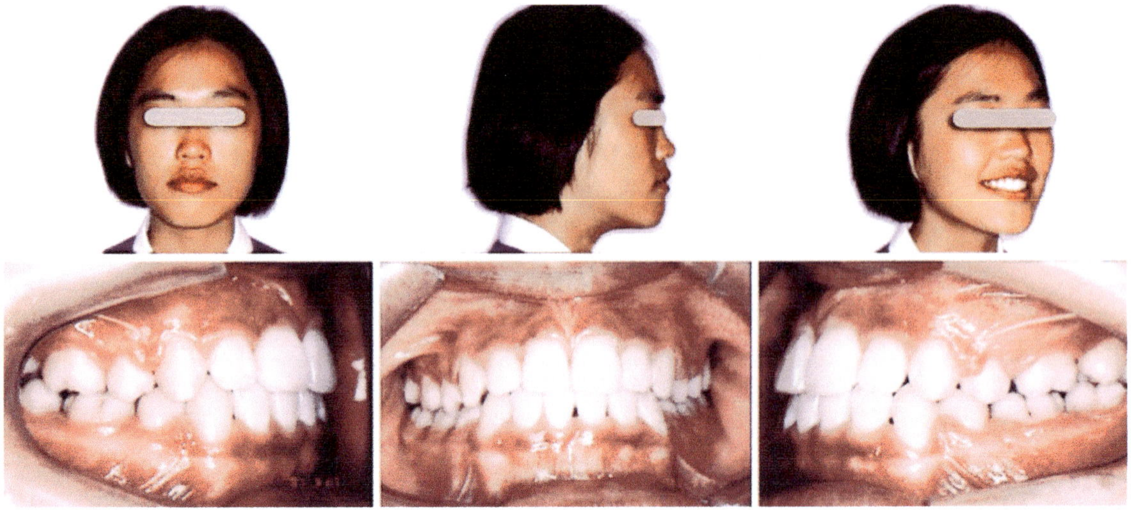

图 6-3　患者 JYL 矫治后的照片，中线偏斜得以矫治

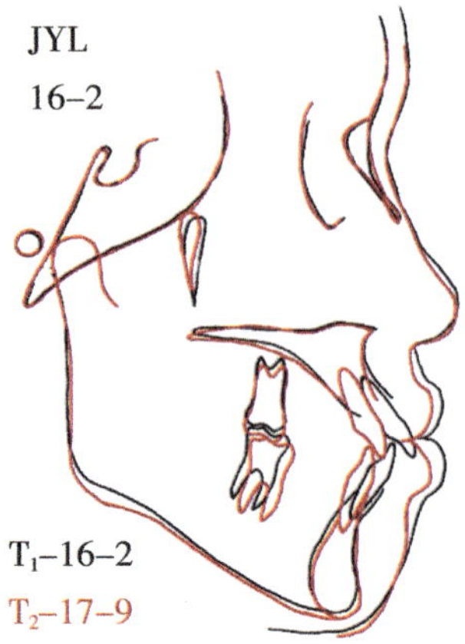

图 6-4　患者 JYL 矫治前、后侧位片重叠图

患者二：BHO(图 6-5~图 6-11)，25 岁，女性。

主诉：嘴唇前突。

疗程：19 个月。

症状：骨性和牙性Ⅰ类关系，中线偏斜，双颌前突。

拔牙：14、24、34、44。

微种植体：Osteomed 公司，直径 1.2mm，10 mm 长的置于上颌，8 mm 长的置于下颌。

总结：在拔牙的同时植入微种植体，避免两次局麻。上颌微种植体置于附着龈区，其头部在整个治疗期间完全暴露。由于下颌植入区附着龈很窄，微种植体种植于黏膜区。植入后利用固定于微种植体颈部的结扎丝制作小钩子，再对牙齿加力，否则如果采用开放法将微种植体暴露的话，发炎的牙龈组织会将其头部重新覆盖。

治疗过程中上、下颌都没有支抗丧失，取得了最大限度的前牙内收。但是，由于前牙内收过快，唇侧的牙槽骨来不及改建，所有后牙都直立，第二磨牙远中倾斜(类似于 Tweed 殆)。由于绝对支抗的使用，术后患者的侧貌明显改善。

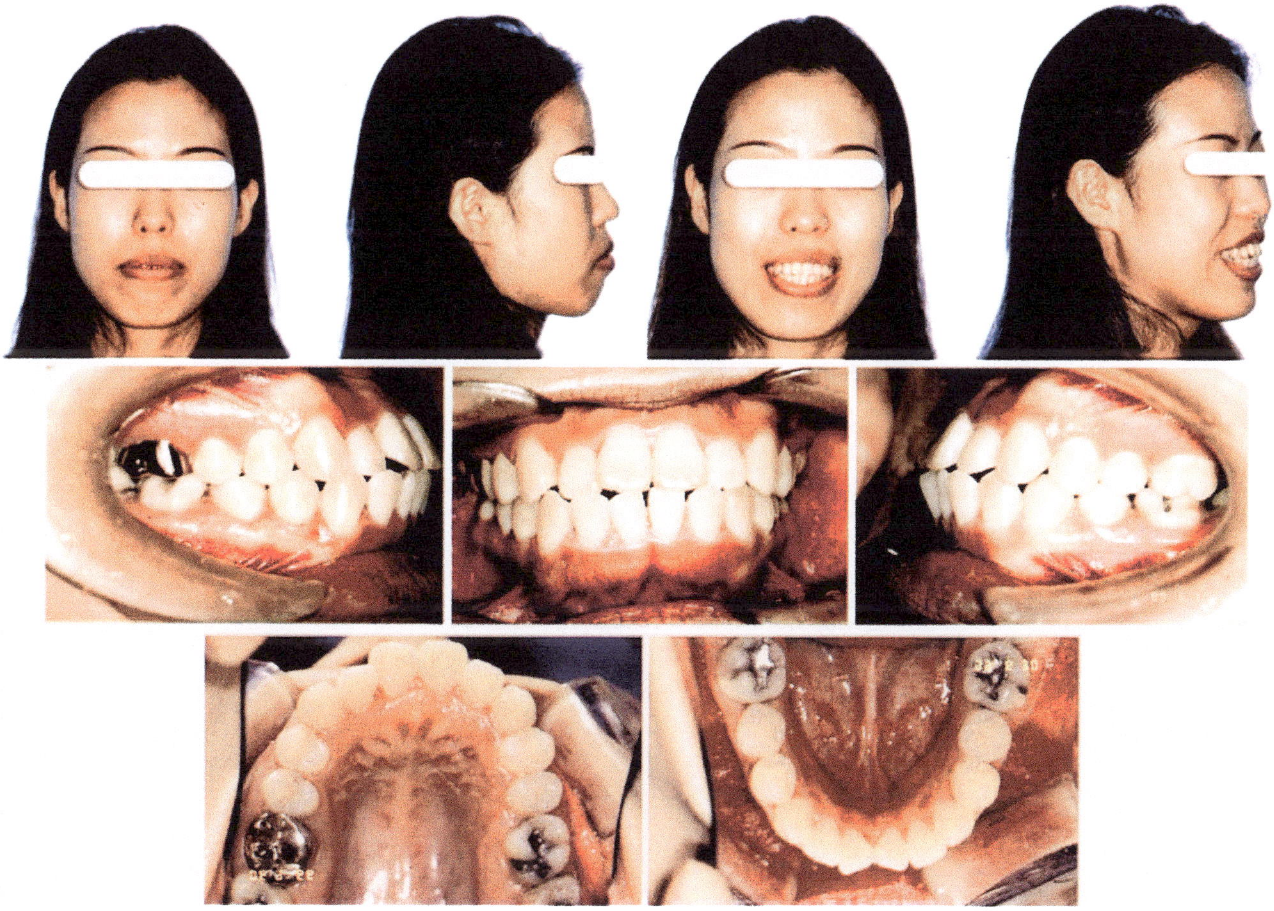

图 6-5 患者 BHO 矫治前的照片

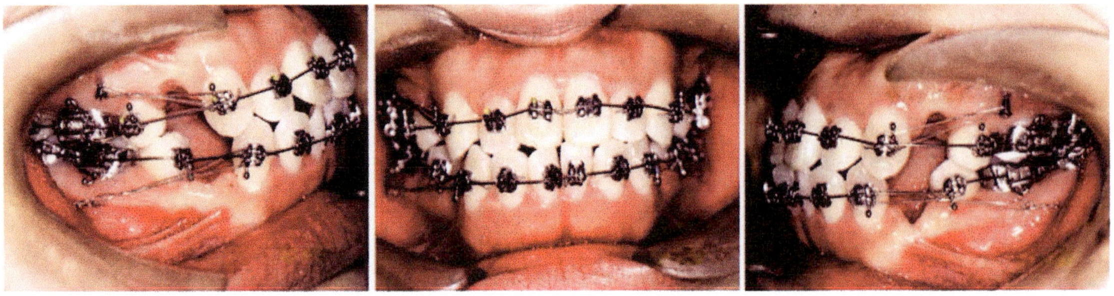

图 6-6　为了加强支抗，在上颌双侧第二前磨牙与第一磨牙之间，以及下颌双侧第一、二磨牙之间植入微种植体，4 颗尖牙与微种植体硬结扎，防止整平阶段向近中倾斜

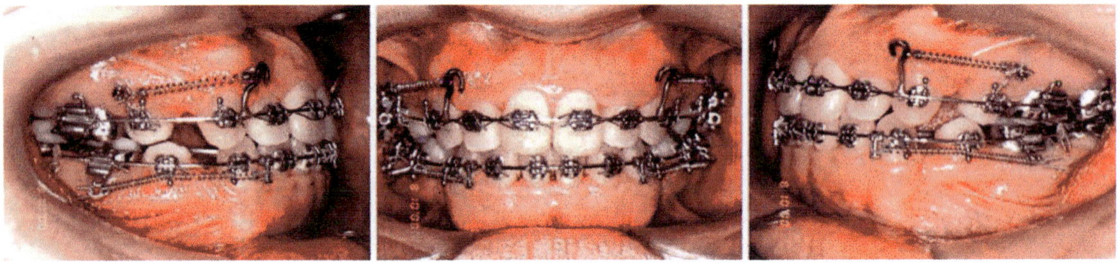

图 6-7　治疗 14 个月后，利用镍钛螺簧整体内收前牙

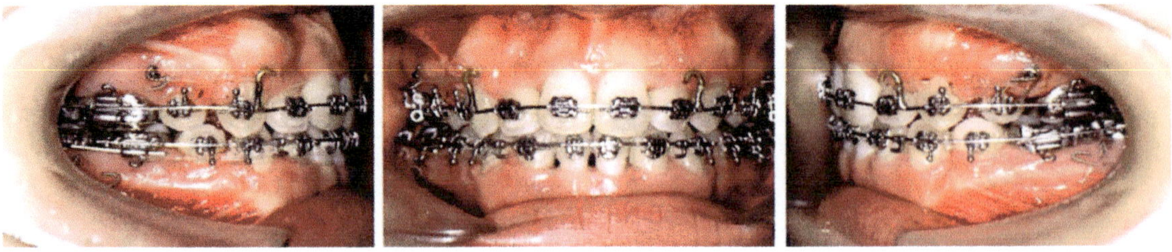

图 6-8　治疗 17 个月后

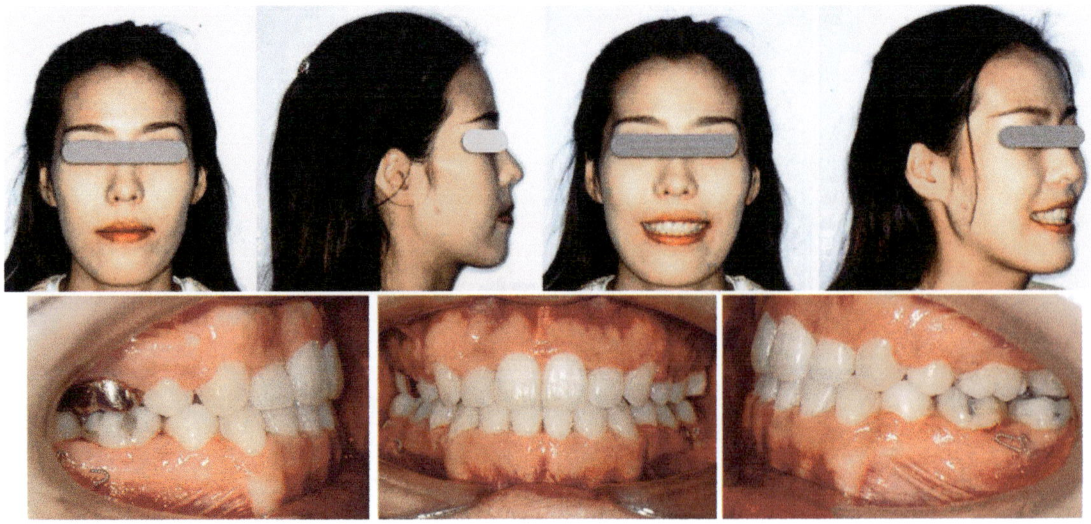

图 6-9a　患者 BHO 矫治后的照片

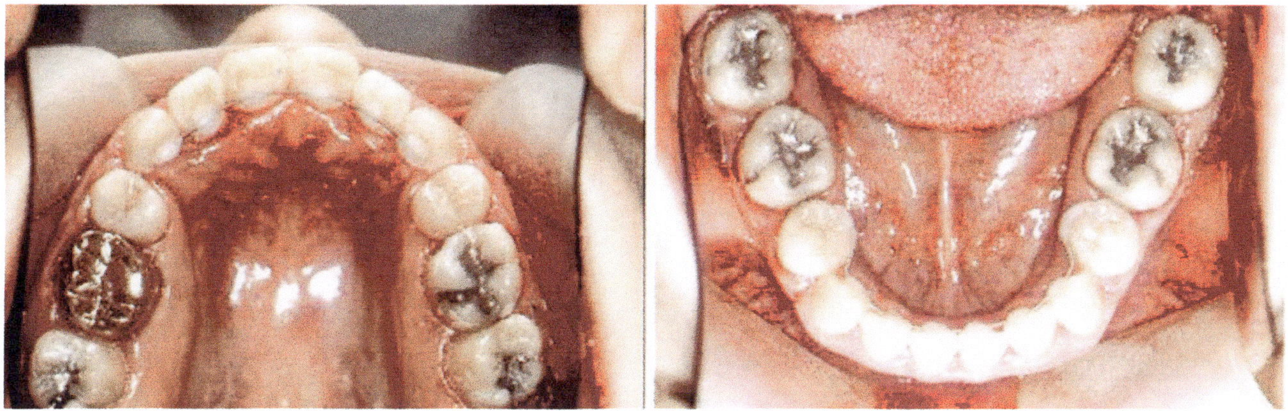

图 6-9b 保持 9 个月

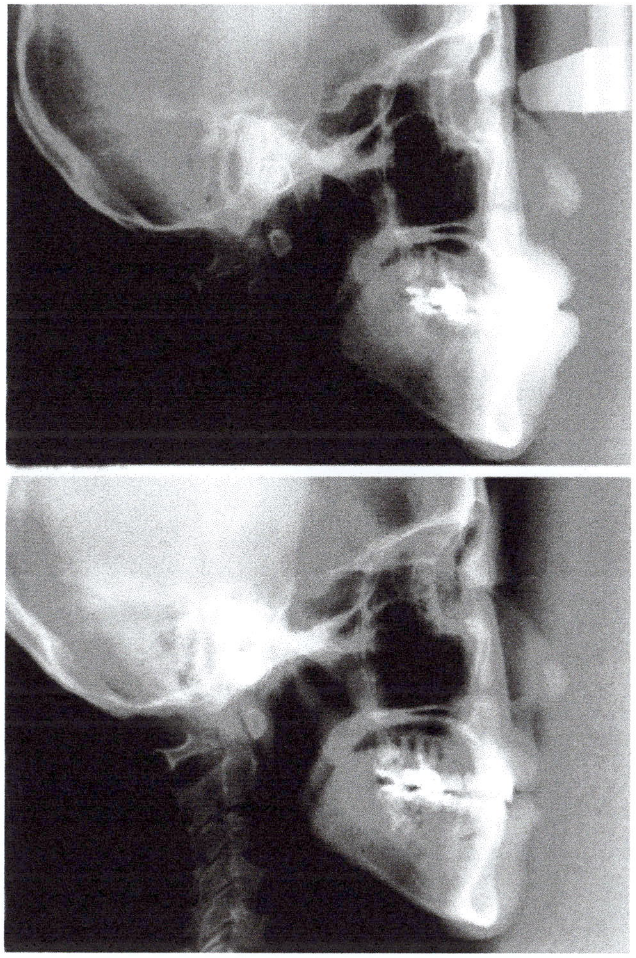

图 6-10 患者 BHO 术前、术后的头侧位

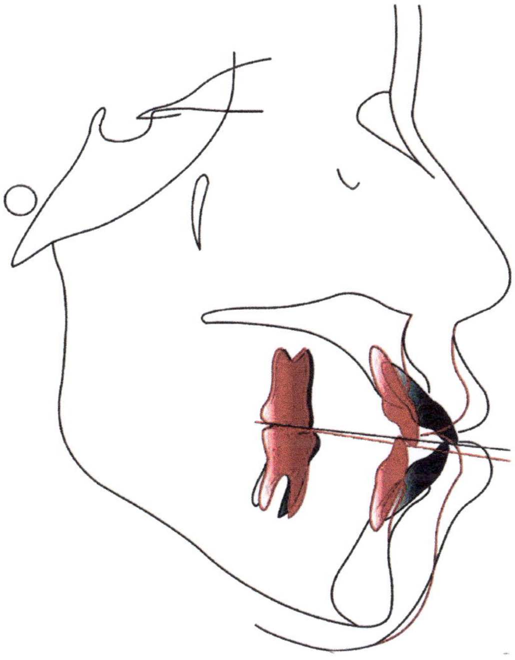

图 6-11 患者 BHO 术前、术后的侧位片重叠图

中位牵引机制

患者一：KJL(图 6-12~图 6-18)，22 岁，男性。

主诉：嘴唇前突。

疗程：20 个月。

症状：骨性和牙性 I 类关系，右侧后牙反殆，上下牙弓中度拥挤，双牙弓前突，开殆趋势。

拔牙：14、24、34、44。

微种植体：Osteomed 公司，直径 1.2 mm，长度 10 mm。

总结：在上颌种植微种植体，以便于最大限度内收前牙。利用腭弓和舌弓扩大上下颌牙弓，由于使用中位牵引，患者殆平面术后保持不变。但在类似有开殆趋势的病例，我们建议使用低位牵引，希望矫正后能轻度增加覆殆。

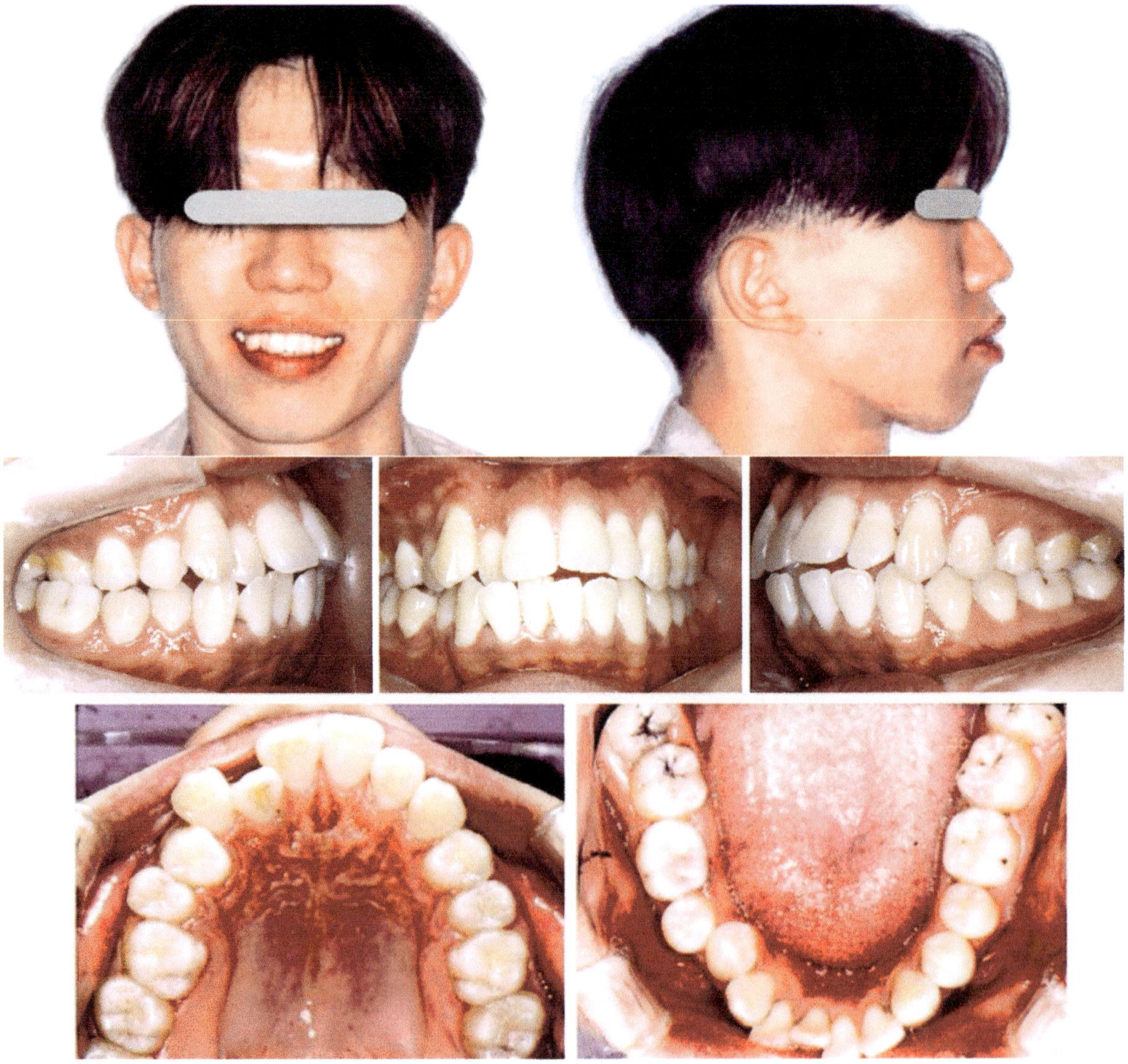

图 6-12　患者 KJL 矫治前的照片

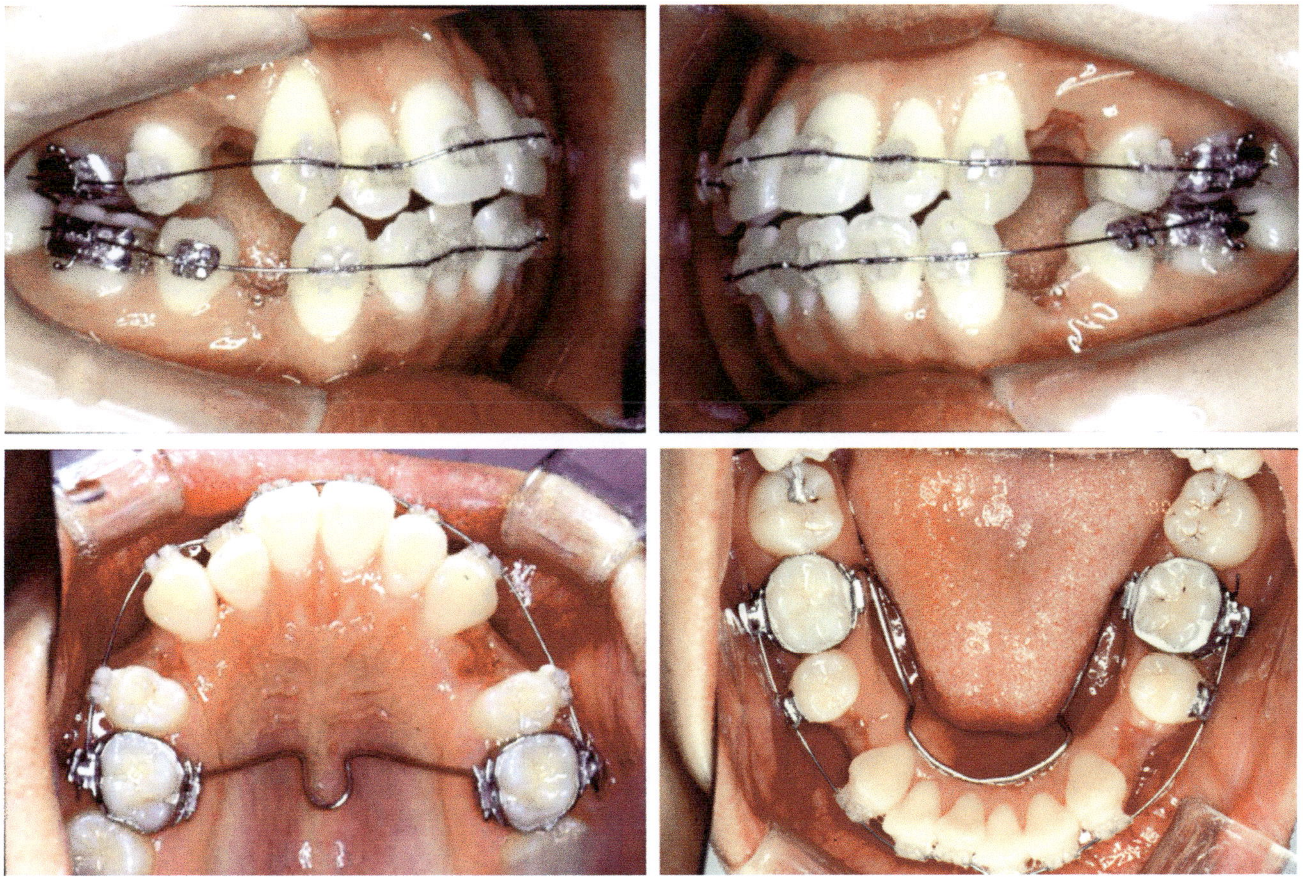

图 6-13 0.016 镍钛丝排齐牙列(上),利用舌弓和腭弓纠正后牙反𬌗(下)

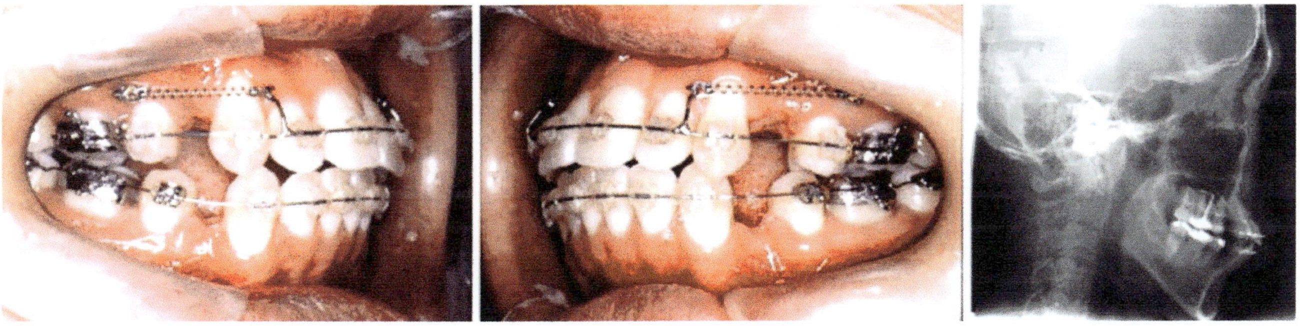

图 6-14 排齐后,在上颌第二前磨牙和第一磨牙间植入微种植体加强支抗,再利用镍钛拉簧最大限度内收前牙

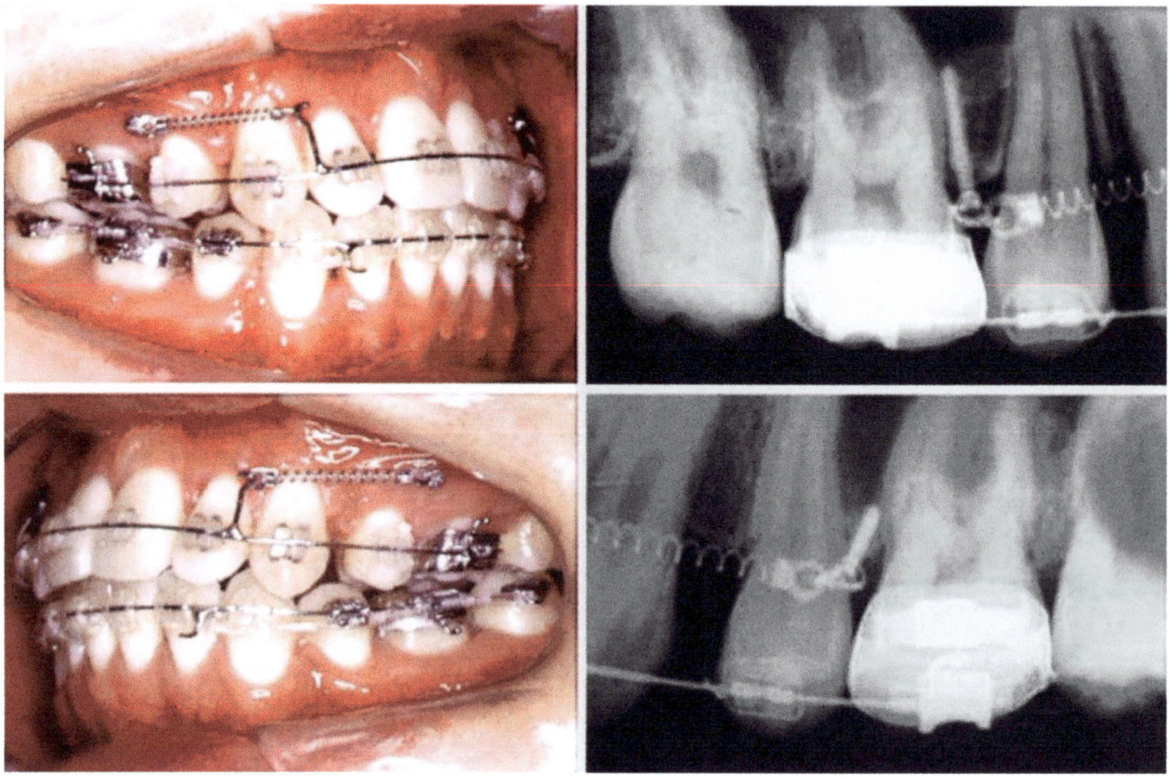

图 6-15　牙根间的微种植体位置

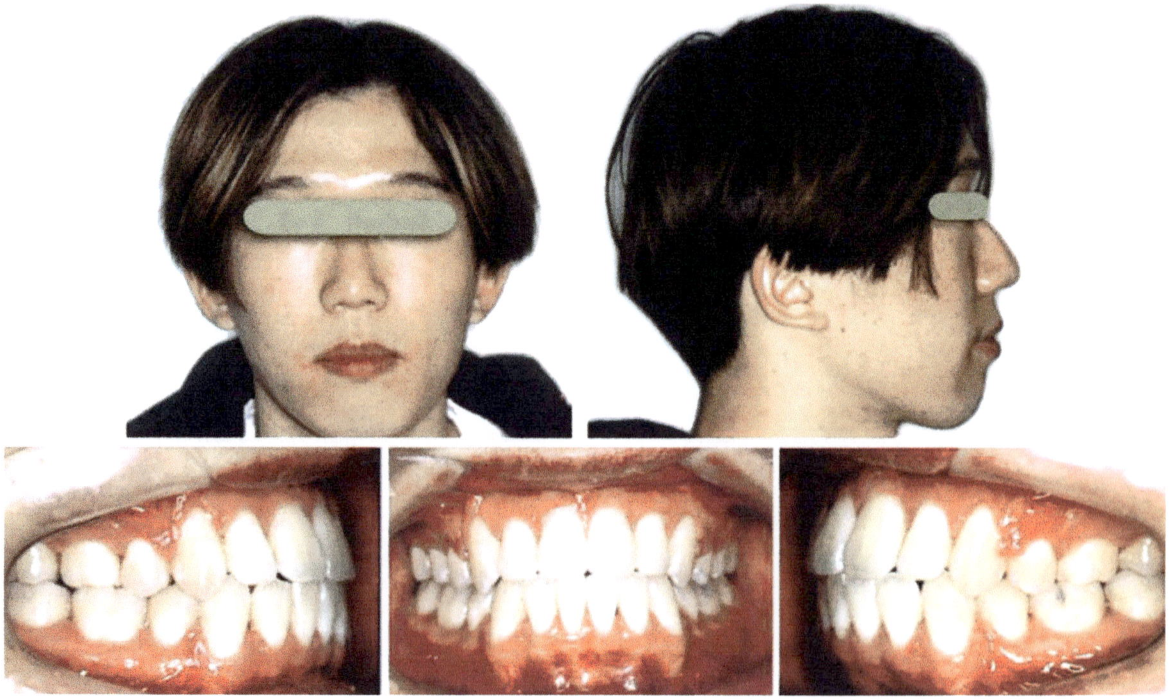

图 6-16a　患者 KJL 术后的照片

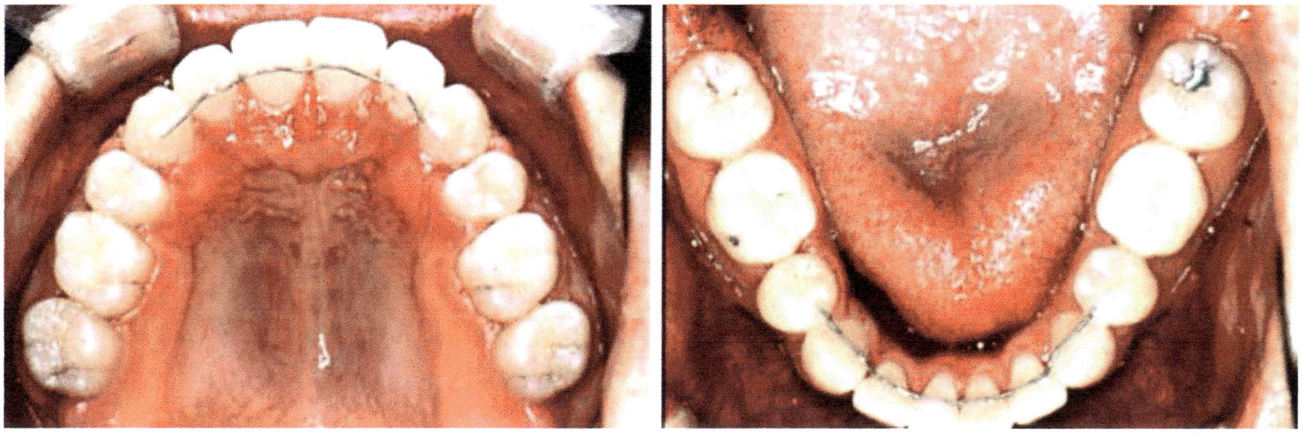

图 6-16b 患者 KJL 术后的照片

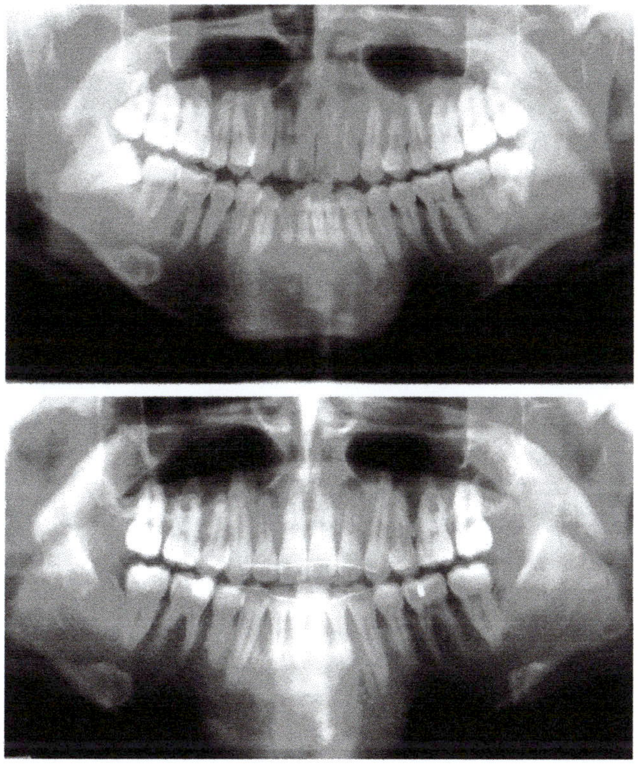

图 6-17 患者 KJL 术前、术后的全景片

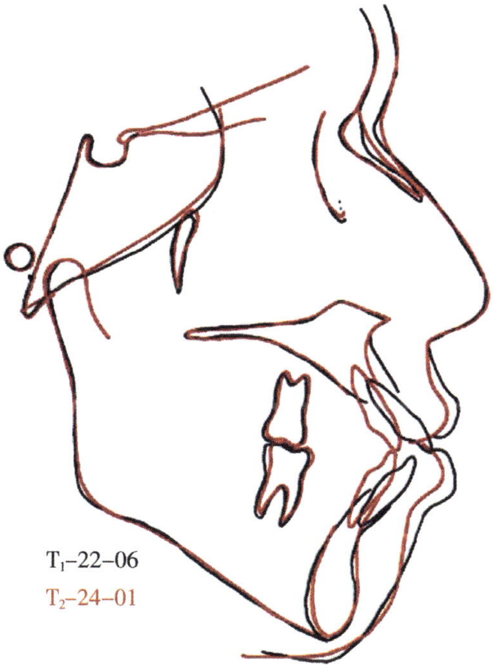

图 6-18 患者 KJL 术前、术后的侧位片重叠图，上颌殆平面保持不变

患者二：MJY(图 6-19~图 6-24)，13 岁，女性。

主诉：嘴唇前突。

疗程：15 个月。

症状：骨性和牙性Ⅰ类关系，双牙弓前突。

拔牙：14、24、34、44。

微种植体：Absoanchor®微种植体，直径 1.2 mm，长度 8 mm。

总结：利用第二代纯钛微种植体代替外科用微种植体，种植于上颌骨，以便最大限度内收前牙。正畸专用的微种植体具有很多优点：首先是镍钛螺簧容易固定于微种植体上，不需要使用结扎丝；第二，加力装置可以离开黏膜面，避免对其产生刺激。

就像本病例一样，微种植体可以用于生长发育期的患者，由于支抗充分，完全可以一次内收 6 个前牙，而不必先远移尖牙，再内收前牙，这样可以减少矫正时间。另外，一次内收 6 个前牙有减少牙根吸收的可能。由于采用中位牵引，患者殆平面术后没有改变。

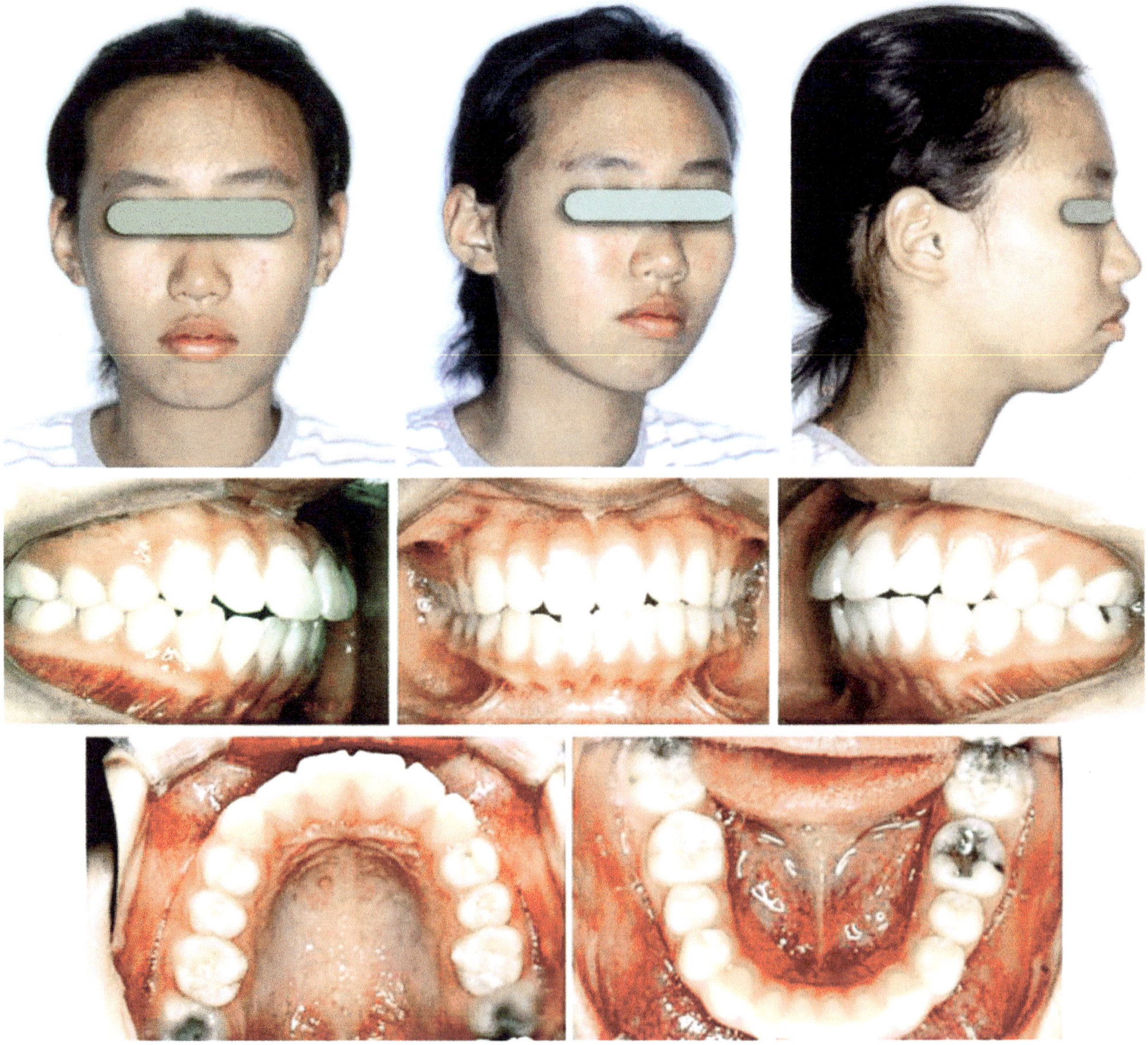

图 6-19　患者 MJY 术前的照片

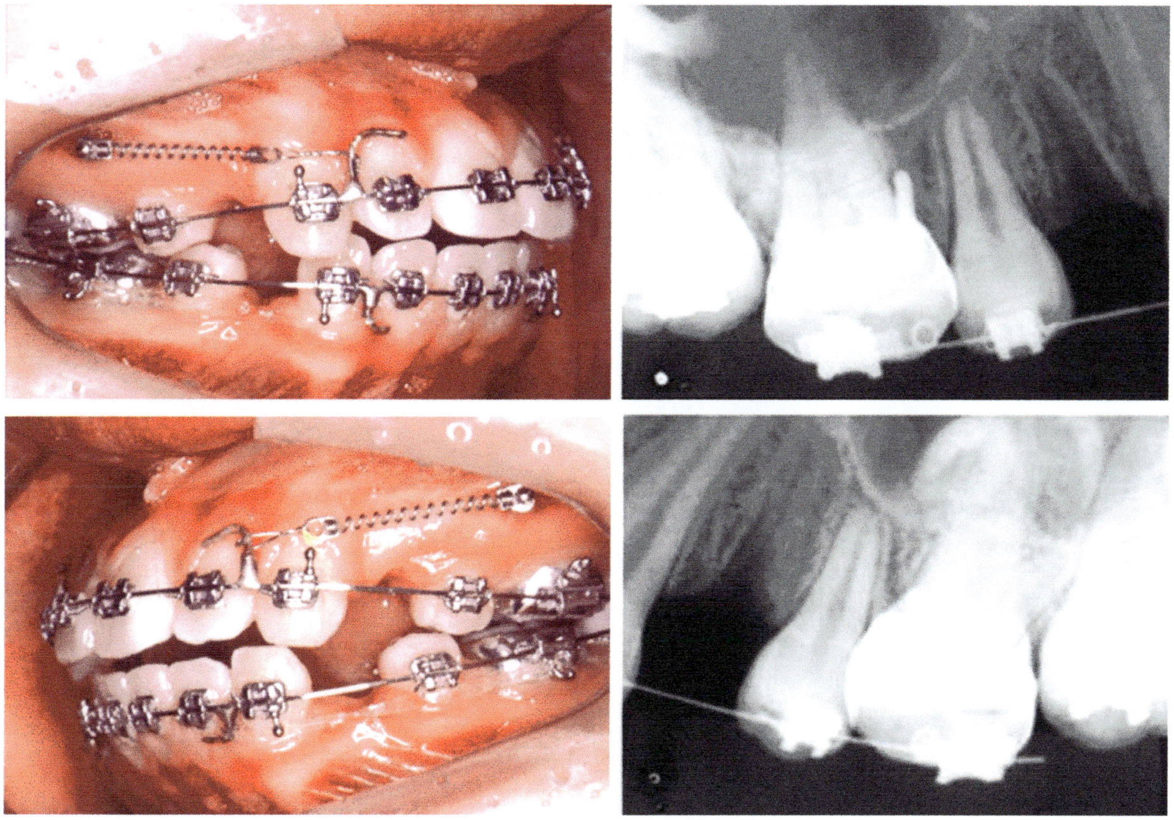

图 6-20 排齐后，在上颌第二前磨牙和第一磨牙间植入微种植体加强支抗，再利用镍钛拉簧最大限度内收前牙

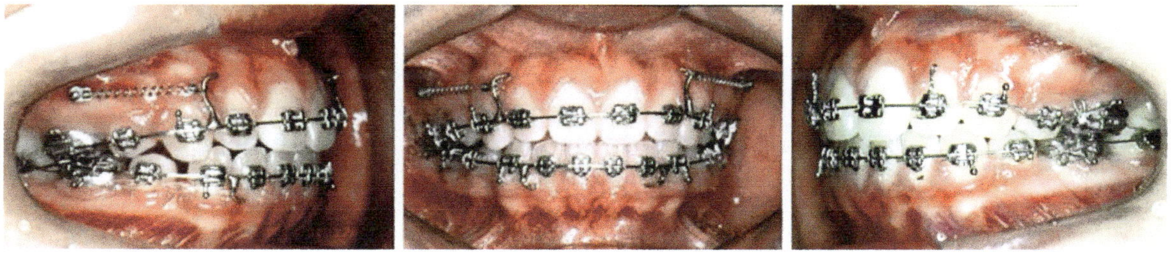

图 6-21 内收过程中

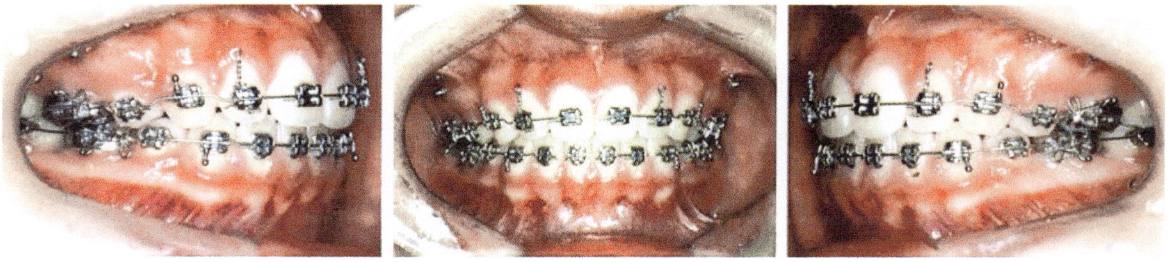

图 6-22 完成阶段

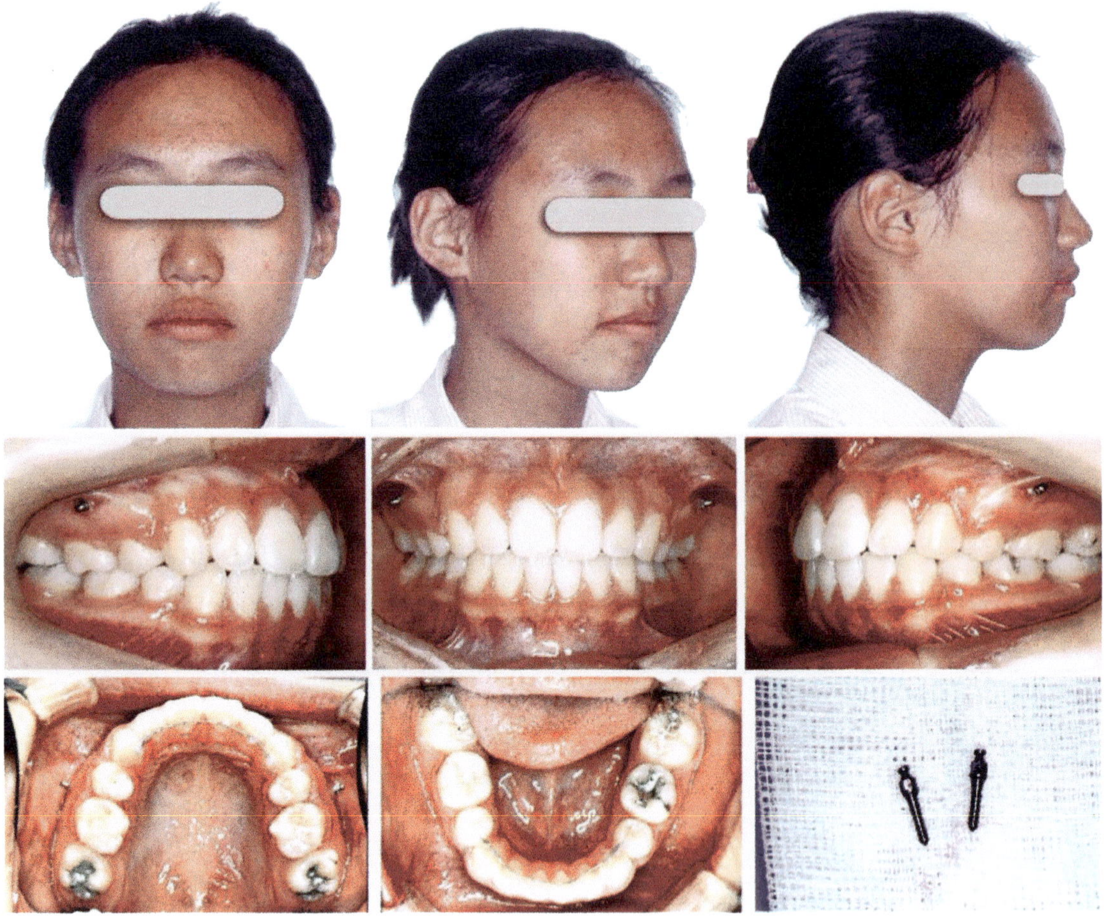

图 6-23　患者 MJY 术后口内外照片，微种植体移除的照片

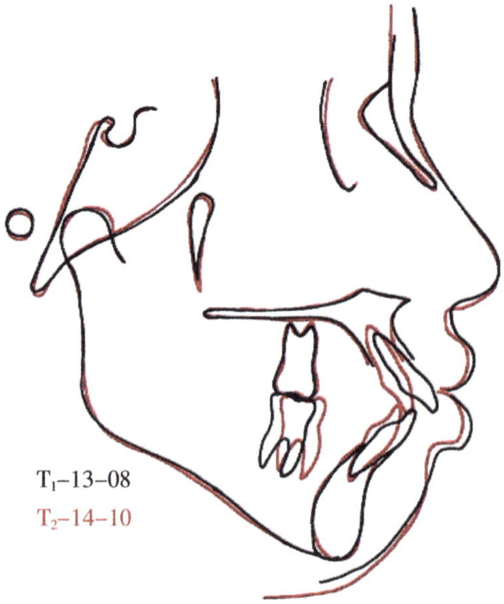

图 6-24　患者 MJY 术前、术后的侧位片重叠图

高位牵引机制

患者：MKK（图 6–25~图 6–32），34 岁，男性。

主诉：嘴唇前突。

疗程：32 个月。

症状：骨性Ⅰ类关系，牙性Ⅱ类关系，深覆殆深覆盖，严重下颌拥挤，双牙弓前突。

拔牙：14、24、34、44。

微种植体：Osteomed 公司，直径 1.2 mm，长度 6 mm。

总结：微种植体植于上颌相对较高的位置，以便内收过程中减少前牙伸长。但高位牵引时，水平分力较小，这时最好使用关闭曲法代替滑动法内收前牙。由于是高位牵引，术后患者的殆平面发生了逆时针旋转。即使是低角拔牙病例也可以防止内收时咬合加深。

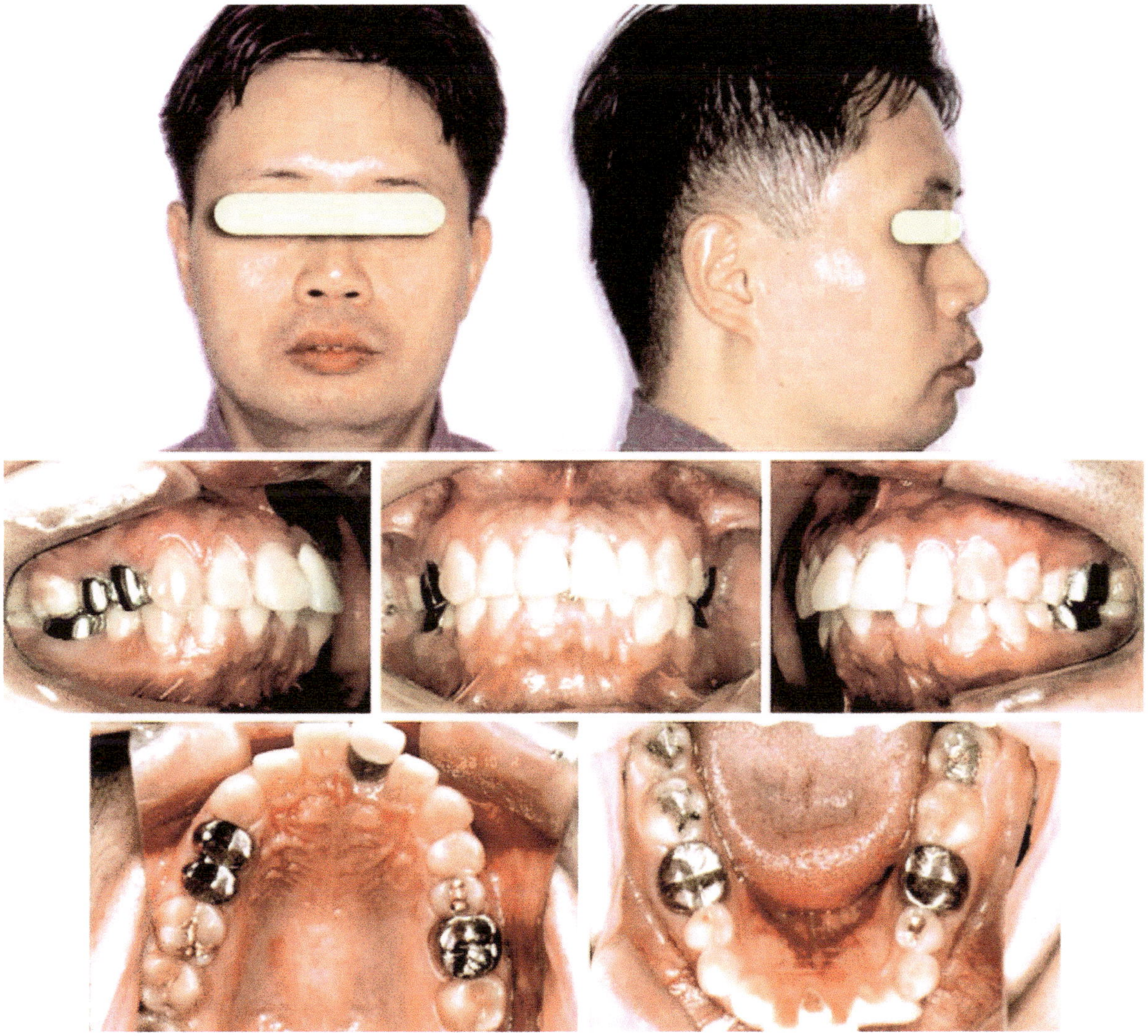

图 6–25 患者 MKK 术前的照片

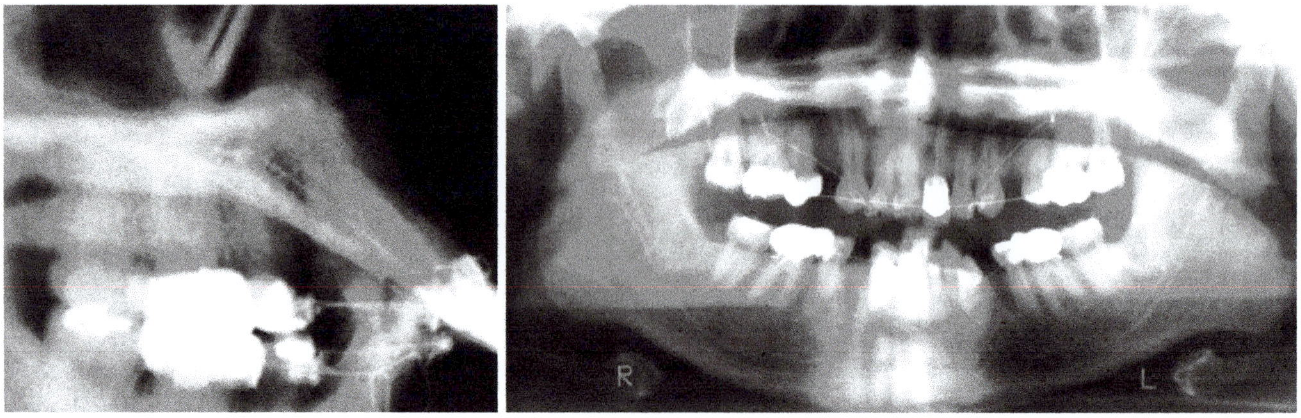

图 6-26　微种植体选择高位植入，利用结扎丝与主弓丝相连

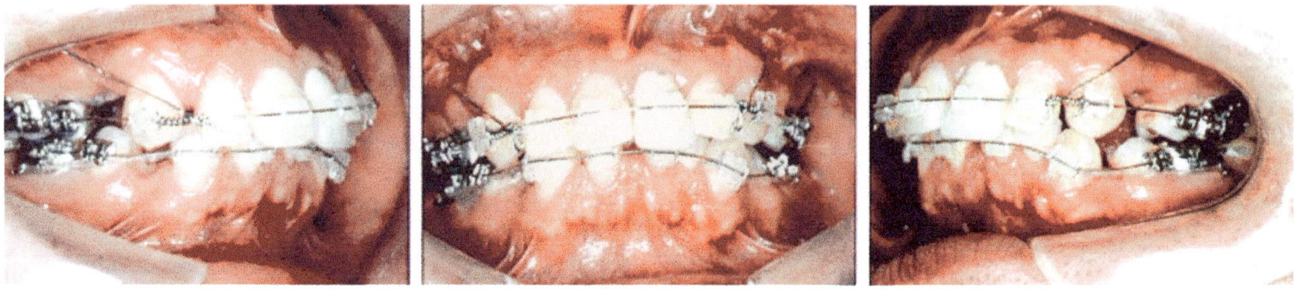

图 6-27　利用侧切牙与尖牙之间的镍钛推簧远移尖牙

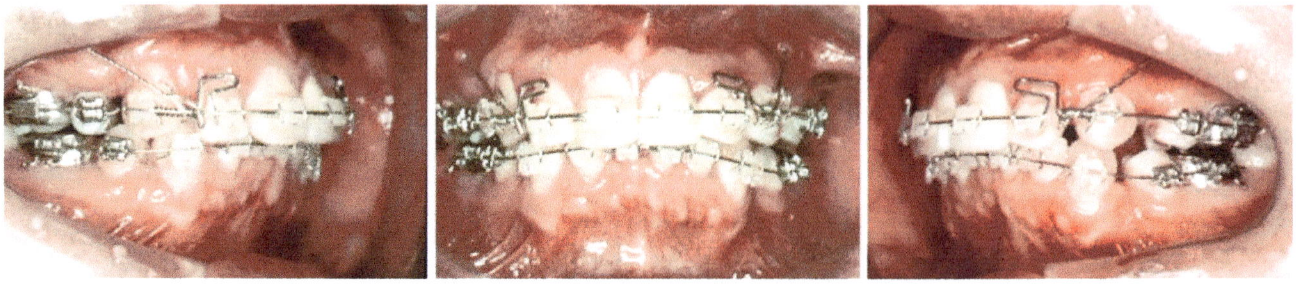

图 6-28　利用关闭曲内收前牙。在侧切牙与尖牙间焊接牵引钩，将微种植体相连的结扎丝与牵引钩扎紧，打开关闭曲内收前牙，同时利用镍钛推簧远移尖牙

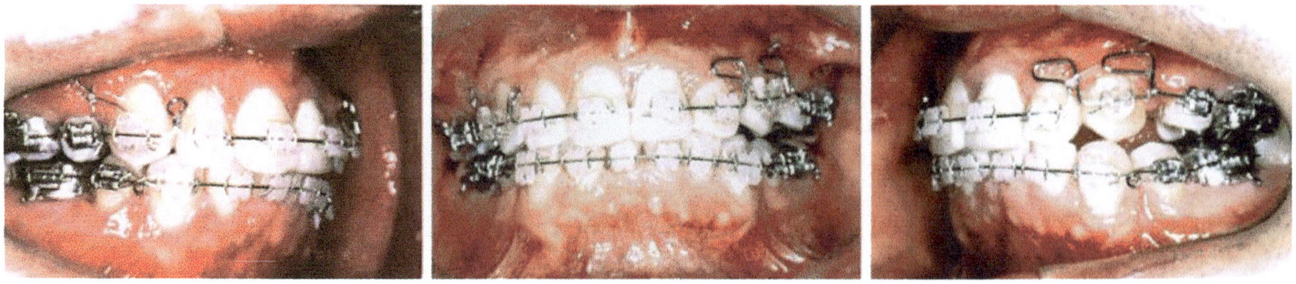

图 6-29　前牙间隙基本关闭

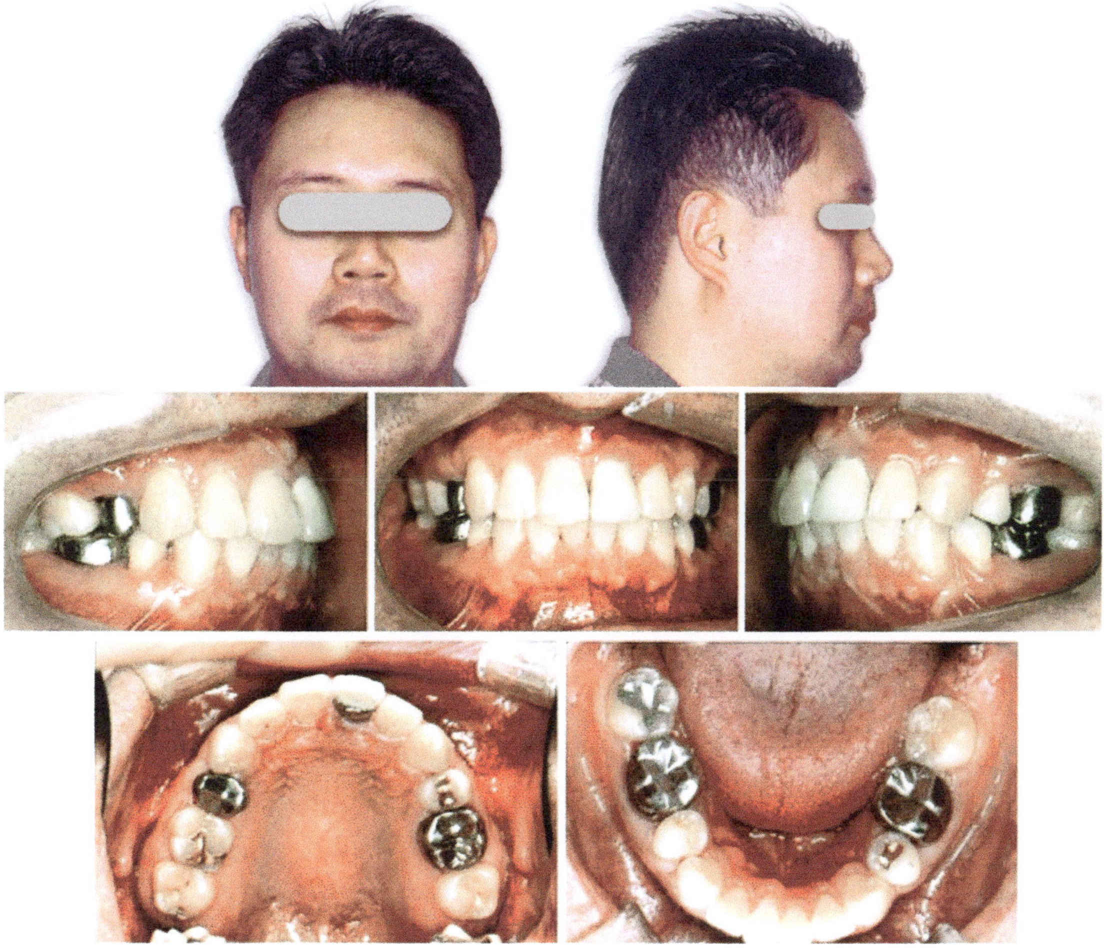

图 6-30 患者 MKK 术后的照片

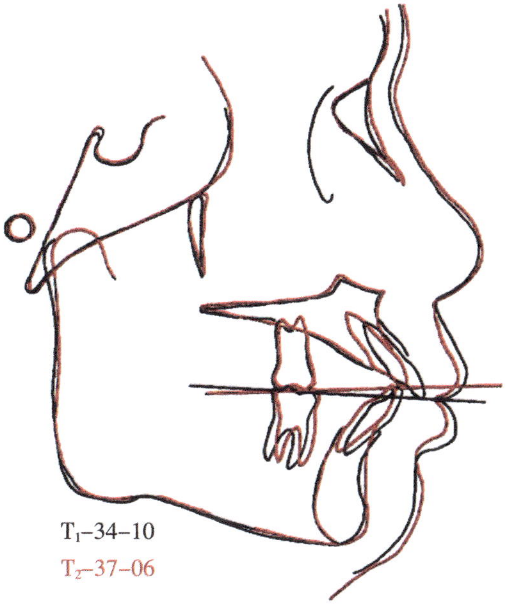

图 6-31 患者 MKK 术前、术后侧位片重叠图，上颌殆平面逆时针旋转

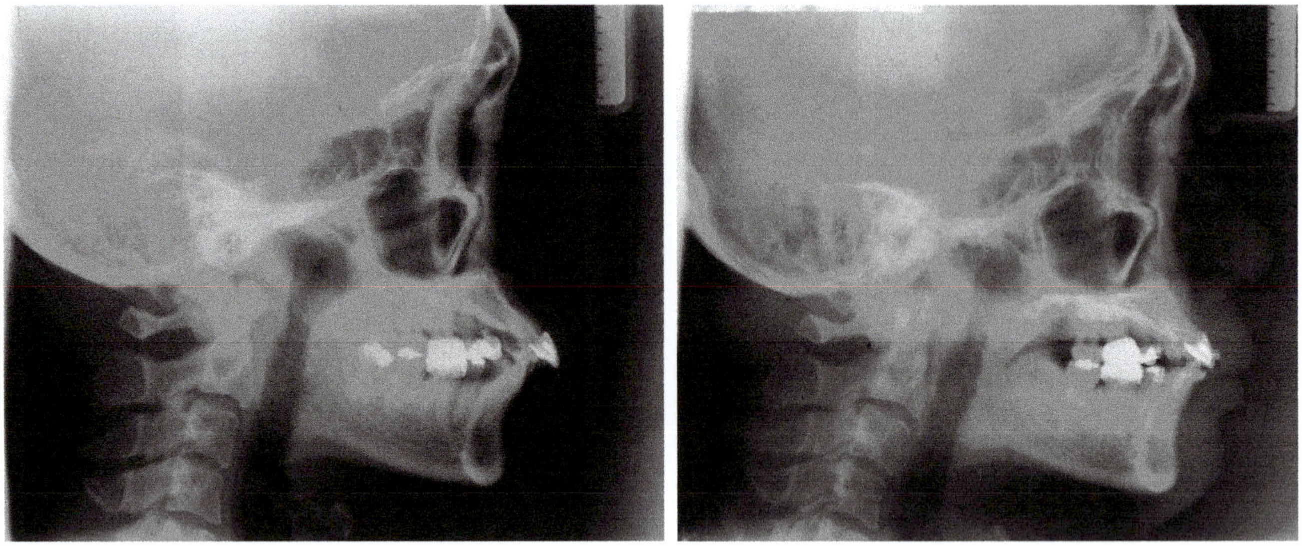

图 6–32　患者 MKK 术前术后的侧位片比较

安氏Ⅱ类拔牙病例

低位牵引机制

患者：JYD（图 6–33~图 6–40），22 岁，女性。

主诉：嘴唇前突。

疗程：20 个月。

症状：骨性Ⅰ类关系和牙性Ⅱ类关系，深覆盖，前牙开殆，双牙弓中度至重度拥挤，双牙弓前突。

拔牙：14、24、34、44。

微种植体：Osteomed 公司，直径 1.2 mm，长度 6 mm。

总结：微种植体种植于上颌第二前磨牙和第一磨牙之间，右侧微种植体植入时折断。由于微种植体比较容易折断，植入时要小心，因为折断部分很难取出。取出折断碎片后，重新选择位置植入，将其置于上颌第一、二磨牙之间。

为了尽量内收前牙，最常见的植入部位是第二前磨牙和第一磨牙之间。微种植体位置越靠后，加力装置越容易刺激牙龈。这位患者由于采用了低位牵引，术后上颌殆平面发生了顺时针旋转，低位牵引对于这类开殆病例非常有效。

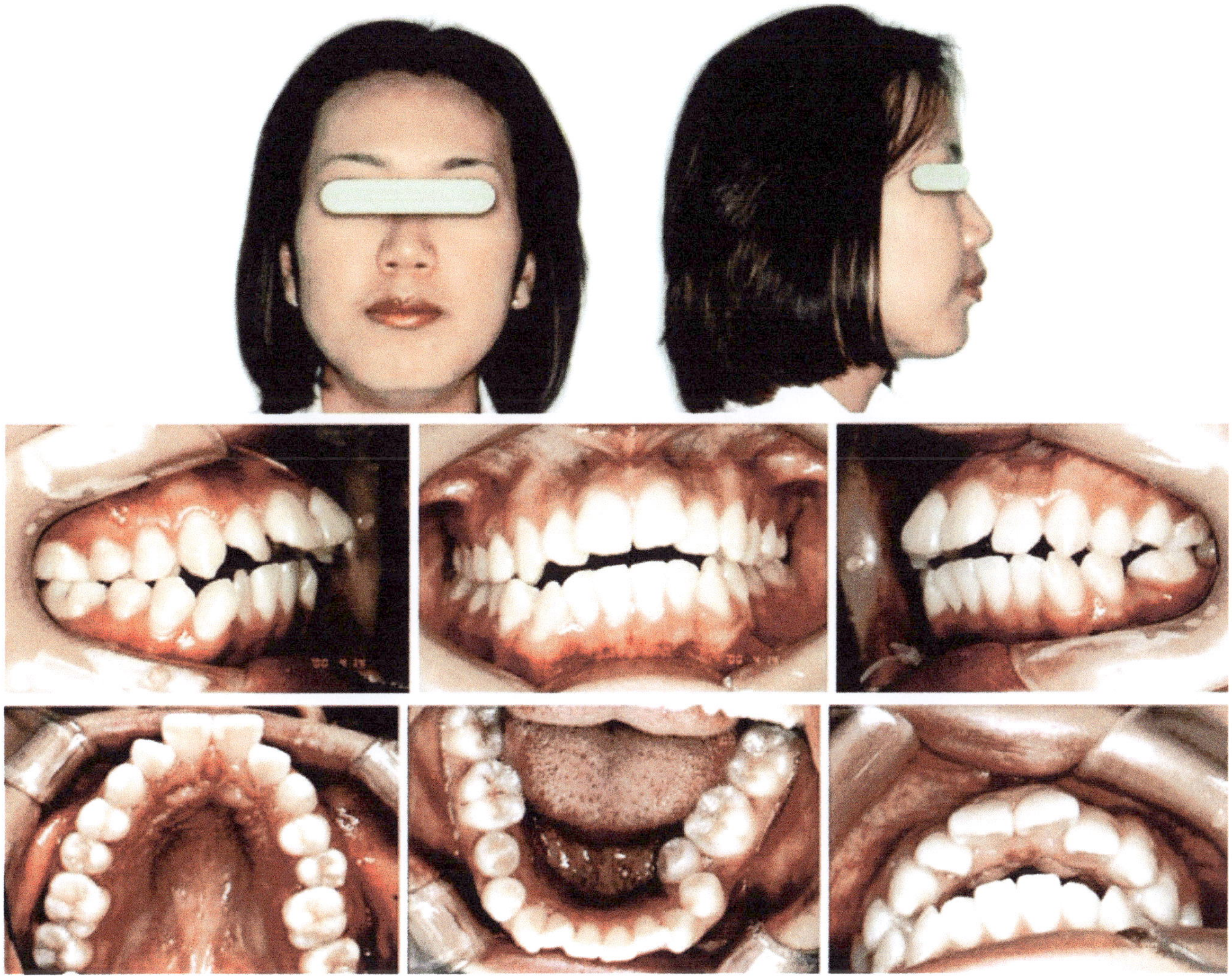

图 6-33 患者 JYD 术前的照片

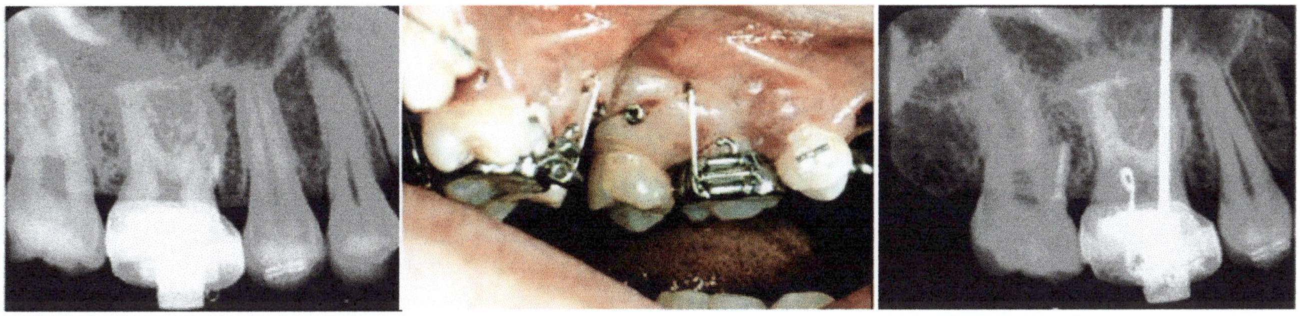

图 6-34 第一颗植于上颌第二前磨牙与第一磨牙间的微种植体折断，移除后，在第一、二磨牙间植入第二颗微种植体

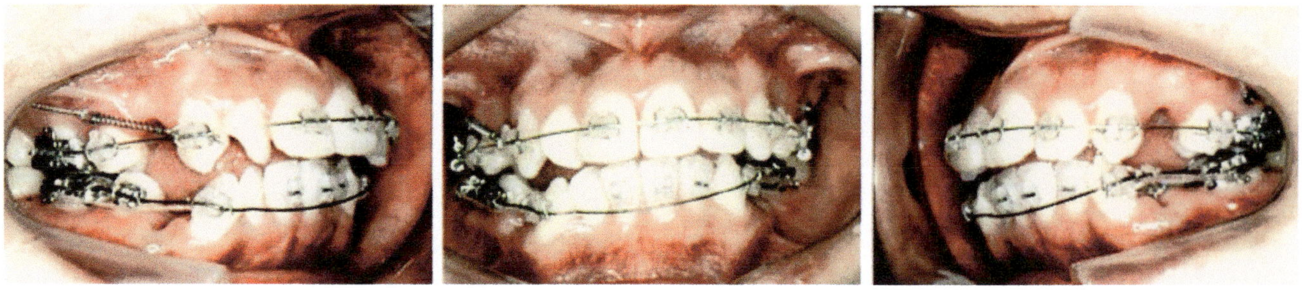

图 6-35　牙弓整平和尖牙远移

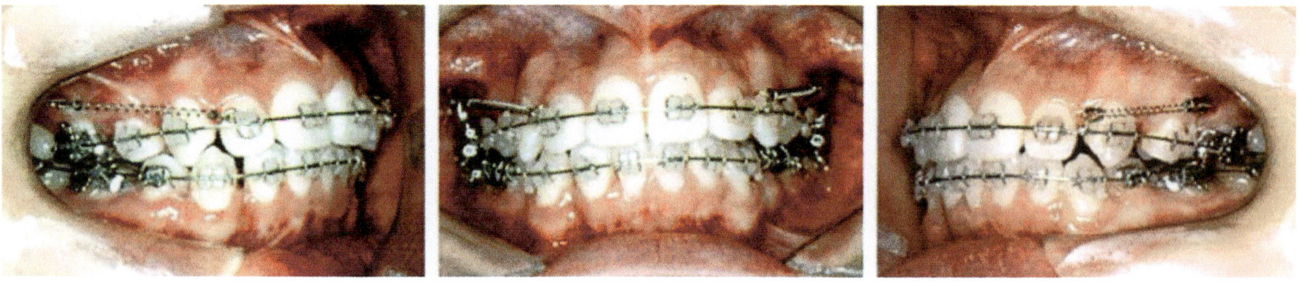

图 6-36　利用镍钛螺簧滑动法内收前牙

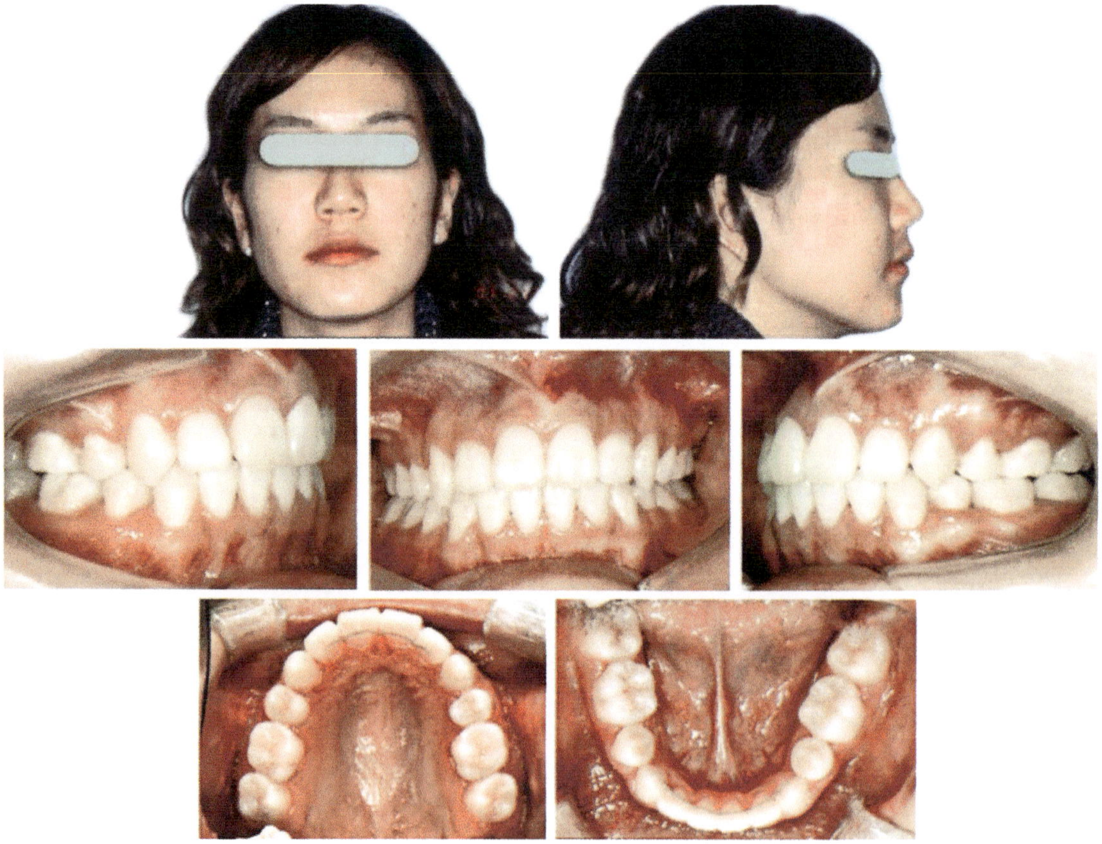

图 6-37　患者 JYD 术后的照片

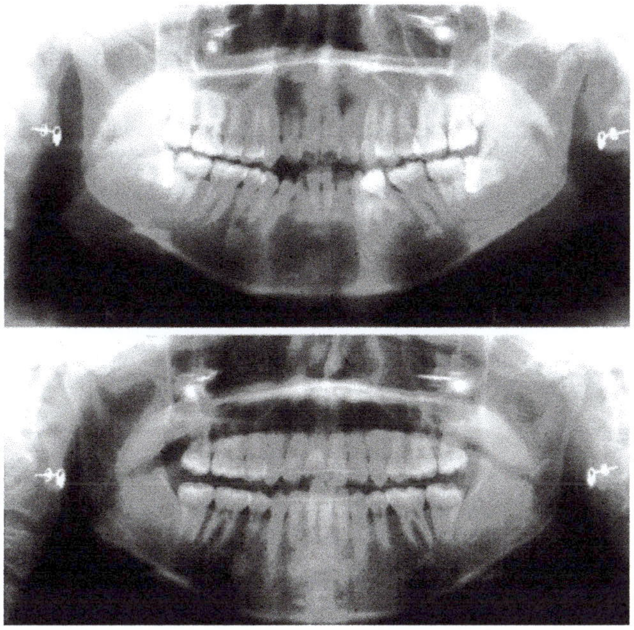

图 6-38 患者 JYD 术前、术后的全景片比较

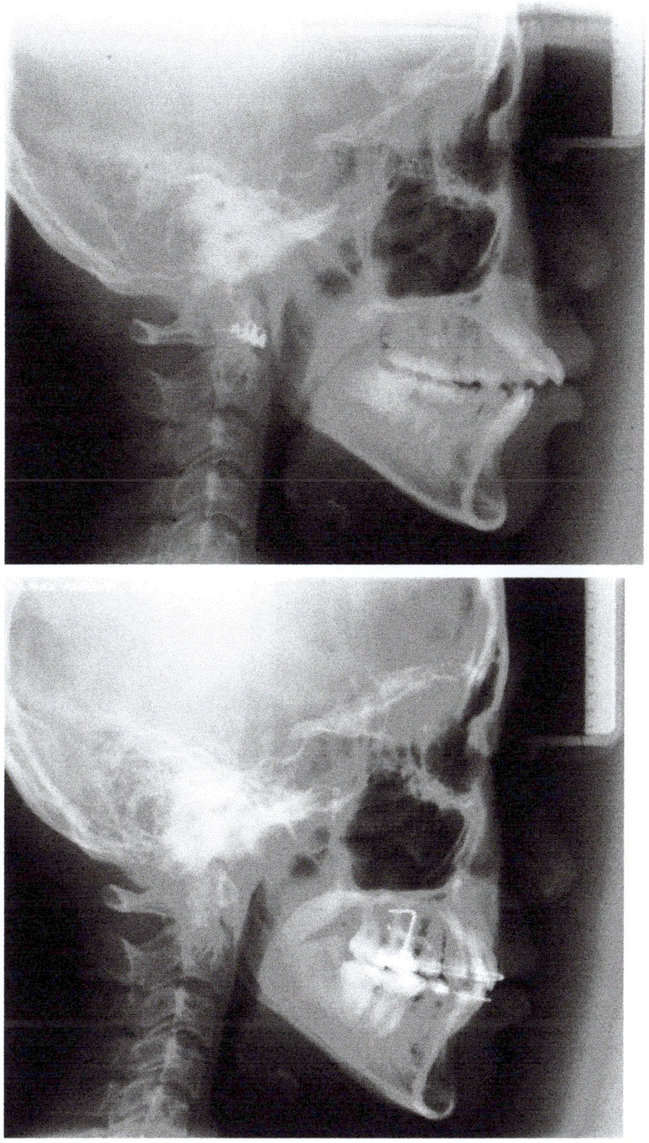

图 6-39 患者 JYD 术前、术后的侧位片比较

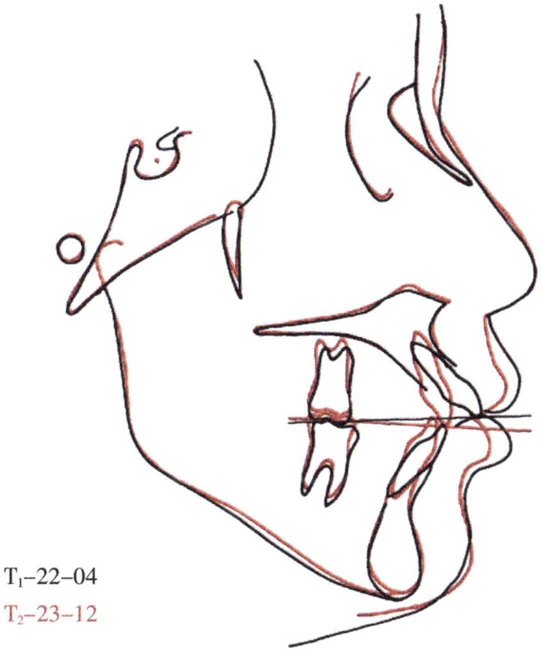

图 6-40 患者 JYD 术前、术后的侧位片重叠图。上颌殆平面顺时针旋转，下颌殆平面保持不变

中位牵引机制

患者一：COL(图 6-41~图 6-51)，31 岁，女性。

主诉：嘴唇前突，露龈笑。

疗程：27 个月。

症状：骨性和牙性Ⅱ类关系，双颌前突，重度牙龈暴露。

拔牙：14、24，36 和 46 早失。

微种植体：Osteomed 公司，直径 1.2 mm，长度 10 mm。

总结：微种植体种植于上颌第二前磨牙和第一磨牙之间。该患者有露龈笑和轻度舌倾的上前牙，上颌骨垂直向发育过度，微种植体最好使用高位牵引。但由于采用了中位牵引机制，上前牙内收时很难实现压低的效果。因此，治疗时我们采用了辅弓来压低上前牙，对于这类病例我们建议在上颌中切牙间再植入一颗微种植体，实行联合牵引机制，这样才能避免上前牙内收时的伸长和舌倾。

这位患者在上前牙内收后，前牙区牙槽嵴没有随着牙齿改建，这种情况在传统正畸矫治中极少出现，但我们在利用微种植体内收上前牙的病例中经常出现，因此我们建议在治疗前，应向患者及家属交待发生这种情况的可能性，如果发生，术后需要进行牙槽嵴修整。

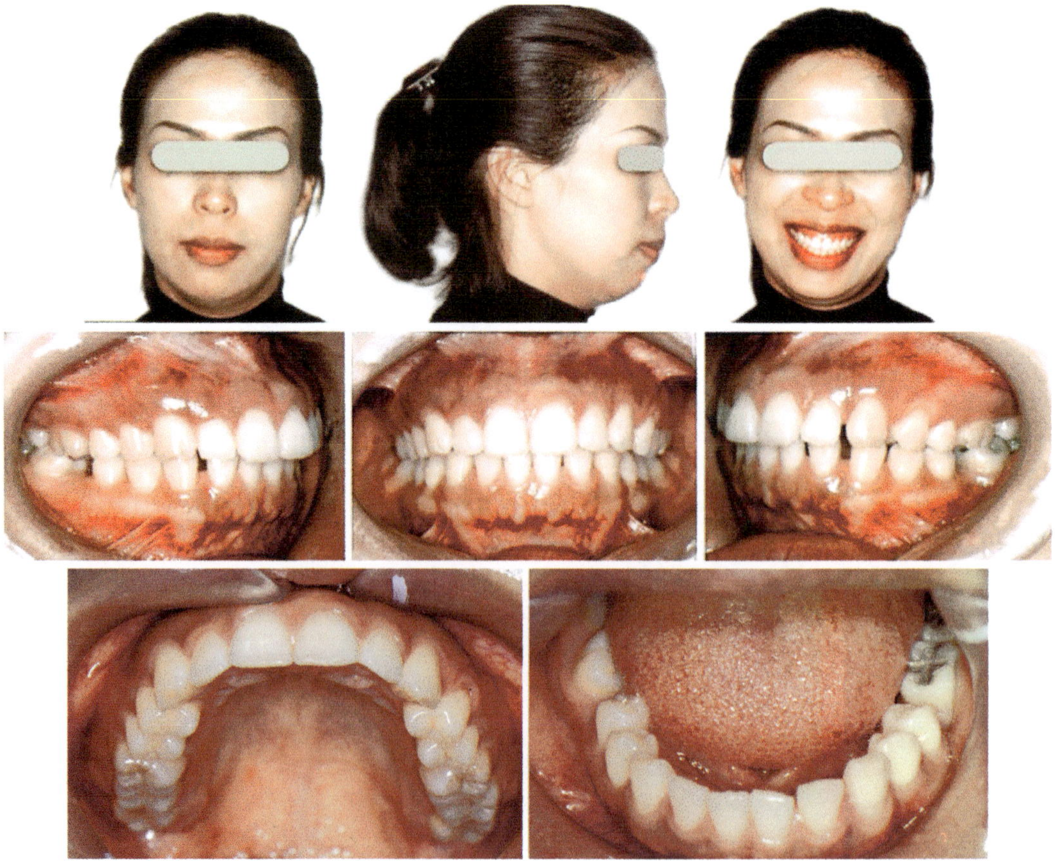

图 6-41　患者 COL 的术前照片

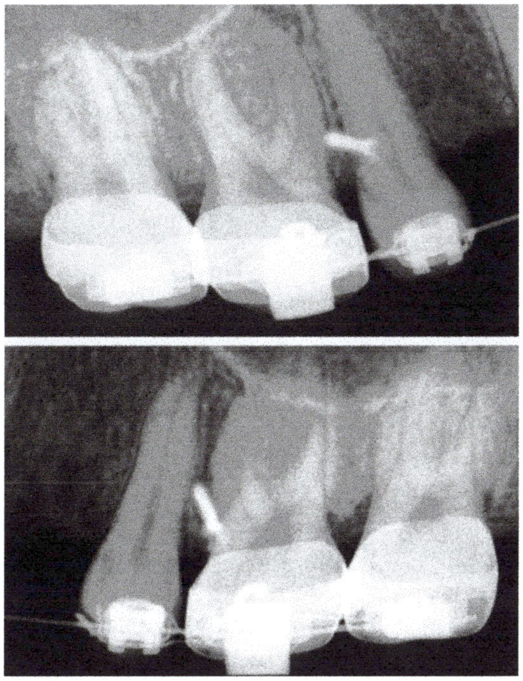

图 6-42 微种植体植于上颌第二前磨牙与第一磨牙之间

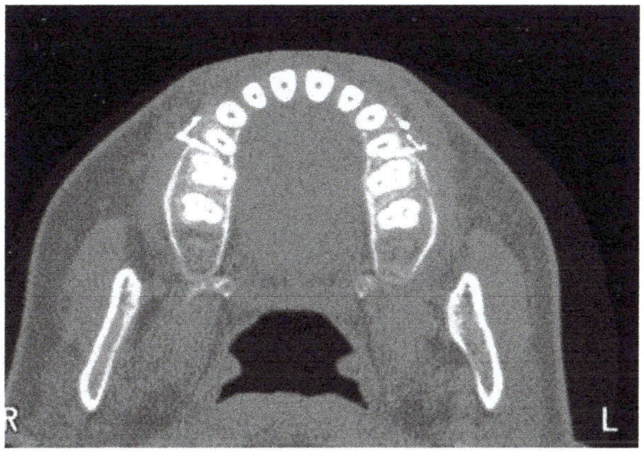

图 6-43 CT 片上微种植体的位置（上颌第二前磨牙与第一磨牙之间）

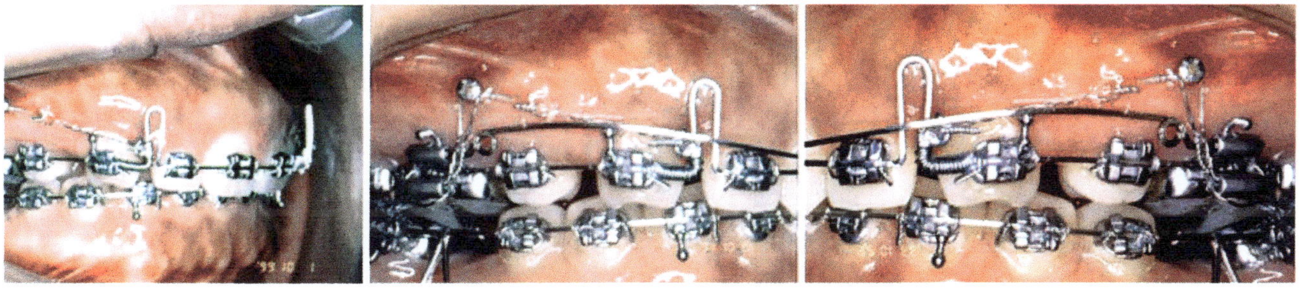

图 6-44 微种植体种植于上颌第二前磨牙与第一磨牙之间，使用关闭曲和镍钛推簧整体内收 6 颗前牙，使用多用途压低辅弓压低前牙

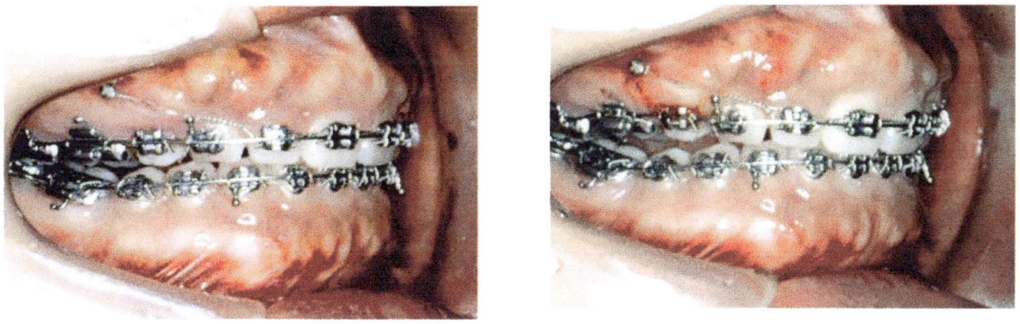

图 6-45 内收到位后，上下颌使用 0.021×0.025 镍钛方丝重新整平和调整转矩。为了防止控根过程中前牙唇倾，将与微种植体相连的结扎丝和侧切牙扎紧

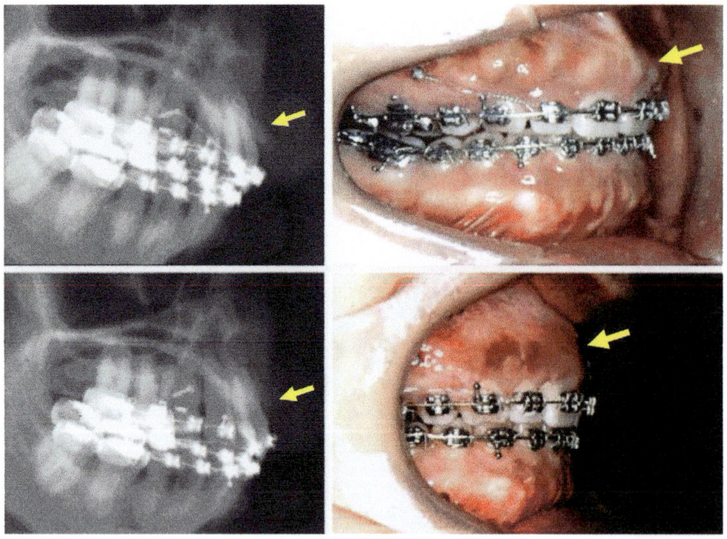

图 6-46　上图为前牙内收后牙槽骨未改建，下图为牙槽骨修整术后

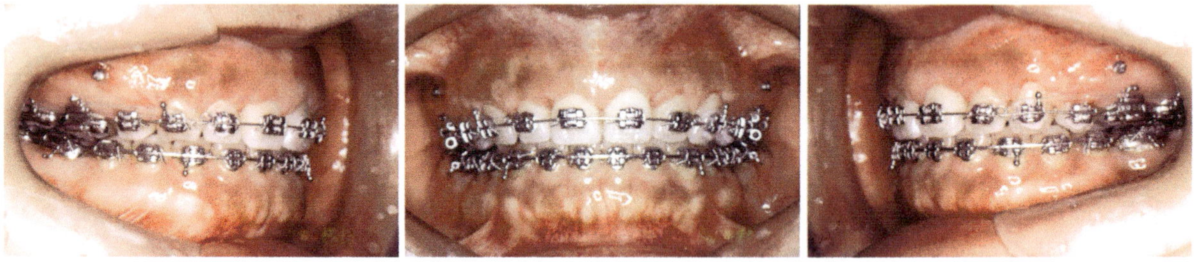

图 6-47　去除矫治器前的口内照片

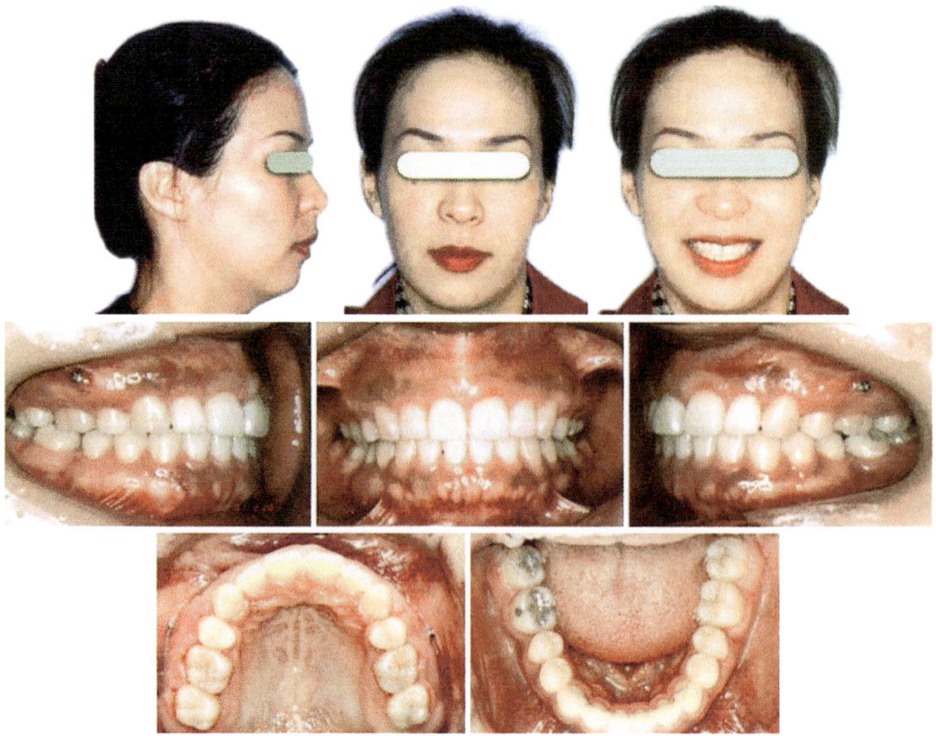

图 6-48　患者 COL 术后照片

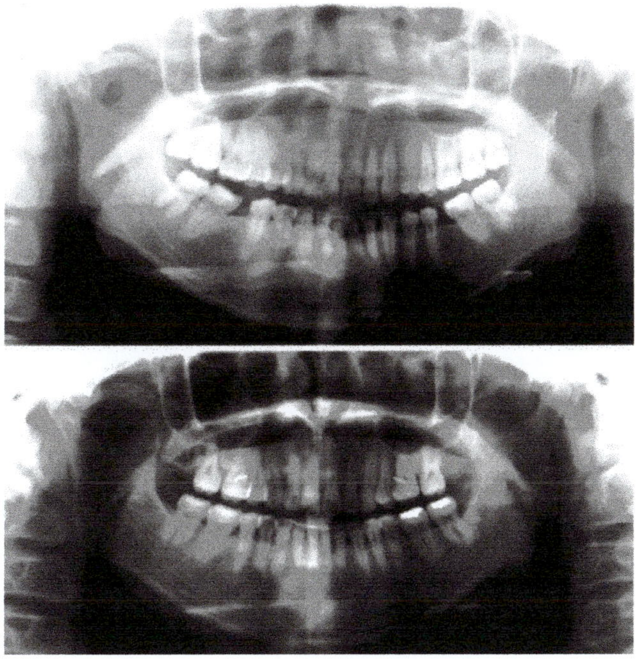

图 6-49　患者 COL 术前、术后全景片比较

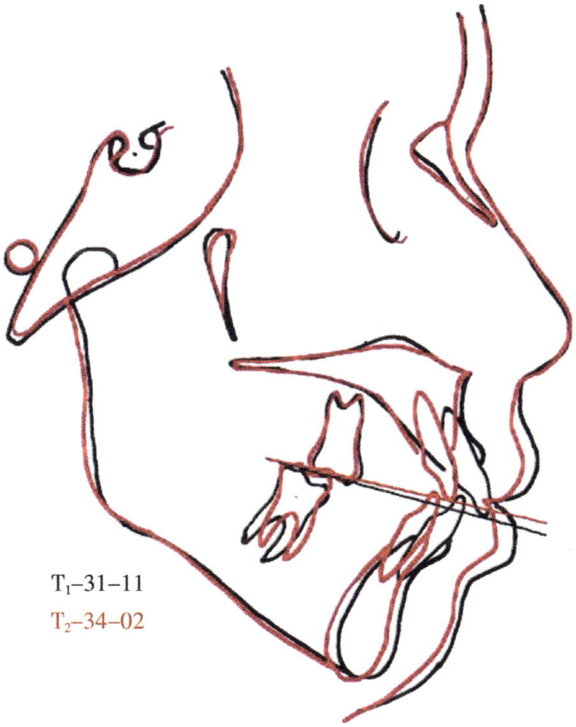

图 6-51　患者 COL 术前、术后侧位片重叠图。治疗后殆平面发生逆时针旋转

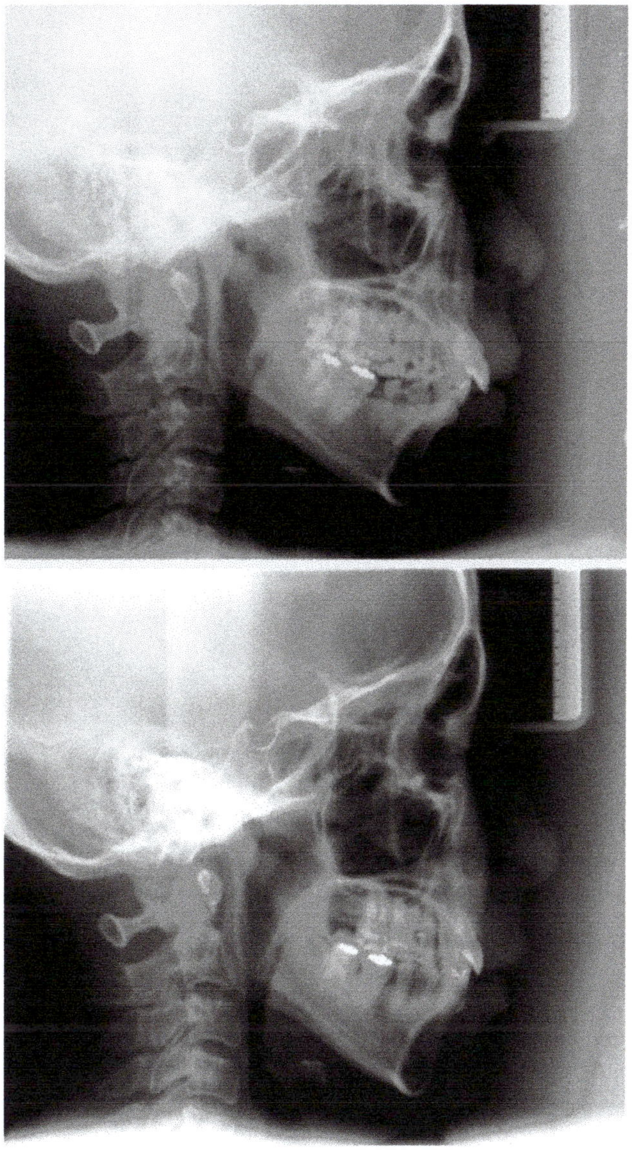

图 6-50　患者 COL 术前、术后侧位片比较

患者二：MSS(图 6-52~图 6-61)，11 岁，男性。

主诉：嘴唇前突和露龈笑。

疗程：46 个月。

症状：骨性和牙性Ⅱ类关系，双颌前突，重度牙龈暴露。

拔牙：14、24、35、45。

微种植体：Osteomed 公司，直径 1.2 mm，长度 8 mm。

总结：该患者最初使用口外弓高位牵引 14 个月，但患者不予配合。第一阶段矫正后，严重的Ⅱ类错𬌗基本没有改变。当第二磨牙完全萌出后，开始固定矫治。微种植体种植于上颌第二前磨牙和第一磨牙之间，在上颌采用中位牵引。幸运的是，固定矫治期间下颌骨发生了有利的生长。

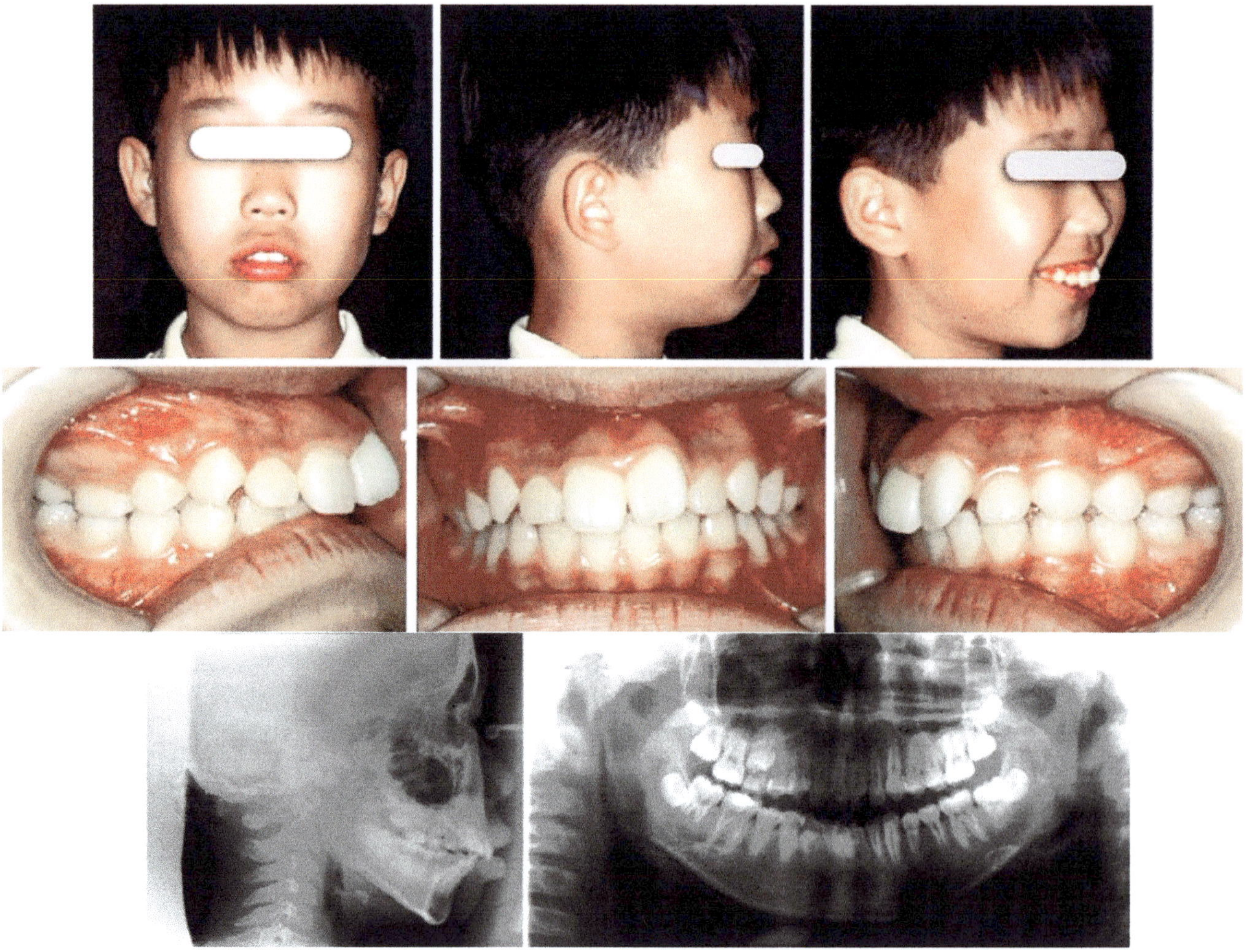

图 6-52 全景、侧位片

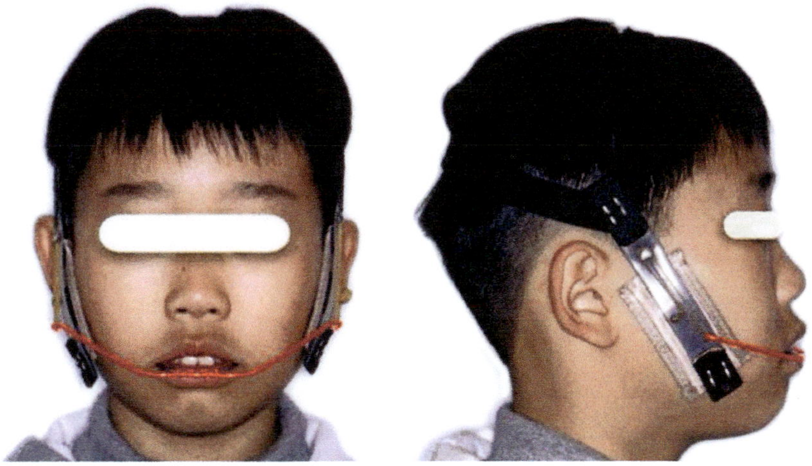

图 6-53 为了矫治 Ⅱ 类关系，使用口外弓矫治 14 个月

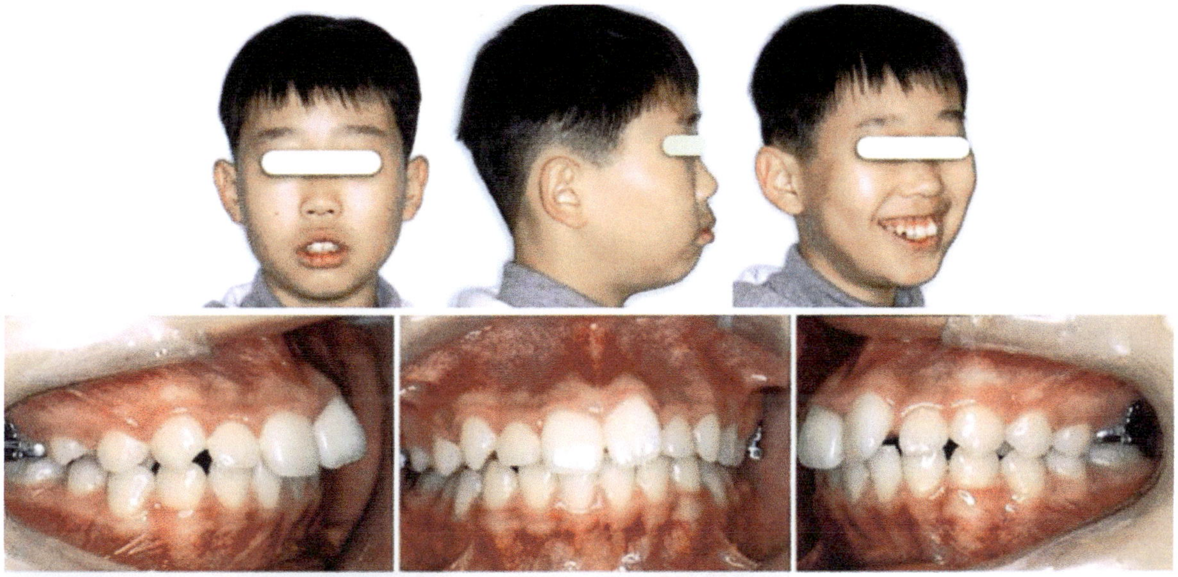
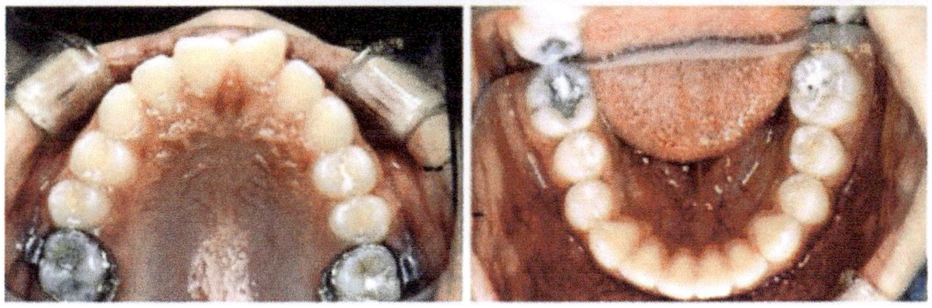

图 6-54 14 个月后的口内照片

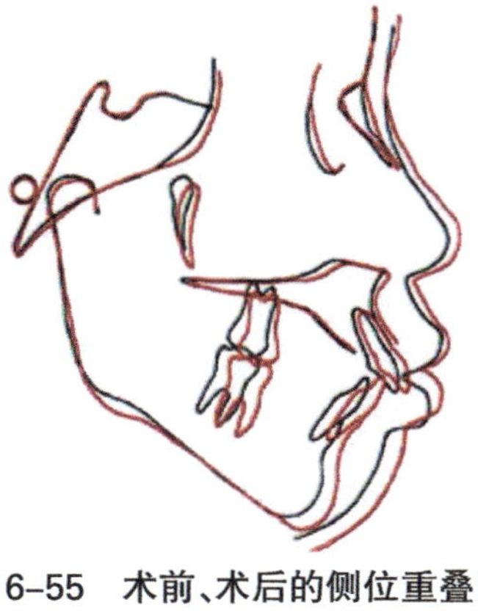

图 6-55 术前、术后的侧位重叠图

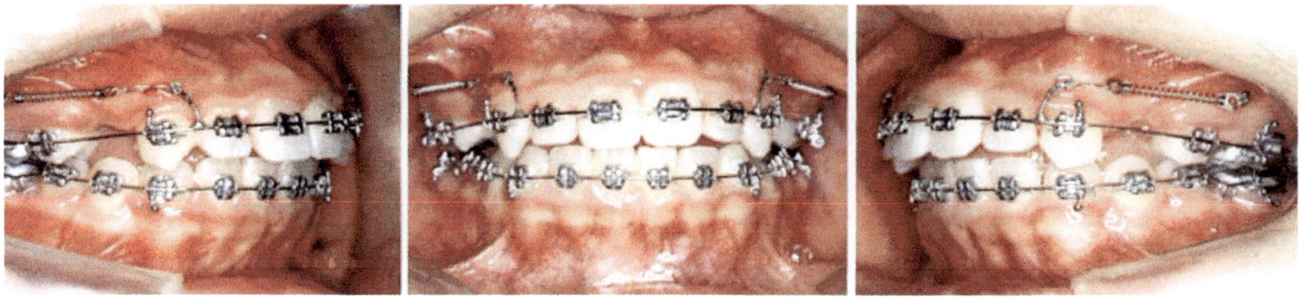

图 6-56　拔除上颌第一前磨牙后，在双侧第二前磨牙和第一磨牙间植入微种植体，利用镍钛螺簧内收上前牙

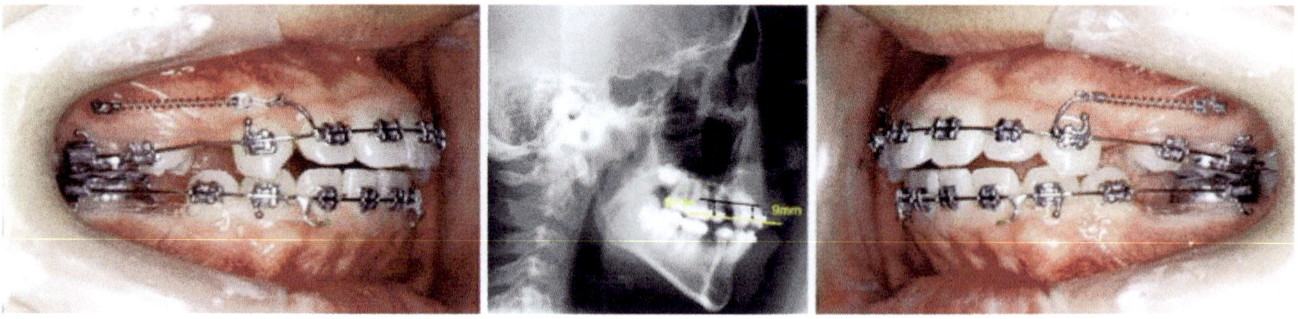

图 6-57　治疗过程中拔除下颌第二前磨牙

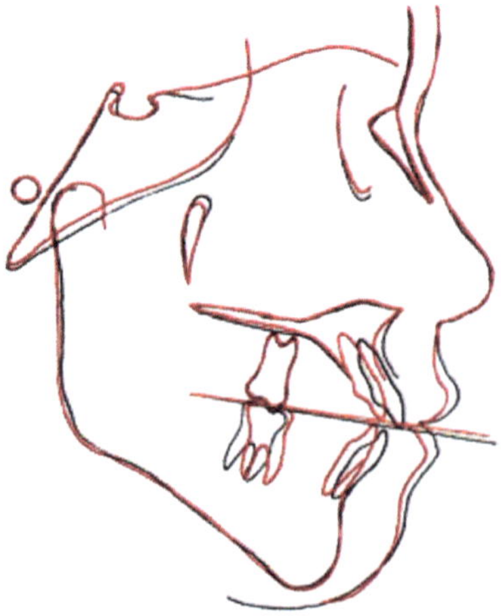

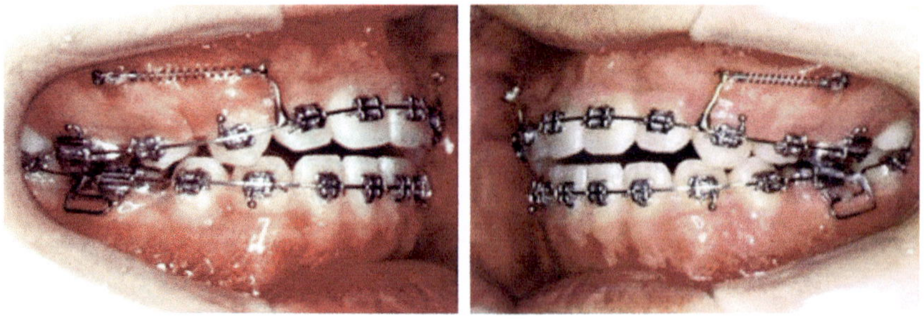

图 6-58　牙根间的微种植体位置

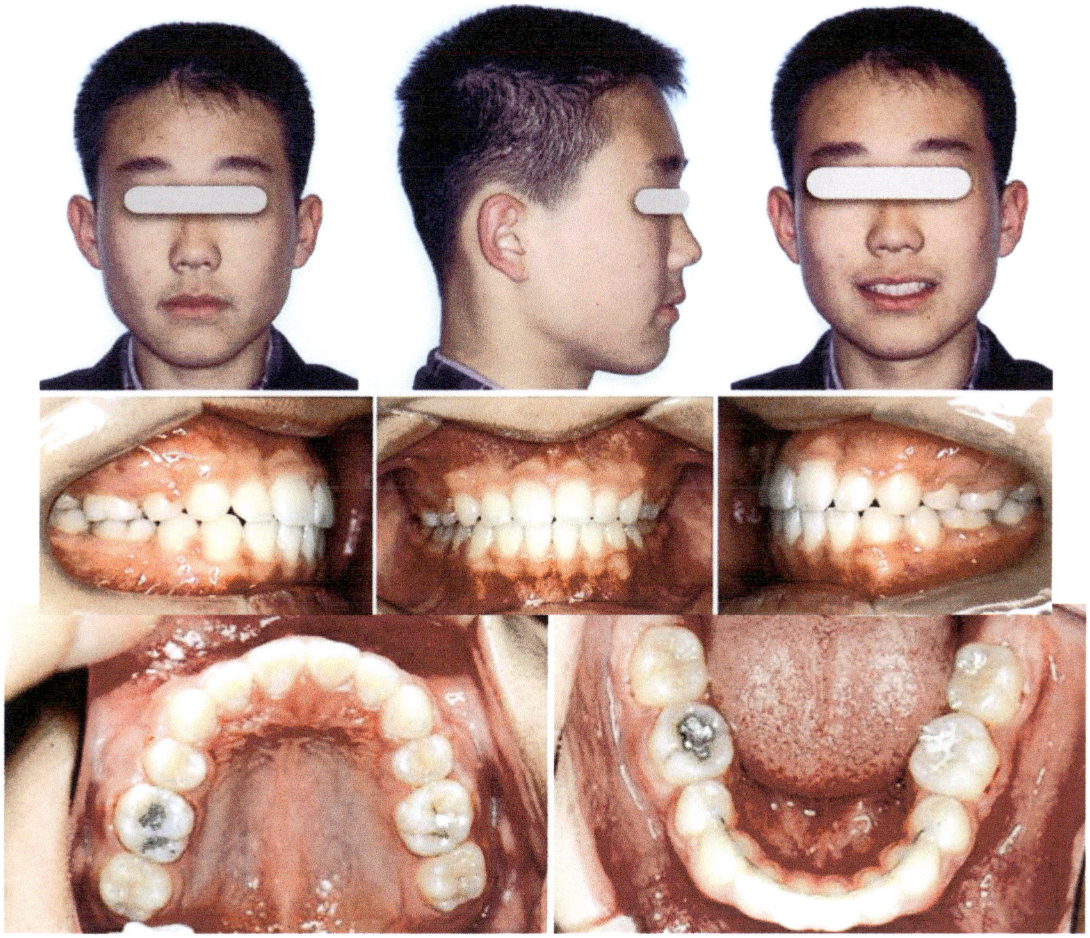

图 6-59　患者 MSS 术后照片

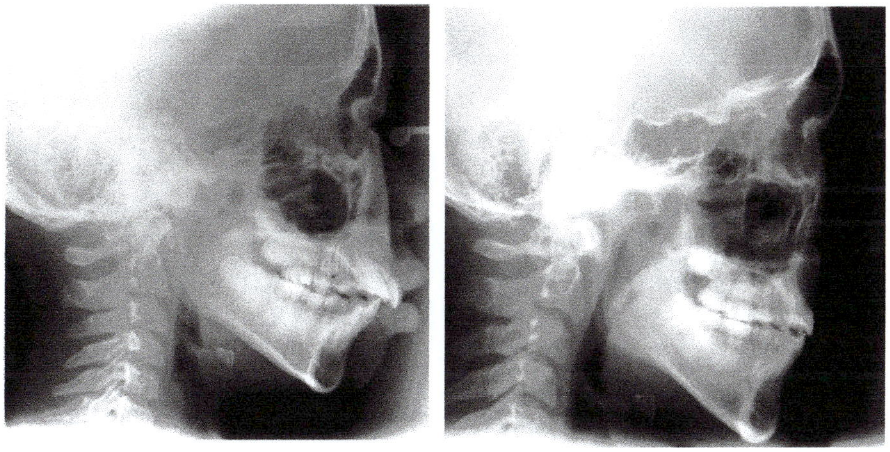

图 6-60　患者 MSS 术前、术后侧位片比较

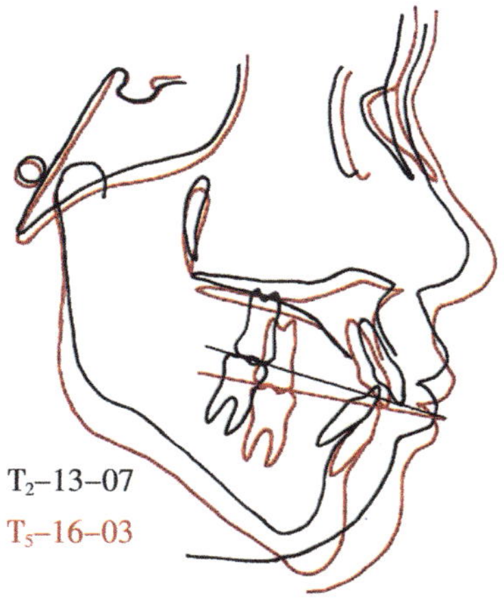

图 6-61　患者 MSS 术前、术后侧位片重叠图

高位牵引机制

患者：SJL(图 6-62~图 6-68)，19 岁，女性。

主诉：嘴唇前突和露龈笑。

疗程：21 个月。

症状：骨性和牙性Ⅱ类关系，开殆趋势，关节紊乱，双颌前突。

拔牙：14、24、34、44。

微种植体：Osteomed 公司，直径 1.2 mm，长度 6 mm。

总结：患者治疗前有轻度开殆及露龈笑。微种植体植入后采用高位牵引，以矫治过度的牙龈暴露。实际上对于开殆患者低位牵引是有效的方法。上颌第二磨牙没有上带环，以减小滑动法内收前牙时的摩擦力。

通过压低第一磨牙间的牙弓来矫正开殆。我们发现，2 颗微种植体足以压低整个上颌牙弓。在下颌左侧第一前磨牙拔除后的牙槽嵴处植入 1 颗微种植体，用来前移磨牙。治疗后，由于使用高位牵引，殆平面发生逆时针旋转。

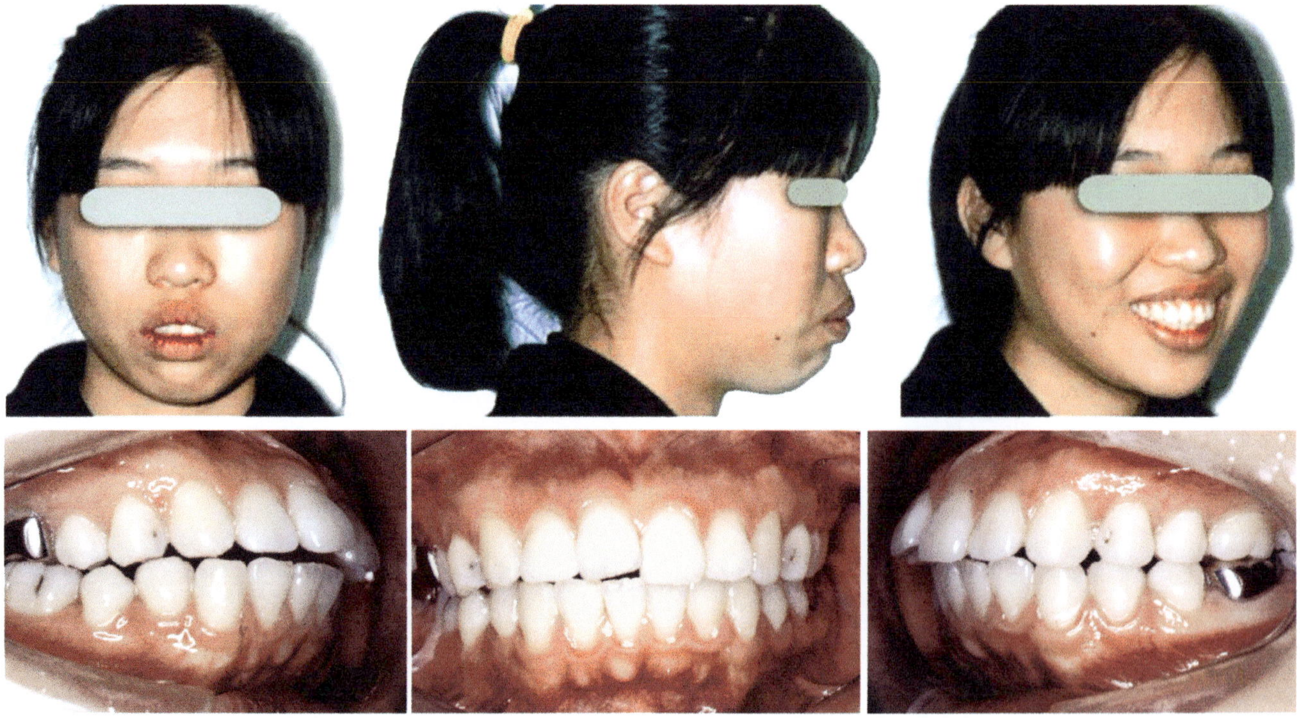

图 6-62　患者 SJL 术前照片

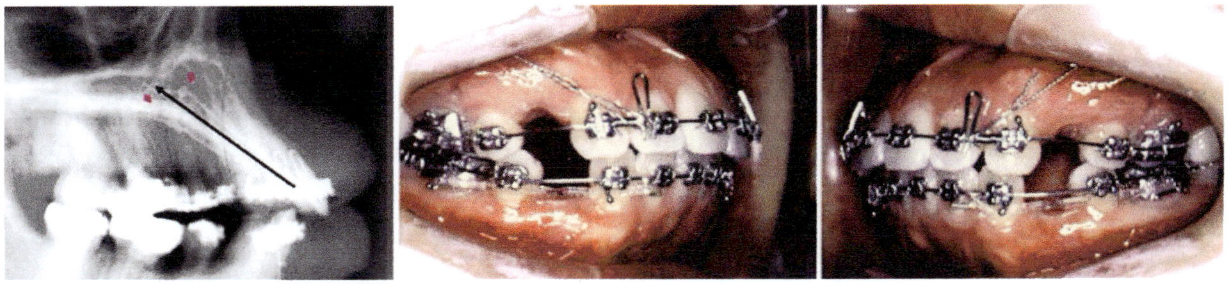

图 6-63 高位微种植体和加力方向

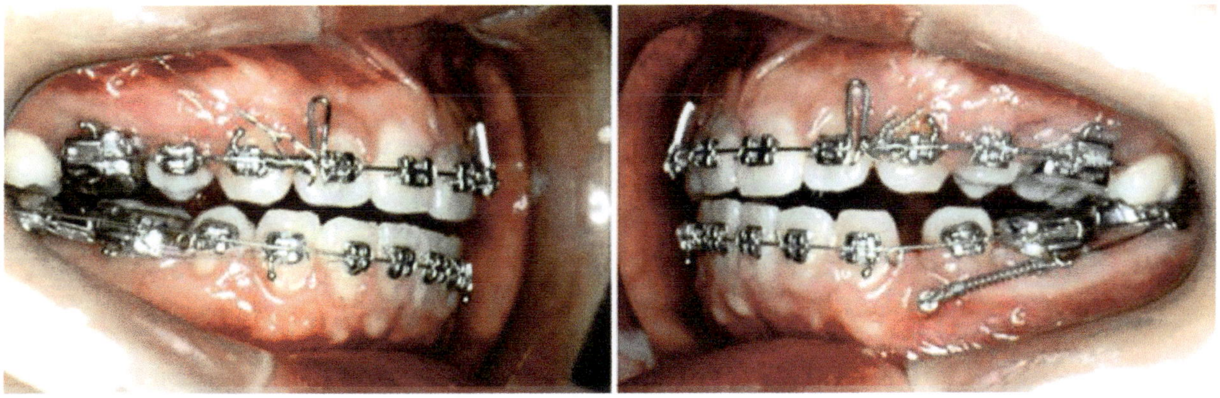

图 6-64 由于采用微种植体高位牵引，前牙整体内收、压低后出现前牙开骀

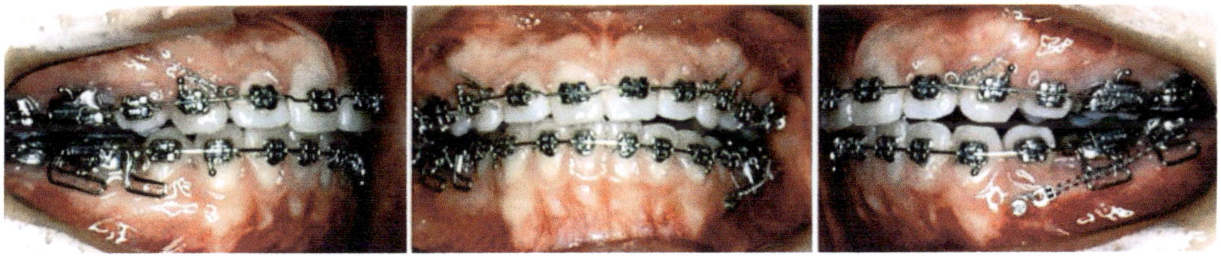

图 6-65 治疗 16 个月后，在下颌左侧尖牙与第一前磨牙颊侧之间植入微种植体前移磨牙

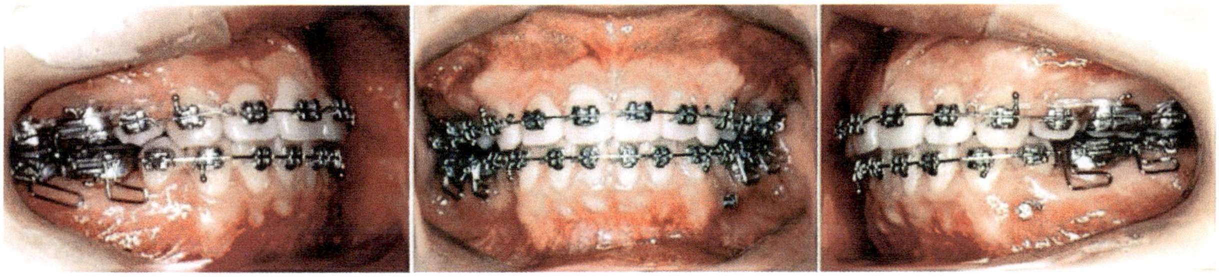

图 6-66 完成阶段

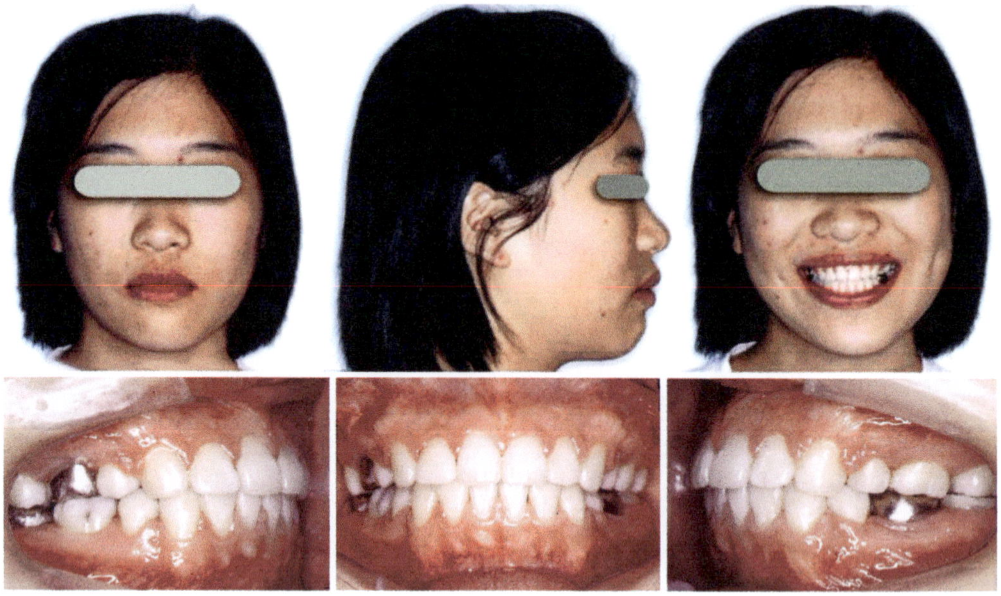

图 6-67 患者 SJL 术后照片

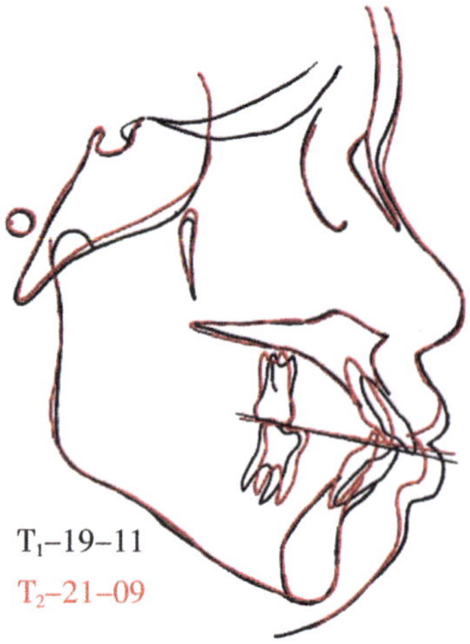

图 6-68 患者 SJL 术前、术后侧位片比较，殆平面逆时针旋转

安氏Ⅲ类拔牙病例

患者：QG(图 6-69~图 6-74)，19 岁，女性。

主诉：前牙反殆。

疗程：5 年(活动矫治 2.5 年)。

症状：骨性和牙性Ⅲ类关系，上下牙弓严重拥挤。

拔牙：14、24、34、44。

微种植体：Dentos 公司，直径 1.3 mm，长度 6 mm。

总结：在下颌第二前磨牙和第一磨牙间植入微种植体，内收下颌 6 颗前牙。刚开始为了减小摩擦力，使用片段弓内收前牙，但牙齿移动的方向很难控制。因此，换用完整的弓丝进一步内收前牙。疗程的加长是由于患者没有按时复诊，而不是矫治的原因。

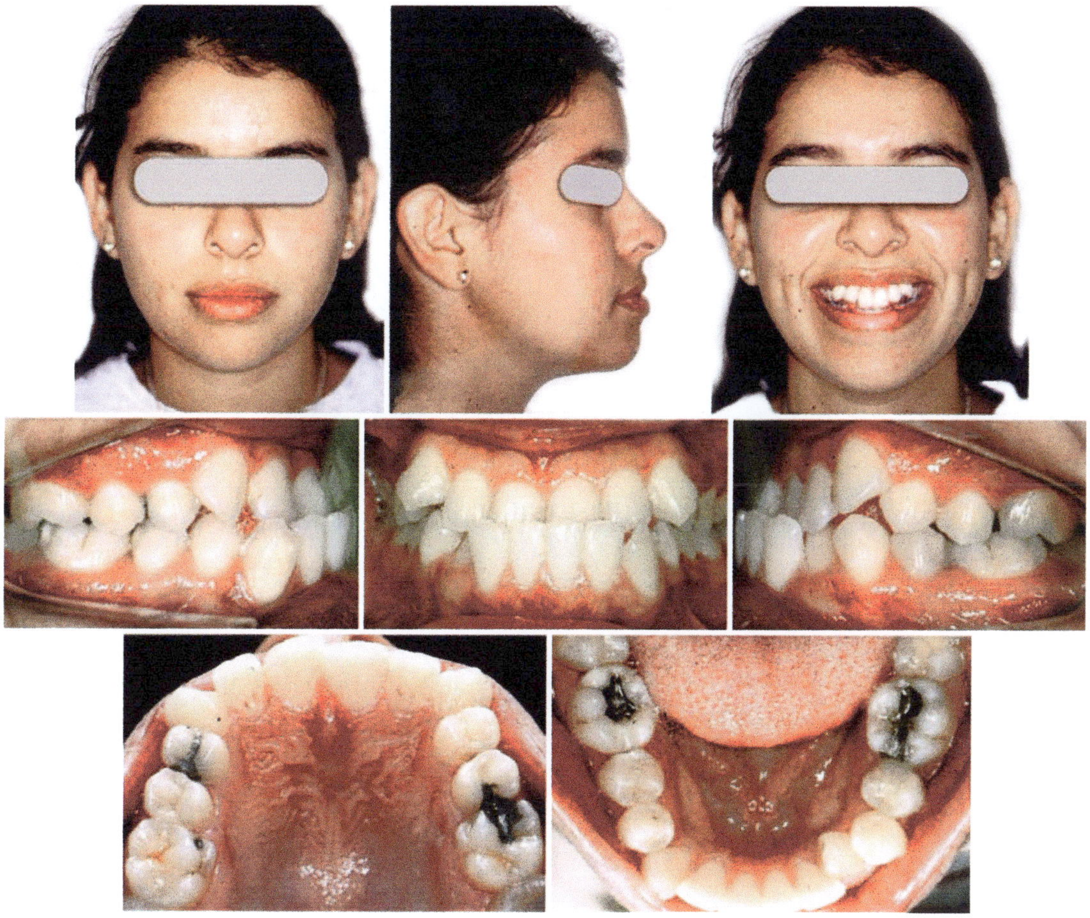

图 6-69　患者 QG 术前照片(来自 Alfredo Alvarez 医生)

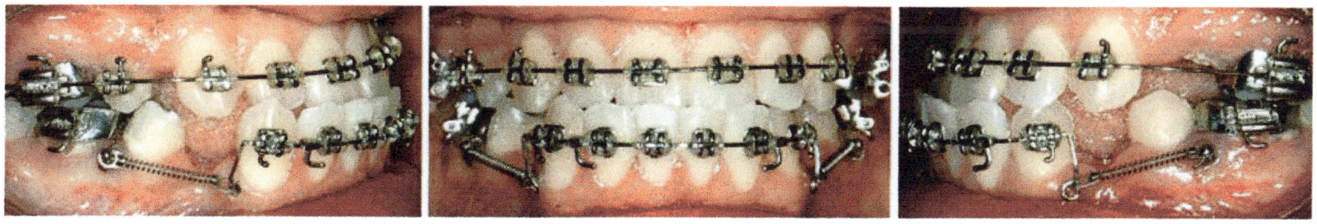

图 6-70　牙弓整平后,在下颌双侧第二前磨牙与第一磨牙颊侧之间植入微种植体。在下前牙使用片段弓,利用镍钛螺簧整体内收前牙

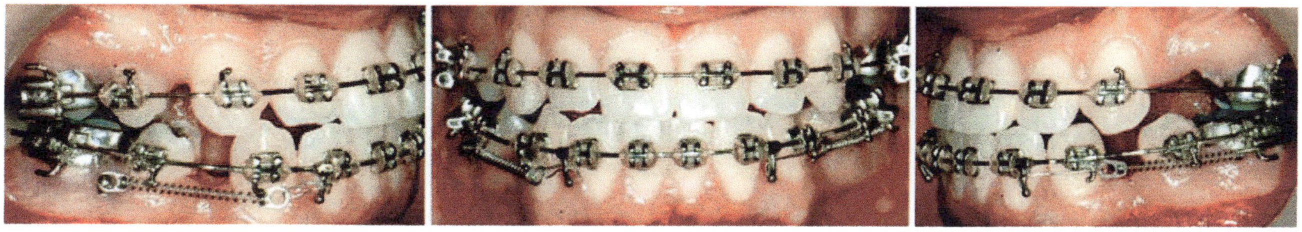

图 6-71　前牙反𬌗解除

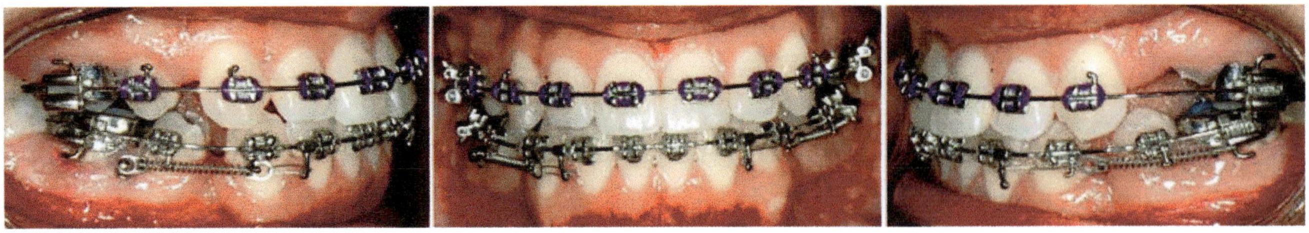

图 6-72　治疗中

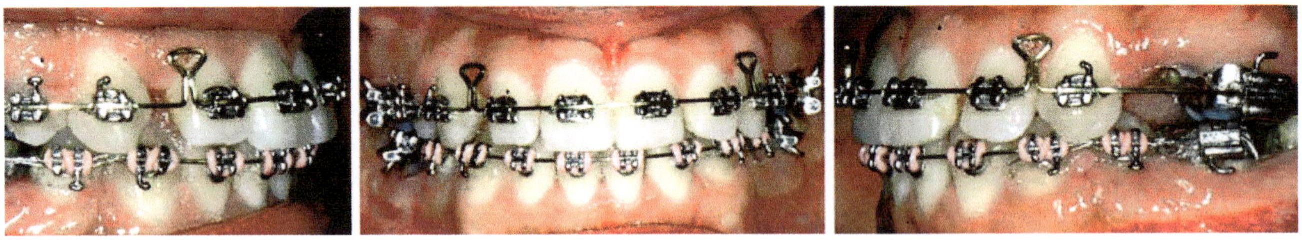

图 6-73　完成阶段

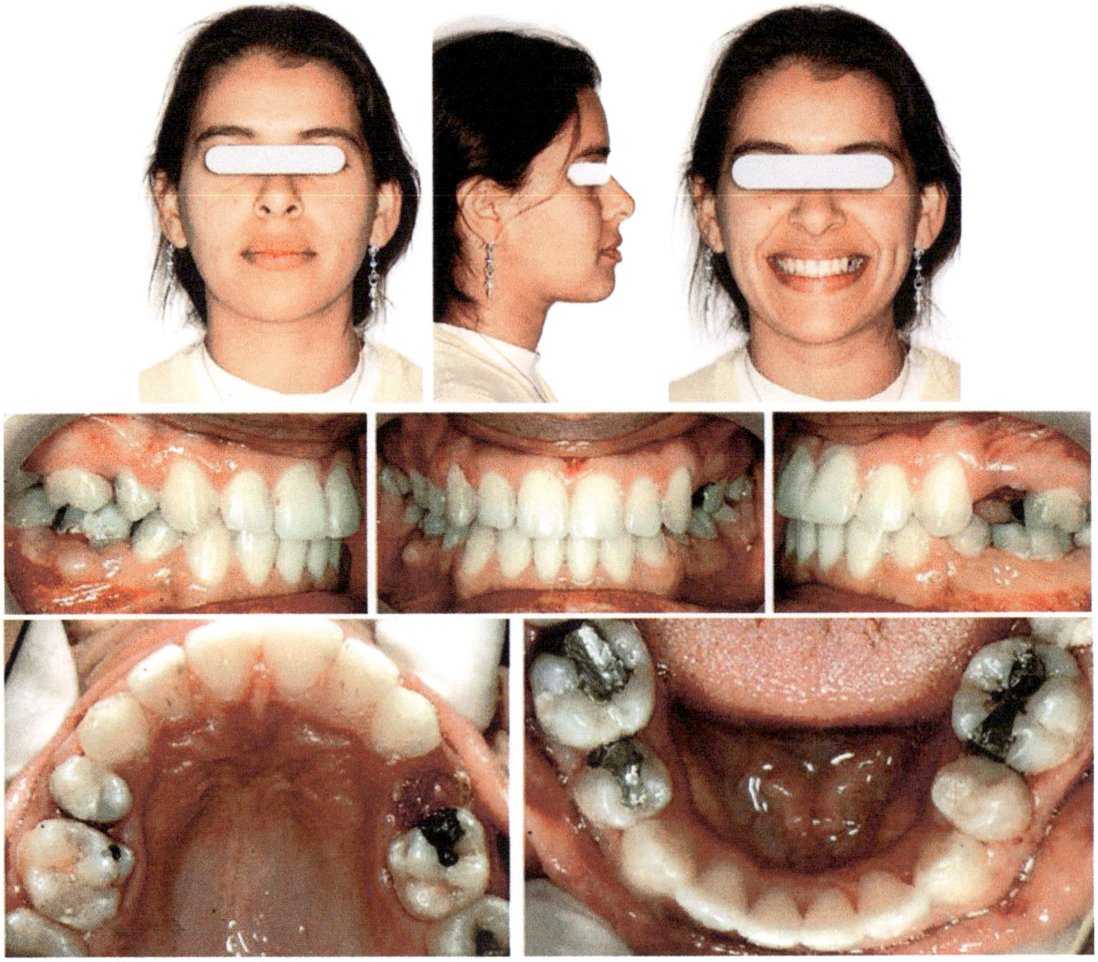

图 6-74　患者 QG 术后照片

联合牵引拔牙病例

患者一：DUL(图 6-75~图 6-78)，29 岁，男性。

主诉：嘴唇前突。

疗程：14 个月。

症状：骨性和牙性Ⅱ类关系，深覆殆深覆盖，下颌左侧第一前磨牙完全位于牙弓外。

拔牙：14、24、34。

微种植体：Dentos 公司，直径 1.3 mm，圆锥形，长度 6~7 mm。

总结：患者深覆殆深覆盖，因此矫治计划内收并压低上前牙，通常这类患者最好使用高位牵引，但临床有时为了方便加力或其他原因，很难将微种植体种植于理想的位置。

这位患者使用了低位牵引，整平后，使用 TMA 丝，上颌加大 Spee 曲线，以希望内收过程中压低前牙，但上颌前牙并没有被有效压低，相反，由于低位牵引后牙被压低了。这样，又在前牙区植入 2 颗微种植体以压低前牙。治疗效果很满意。我们认为这种联合牵引在深覆殆病例中比单纯高位牵引有用且有效得多。

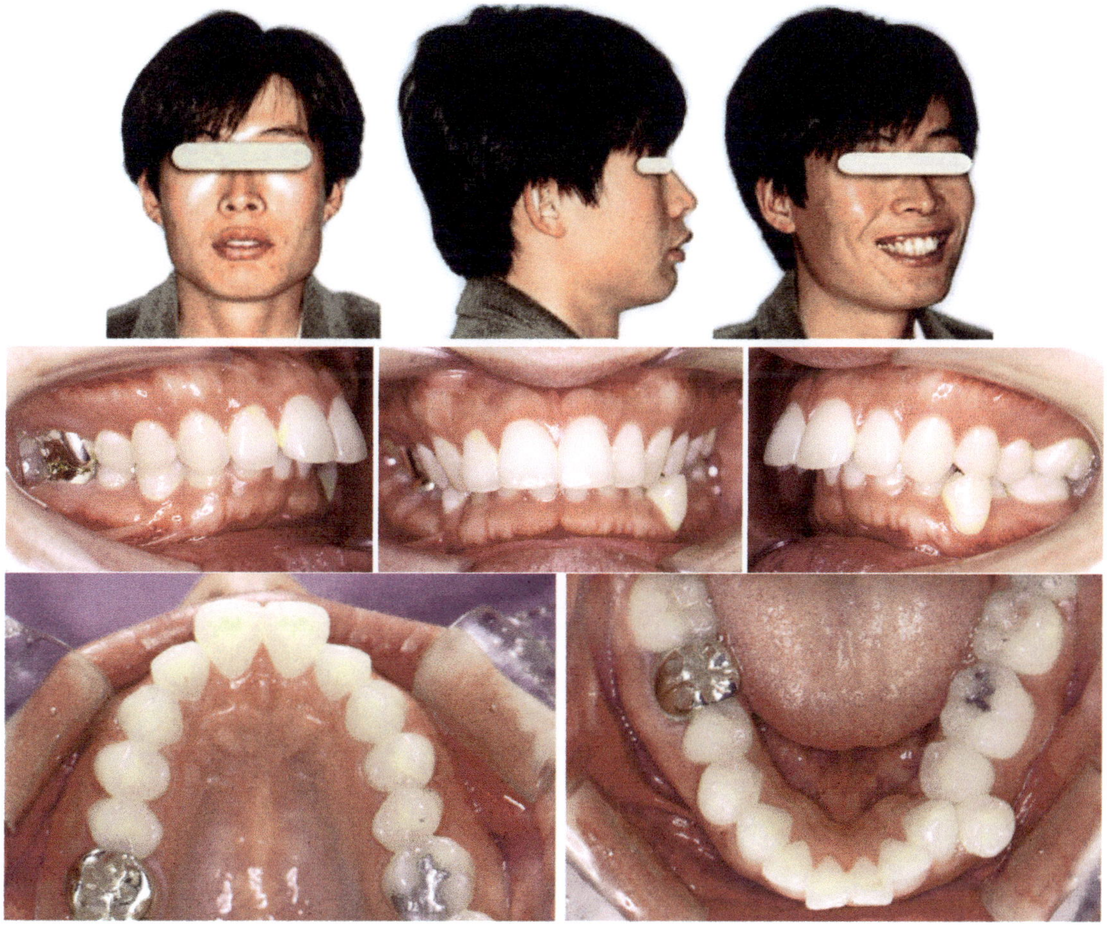

图 6-75 患者 DUL 术前照片

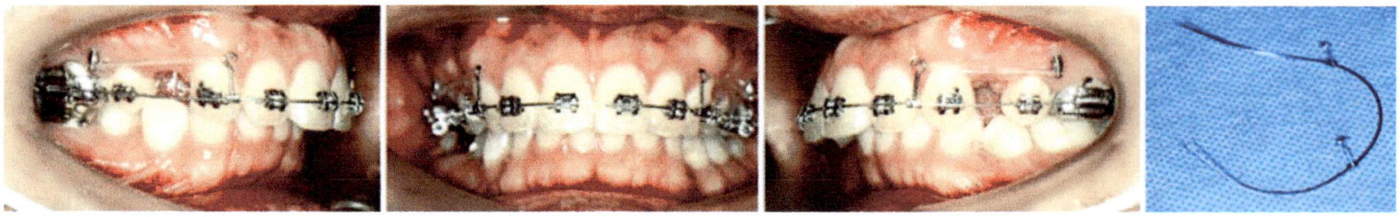

图 6-76 在双侧第一磨牙与第二前磨牙间植入微种植体，为了最大限度内收并压低前牙，使用带摇椅弓的镍钛弓丝

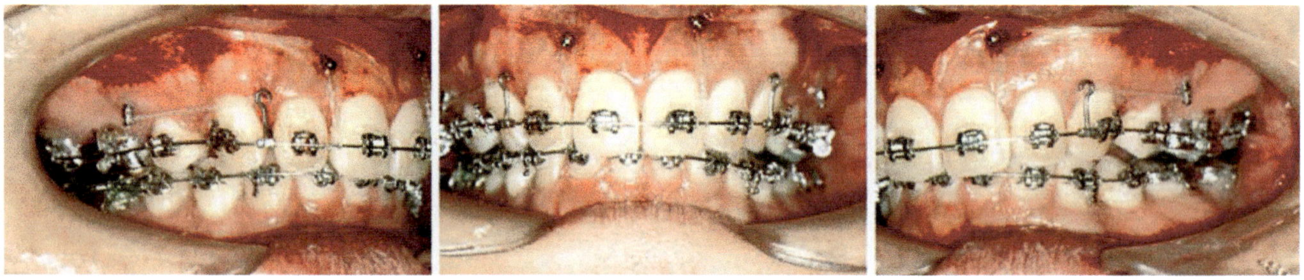

图 6-77 为了更好地压低前牙，在双侧中切牙与侧切牙之间植入微种植体，利用透明弹力丝加力

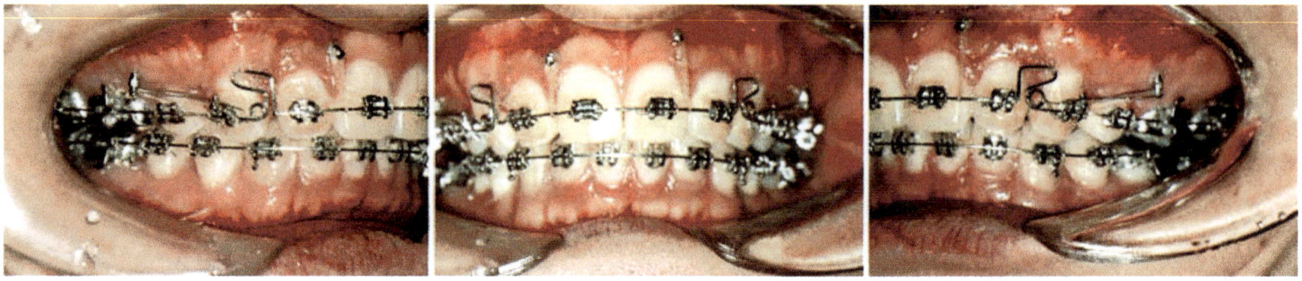

图 6-78 治疗 1 年后的口内照片，靴形曲的作用是为了实现前牙的根舌向转矩。在不锈钢方丝上也有正转矩

患者二：HSC（图 6-79~图 6-88），25 岁，女性。

主诉：嘴唇前突和露龈笑。

疗程：23 个月。

症状：骨性和牙性Ⅱ类关系，深覆盖，下牙弓轻度拥挤，重度牙龈暴露。

拔牙：14、24、35、45。

微种植体：Dentos 公司，直径 1.3 mm，锥形，长度 6 mm 和 8 mm。

总结：这是安氏Ⅱ^{1S}病例，左侧完全远中，右侧中性。微种植体植于上颌第二前磨牙和第一磨牙之间。但右侧微种植体失败，第二次将其种植于第二磨牙远中。上颌拔牙间隙关闭后，重新在右侧第二前磨牙和第一磨牙间植入 2 颗微种植体，用以推第一、二磨牙向远中，矫正完全远中关系。

上颌第三次植入的 2 颗微种植体位于同一牙根之间，都获得了成功。当右侧第一、二磨牙远中移动后，第二前磨牙和第一磨牙间出现了间隙。这时在其远中植入第 5 颗微种植体，去除第三、四颗微种植体，再利用镍钛螺簧加力关闭间隙。从这个病例可以发现，由于微种植体体积小，在相同的牙根间可以植入 2 颗微种植体。

间隙关闭后，由于微种植体的位置较低，上下殆平面顺时针旋转。为了实现殆平面的逆时针旋转，在上颌中切牙间植入微种植体，对上颌前牙实施压入力。术后上颌殆平面与矫治前保持一致。如果我们从治疗开始就采取联合牵引的方法，矫治结果还会更好，同时矫治时间也会缩短。

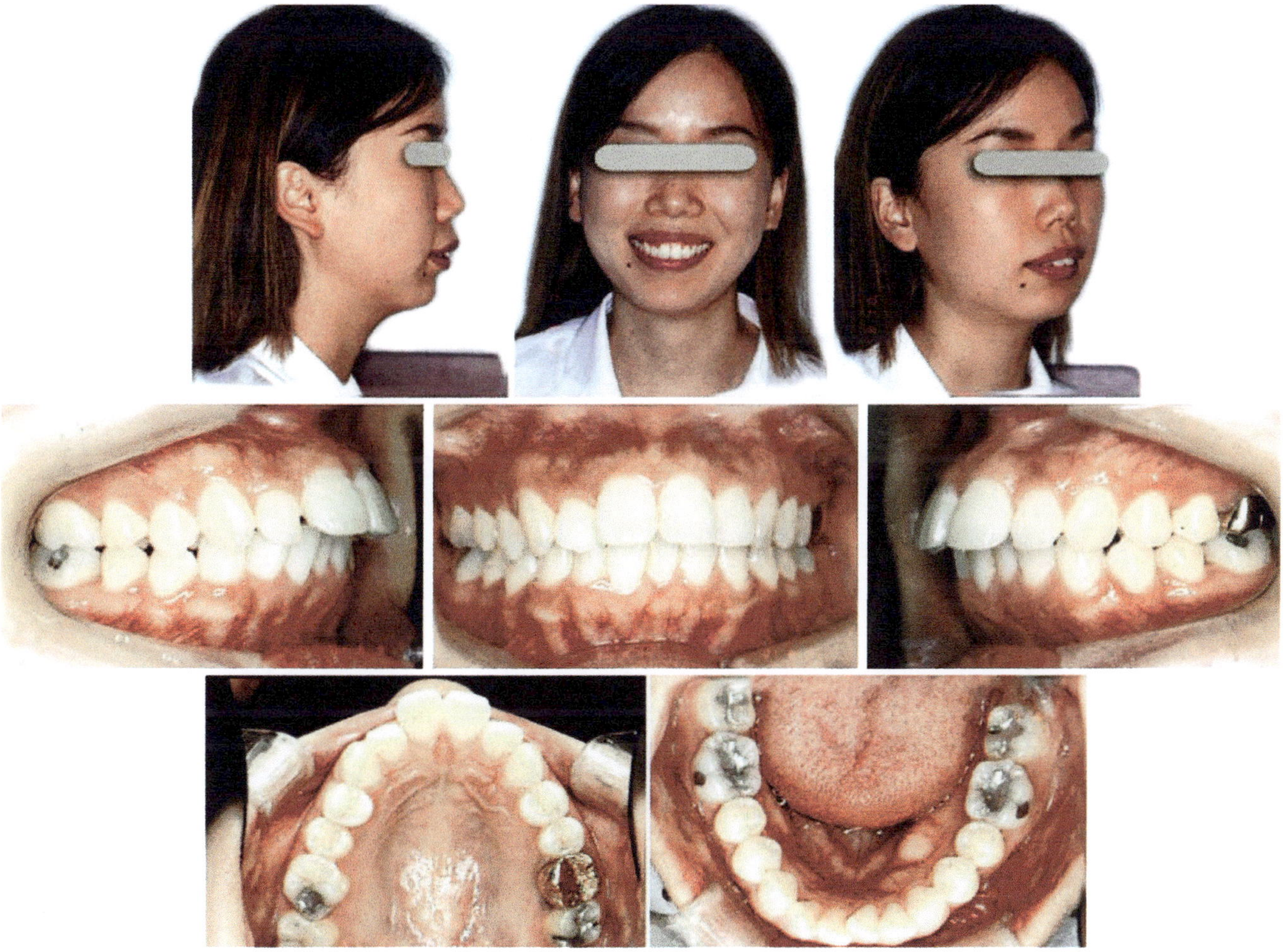

图 6-79 患者 HSC 术前照片

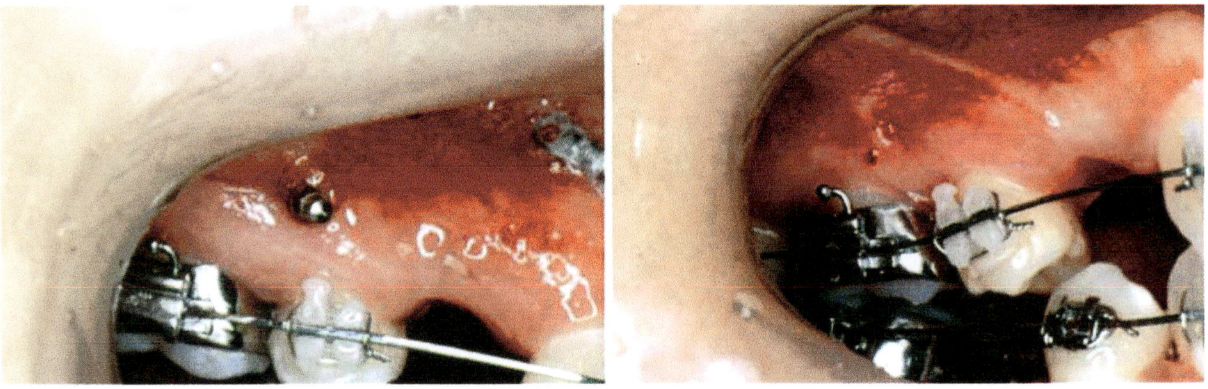

图 6-80　上颌右侧第二前磨牙与第一磨牙之间的微种植体植入失败

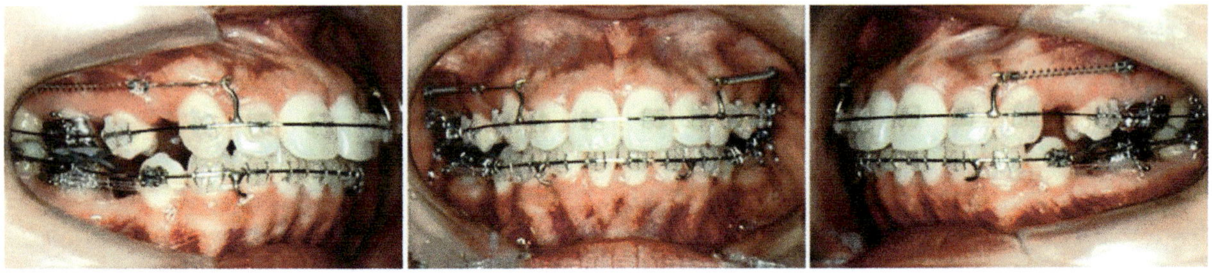

图 6-81　在上颌右侧第二磨牙远中重新植入微种植体，利用镍钛螺簧最大限度整体内收前牙

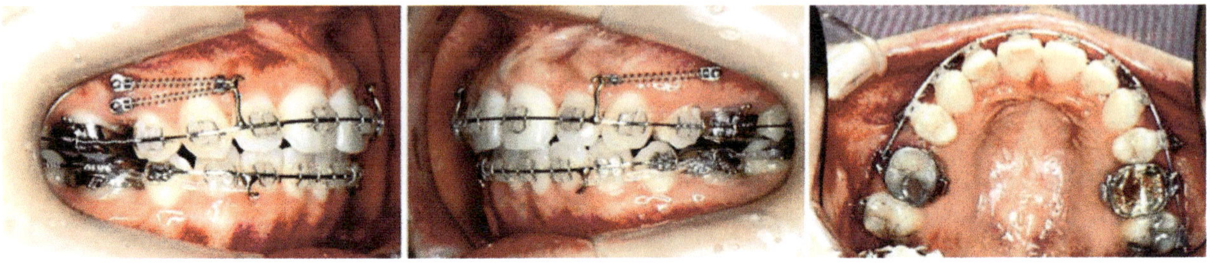

图 6-82　前牙内收到位后，为了推磨牙向远中，在上颌右侧第二前磨牙与第一磨牙之间植入 2 颗（第 3、4 颗）微种植体

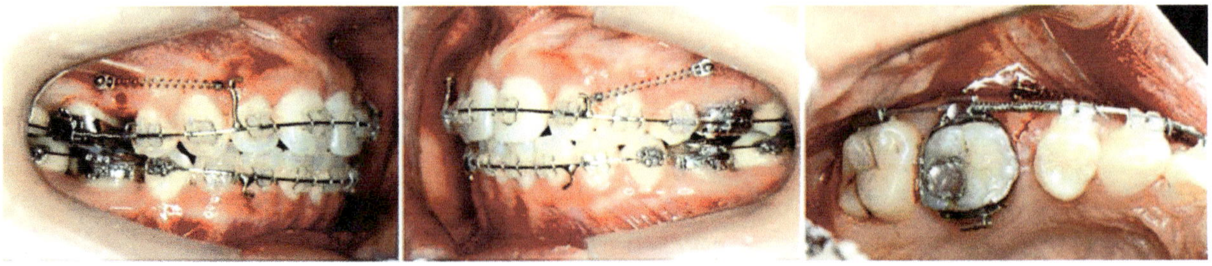

图 6-83　在右侧磨牙取得 I 类关系后，取出第 3、4 颗微种植体，并在其远中植入第 5 颗微种植体，用于内收前牙

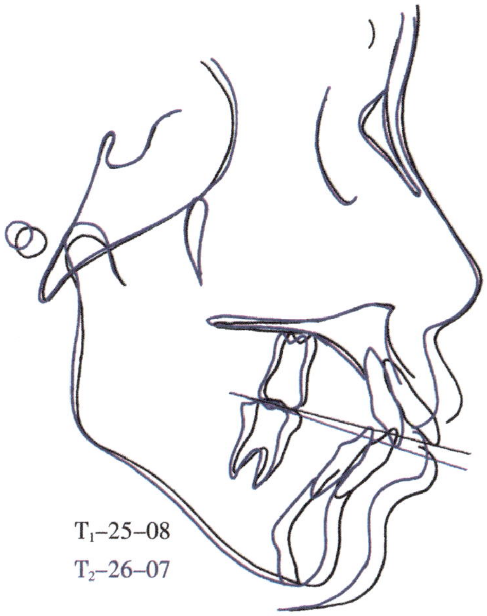

图 6-84 拔牙间隙关闭后，由于上颌前牙伸长及下颌平面向下旋转，导致殆平面顺时针旋转

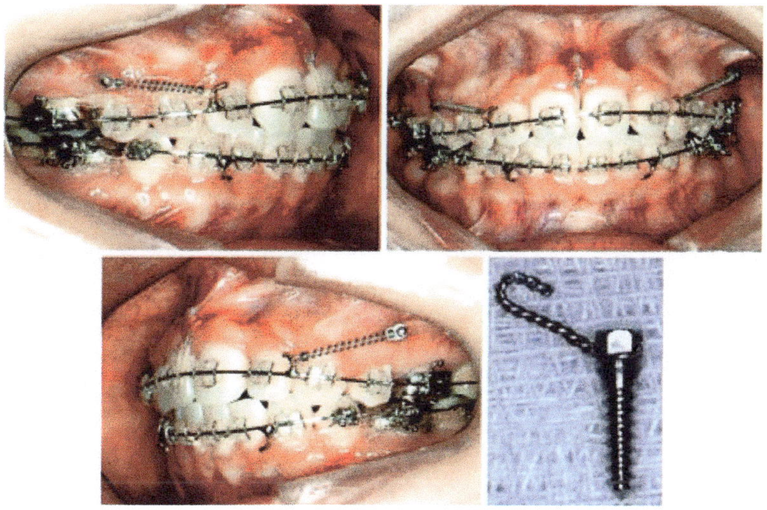

图 6-85 在上颌中切牙之间植入微种植体，压低前牙，使用透明弹力丝加力

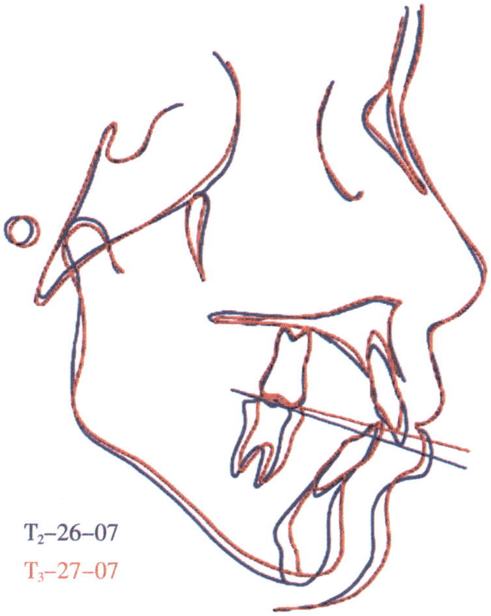

图 6-86 上前牙压低后，殆平面发生逆时针旋转，下颌平面恢复到治疗前水平

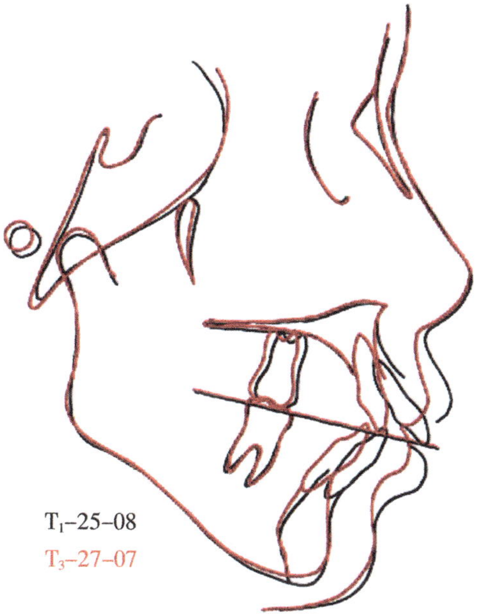

图 6-87 患者 HSC 术前、术后侧位片比较，下颌平面保持不变

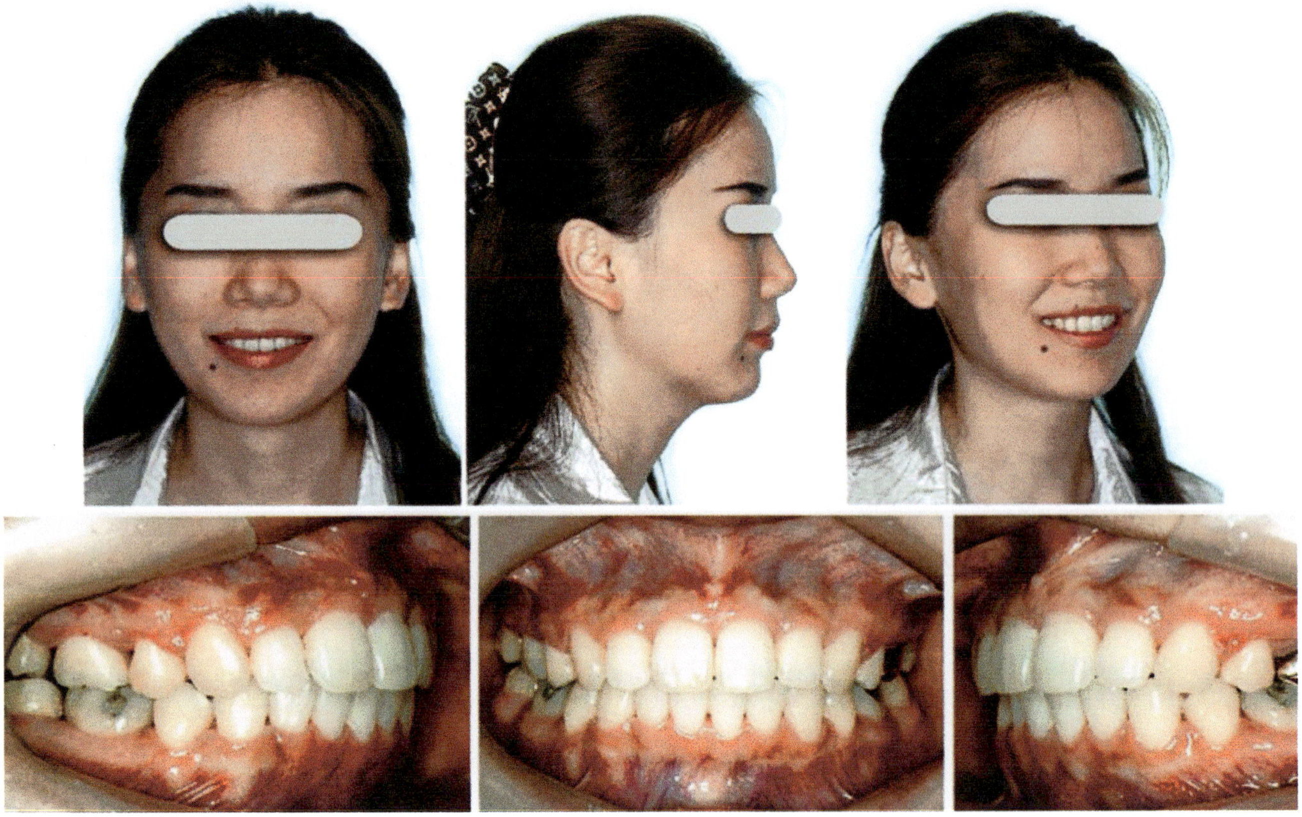

图 6-88　患者 HSC 术后照片

安氏Ⅰ类非拔牙病例

患者：SKL(图 6-89~图 6-97)，13 岁，男性。

主诉：牙列拥挤。

疗程：16 个月。

症状：骨性Ⅰ类和牙性Ⅱ类关系，双牙弓拥挤。

拔牙：左下中切牙缺失。

微种植体：Osteomed 公司，直径 1.2 mm，长度 8 mm。

总结：该患者上颌中度拥挤，侧面较平，深覆殆。矫治计划推上颌磨牙向远中，避免通过拔牙解除拥挤。微种植体植于上颌第二前磨牙和第一磨牙之间，利用微种植体上的镍钛螺簧与尖牙托槽相连，将远移力量通过牙列传递到后牙区，后牙牙冠向远中倾斜，尽量减小上颌前牙唇倾。由于是年轻病例，患者的上下颌骨在矫治阶段有明显的生长。

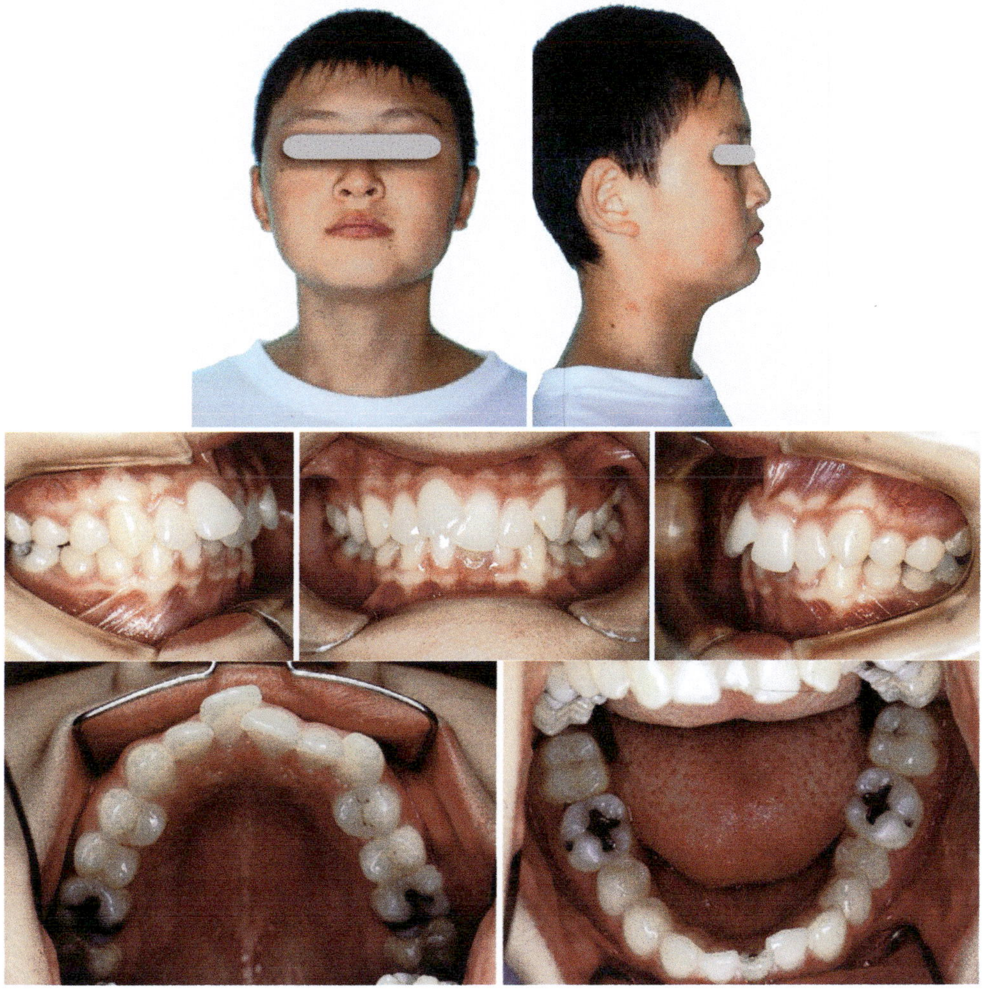

图 6-89 患者 SKL 术前照片

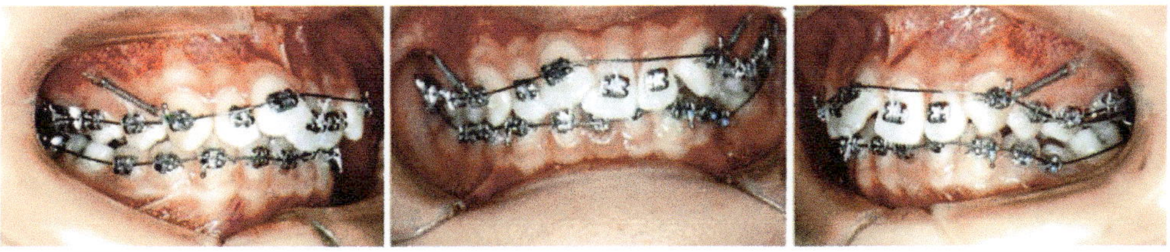

图 6-90 开始利用微种植体，通过镍钛螺簧对尖牙加力

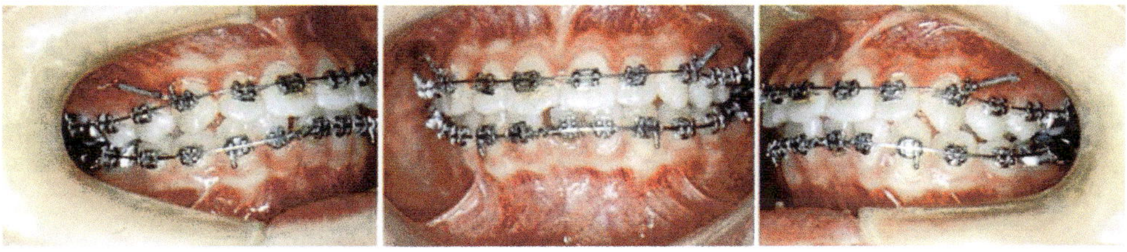

图 6-91 5 个月后照片

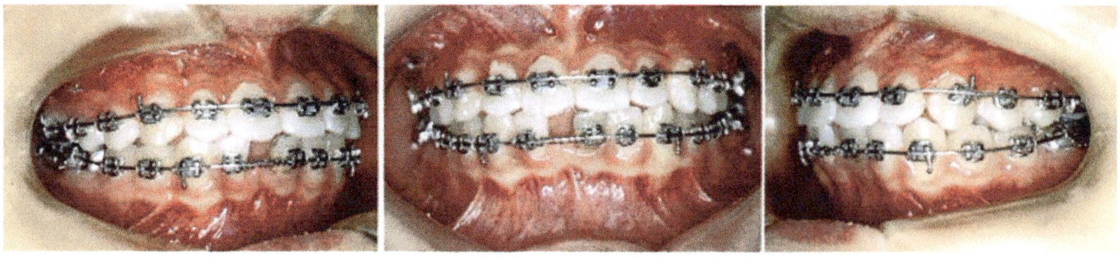

图 6-92　8 个月后照片

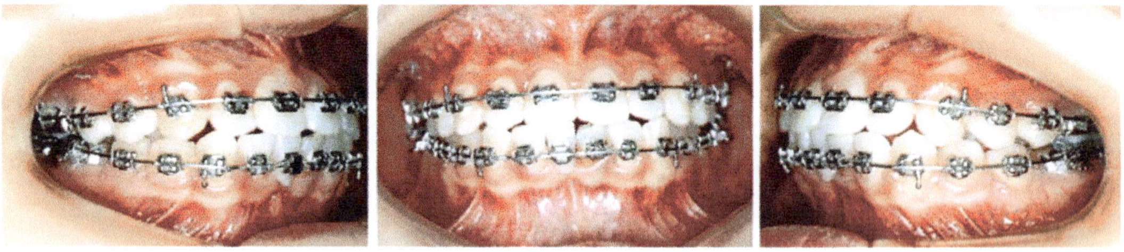

图 6-93　10 个月后照片

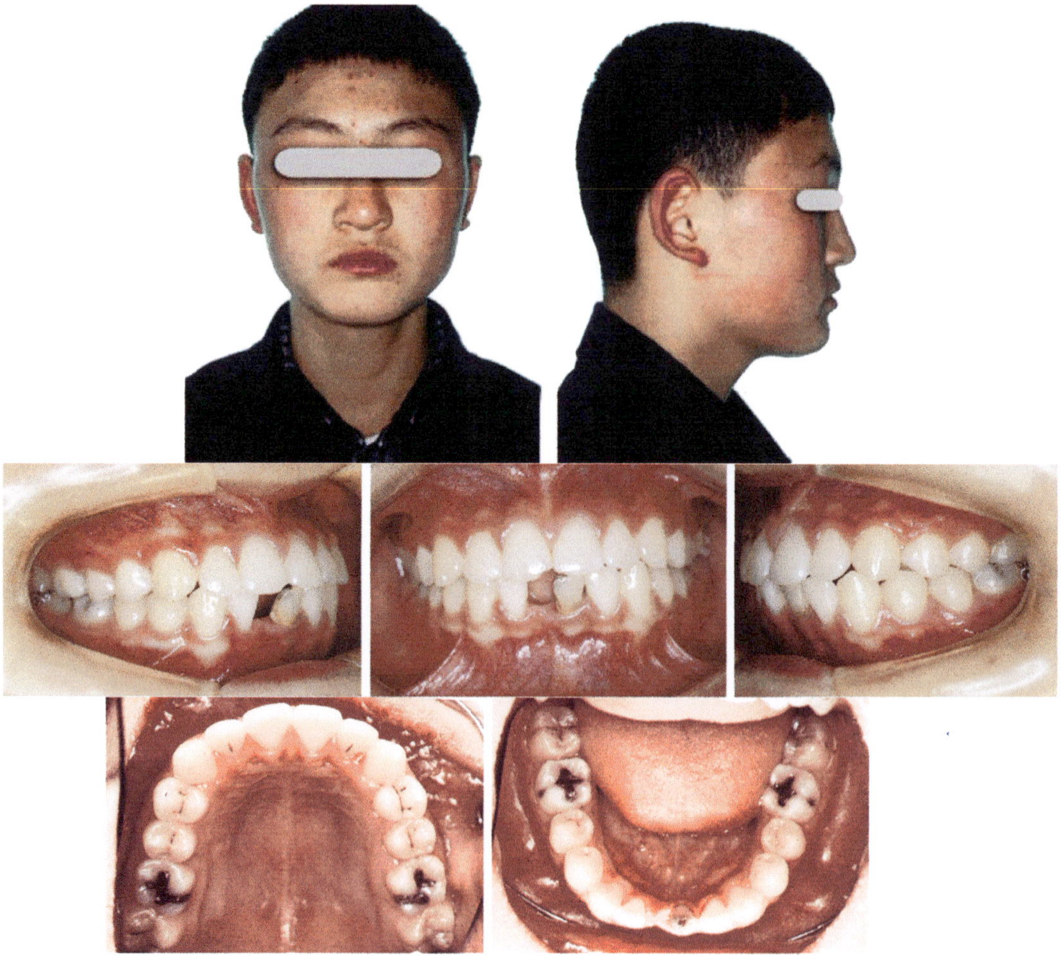

图 6-94　患者 SKL 术后照片

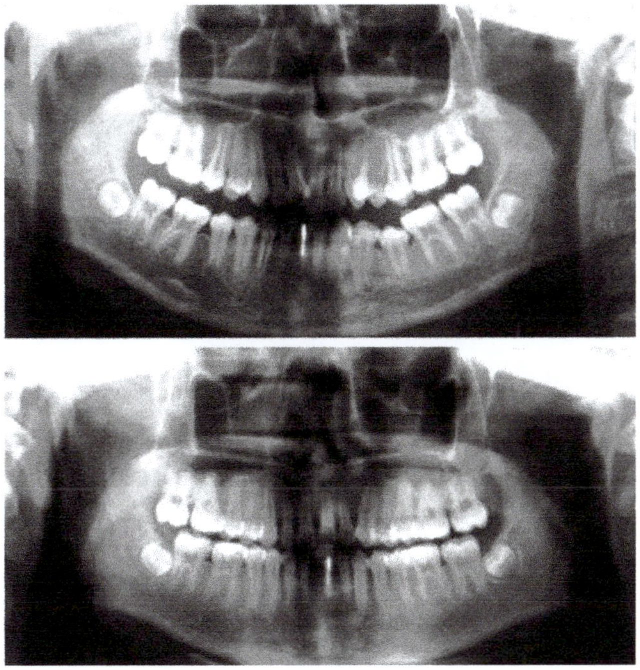

图 6-95 患者 SKL 术前、术后全景片比较

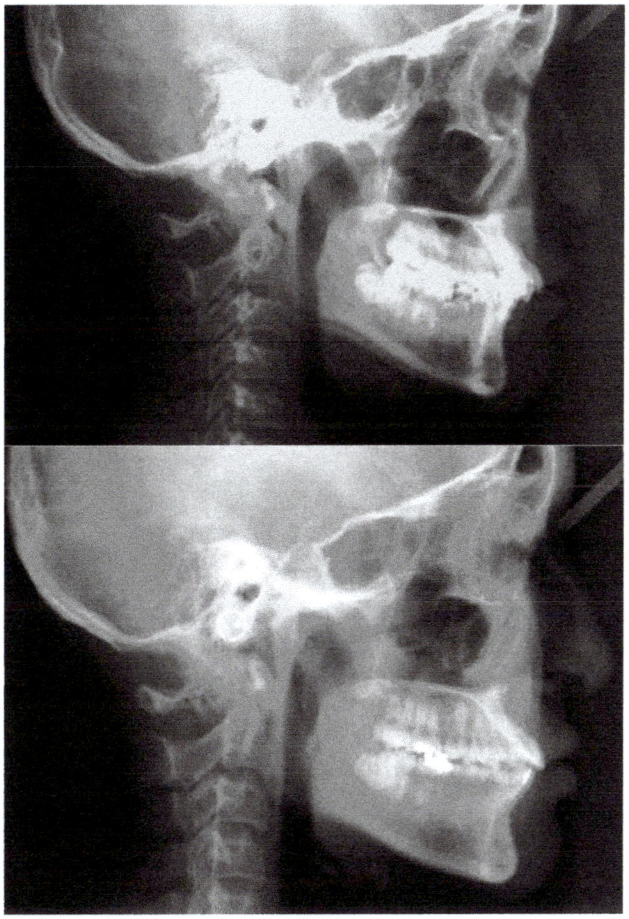

图 6-96 患者 SKL 术后侧位片

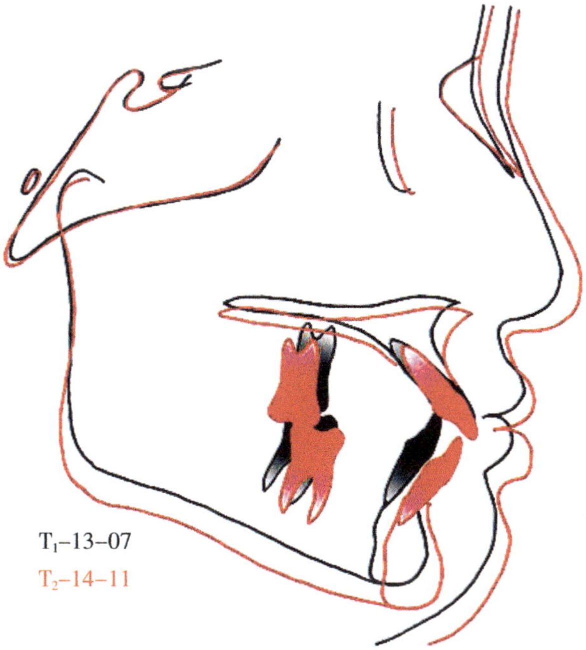

图 6-97 患者 SKL 术前、术后侧位片重叠图

安氏Ⅱ类非拔牙病例

患者：EJK(图 6-98~图 6-106)，24 岁，女性。

主诉：牙列拥挤。

疗程：26 个月。

症状：骨性Ⅰ类和牙性Ⅱ类关系，双牙弓拥挤。

拔牙：不拔牙。

微种植体：Dentos 公司，直径 1.3 mm，圆锥形，长度 7 mm。

总结：该患者上颌中度拥挤，下颌轻度拥挤，侧貌正常。患者要求不拔牙，同时不希望面部有任何变化。矫治计划利用微种植体移动上颌后牙向远中，微种植体植于上颌第二前磨牙与第一磨牙之间。首先，将镍钛推簧放在第二前磨牙与第一磨牙之间，希望远中移动上颌第一、二磨牙。我们认为先远移磨牙再内收前牙效率更高。这种方法对于后牙近中倾斜病例更为合适。

磨牙远移后，左侧的微种植体位于第二前磨牙的侧方。这一病例中，当前牙和前磨牙远中移动时，并没有碰到微种植体。当然这种情况的实现必须保证微种植体是斜向植入及患者的局部骨质比较厚。由于通过上颌磨牙远移矫正了拥挤，术后患者的侧貌没有改变。

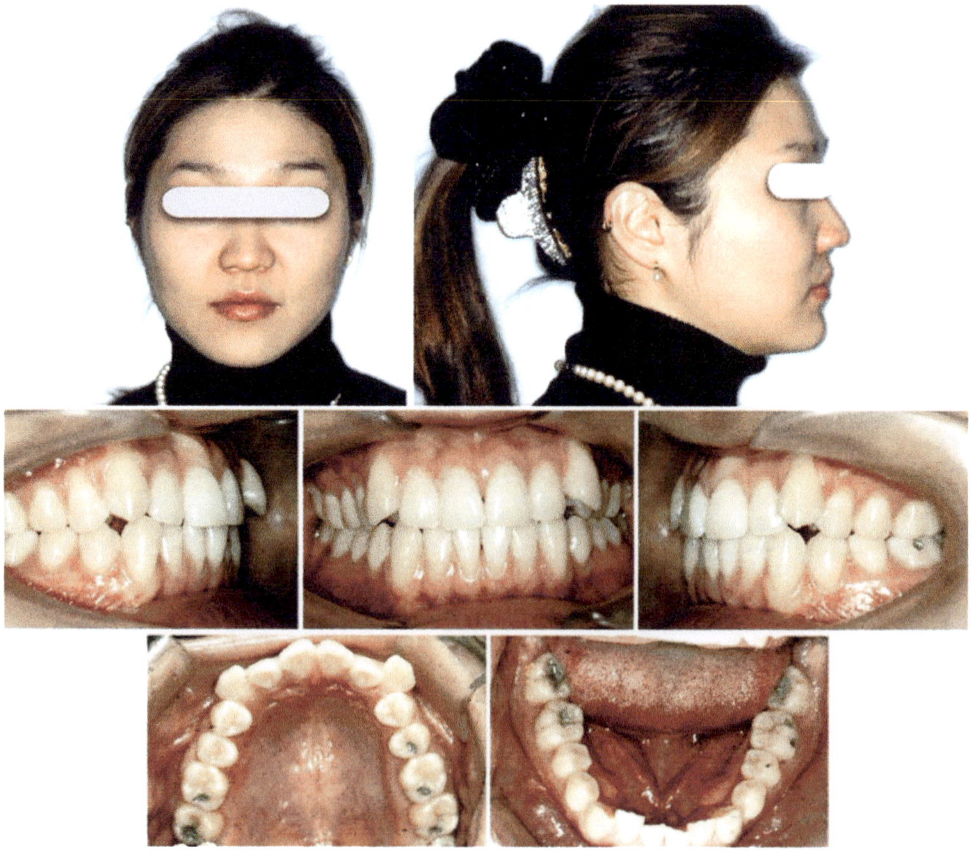

图 6-98　患者 EJK 术前照片

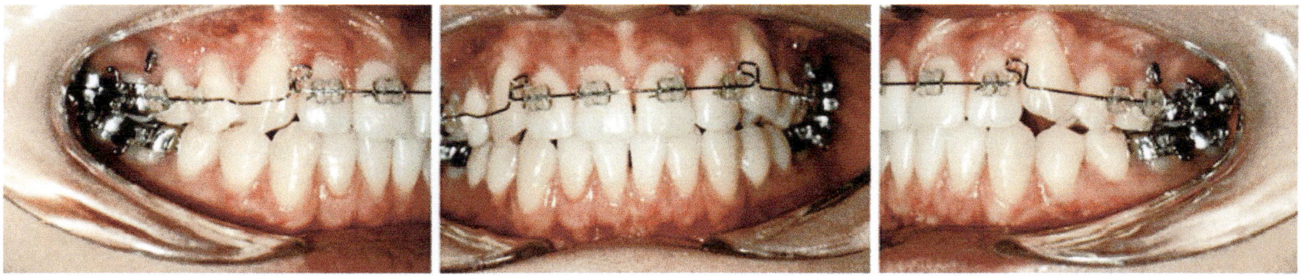

图 6-99 在上颌双侧第二前磨牙与第一磨牙之间植入微种植体，在第二前磨牙与第一磨牙之间放置镍钛推簧，再通过微种植体与前牙"L"形曲(.016)之间用透明弹力丝结扎，防止前牙唇倾

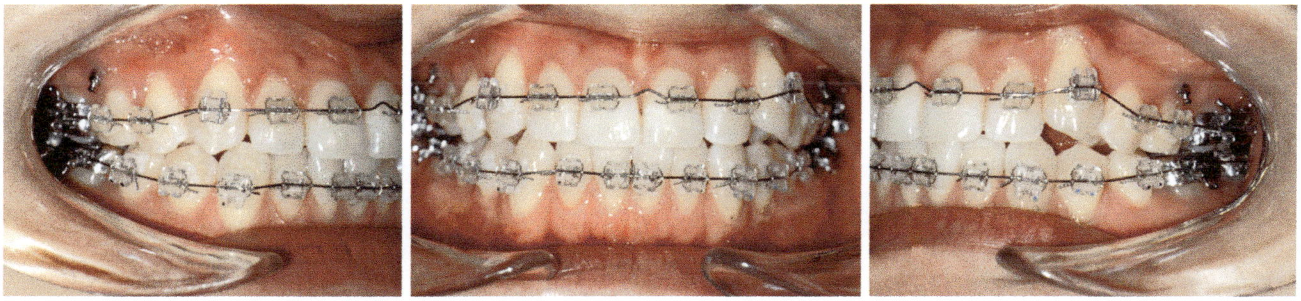

图 6-100 下颌粘结矫治器，磨牙远移过程中上前牙没有唇倾，微种植体的位置也发生变化，从第二前磨牙与第一磨牙之间变为第二前磨牙颊侧

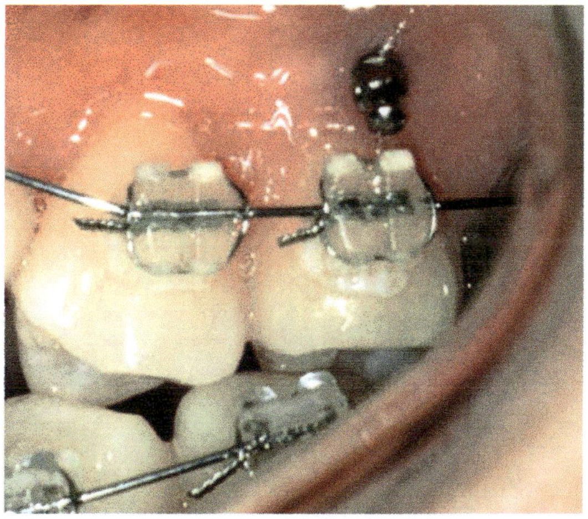

图 6-101 如果患者颊侧牙槽骨厚度足够，微种植体可以斜向植入第二前磨牙与第一磨牙之间，在磨牙远移后，可以不用取出微种植体直接内收前牙

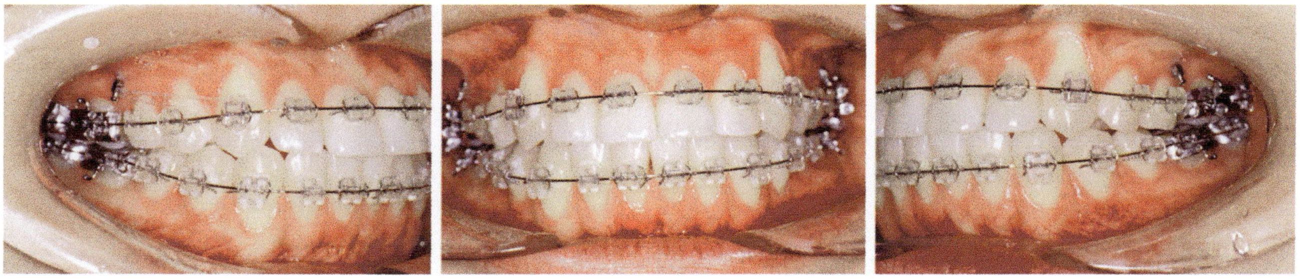

图 6-102 结束阶段照片

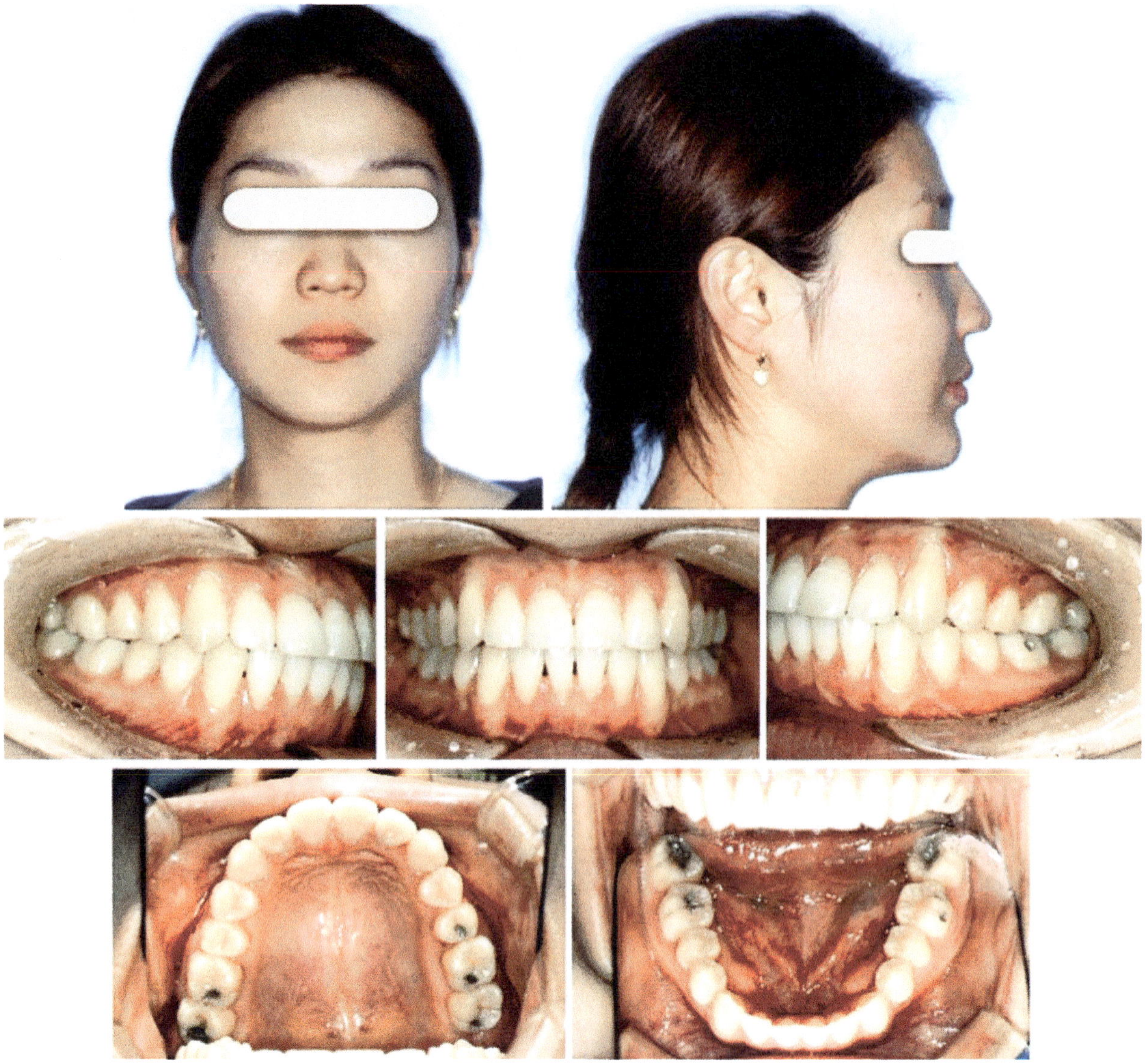

图 6-103　患者 EJK 术后照片

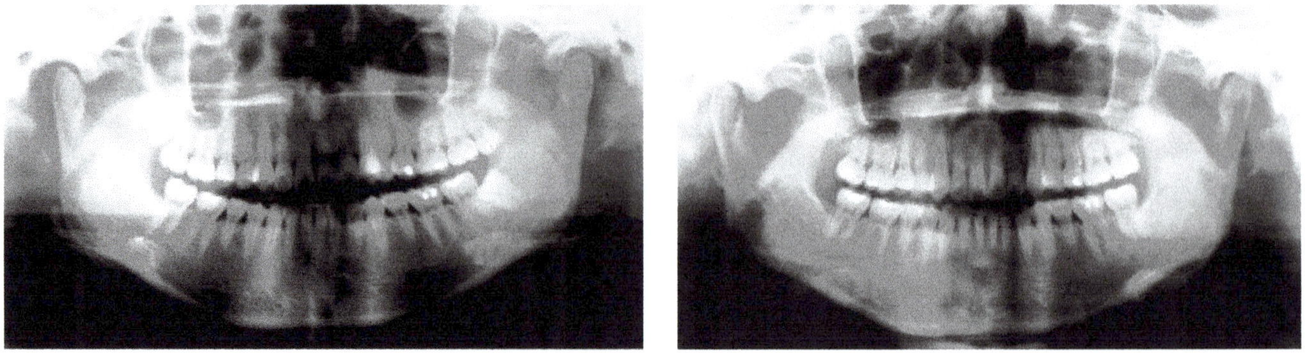

图 6-104　患者 EJK 术前、术后全景片比较

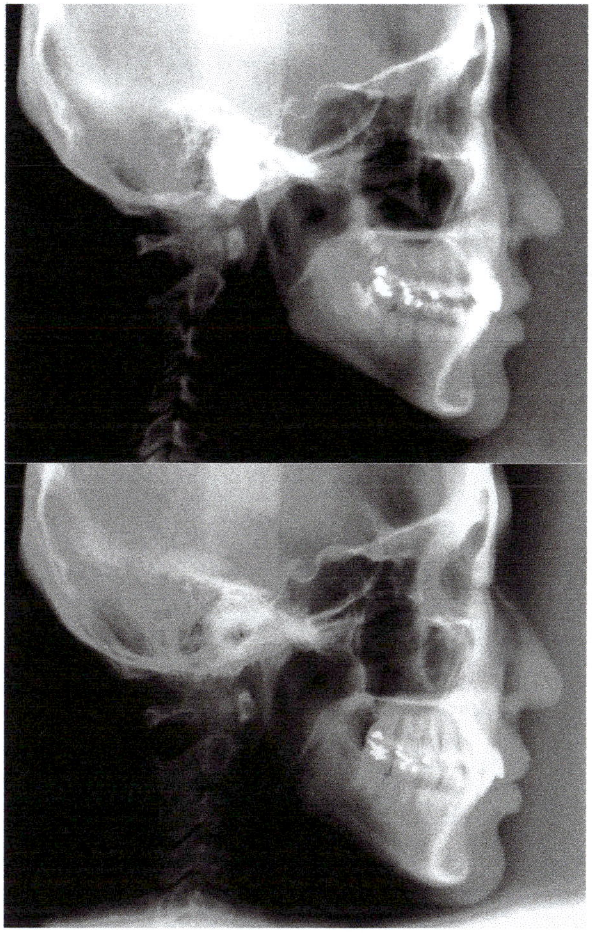

图 6-105 患者 EJK 术前、术后头侧位片比较

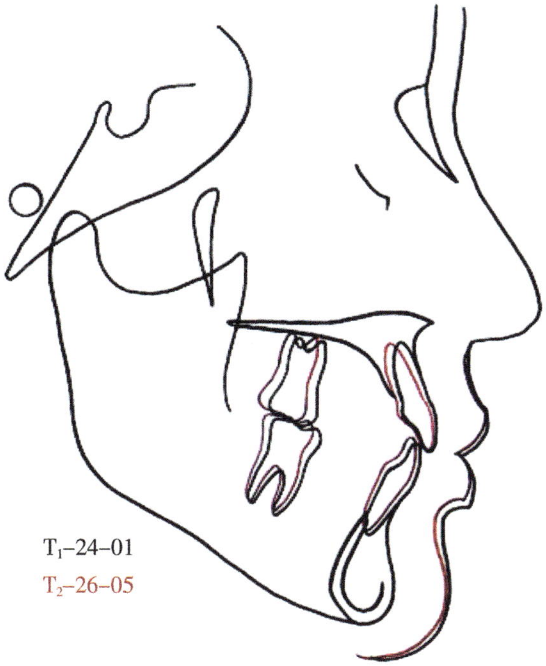

图 6-106 患者 EJK 术前、术后头侧位片重叠图

安氏 III 类非拔牙病例

患者一：SPY(图 6-107~图 6-115)，19 岁，男性。

主诉：前牙对刃，下唇前突。

疗程：25 个月。

症状：骨性和牙性Ⅲ类关系，开𬌗趋势，下牙弓中度间隙。

拔牙：不拔牙。

微种植体：Dentos 公司，直径 1.3 mm，圆锥形，长度 5 mm。

总结：矫治计划为关闭下颌间隙，利用微种植体内收整个下牙弓向远中。微种植体植于下颌第一、二磨牙之间。当下颌间隙关闭后，利用镍钛螺簧施加连续的内收力，通过竖直整个下颌牙列，获得 I 类磨牙和尖牙关系。通过这个病例我们发现，利用微种植体可以将近中倾斜的下颌后牙整体远移。

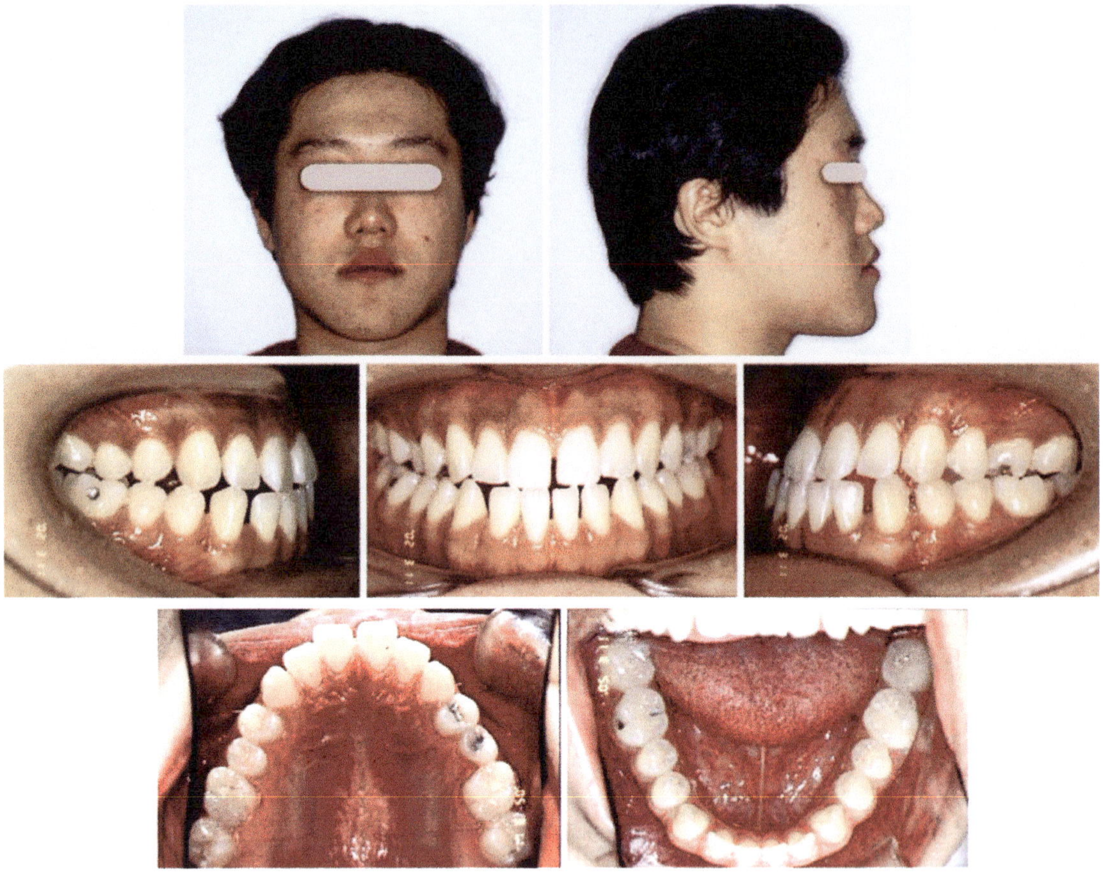

图 6-107　患者 SPY 术前照片

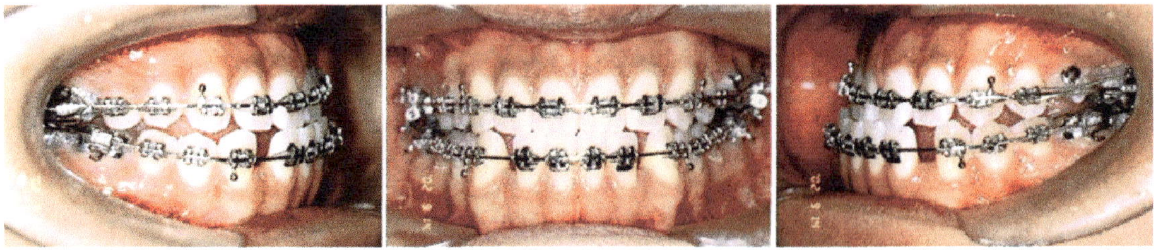

图 6-108　治疗 2 个月后上、下牙弓整平

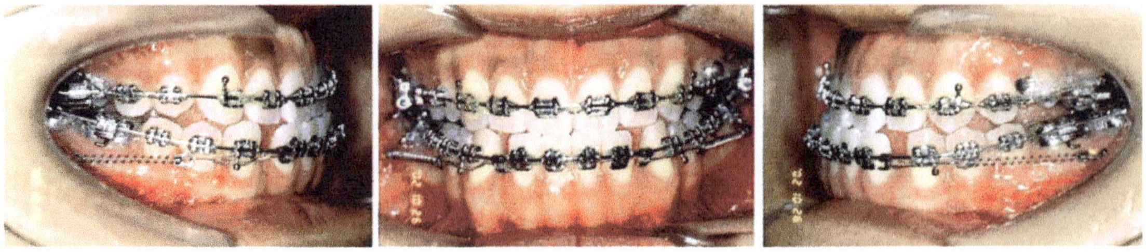

图 6-109　在下颌第一、二磨牙之间植入微种植体，使用镍钛螺簧与前牙区的牵引钩相连，内收下前牙

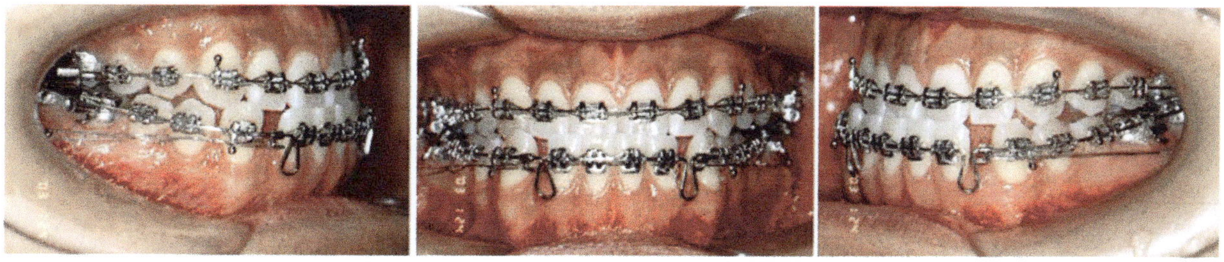

图 6-110 利用与微种植体相连的结扎丝打开关闭曲

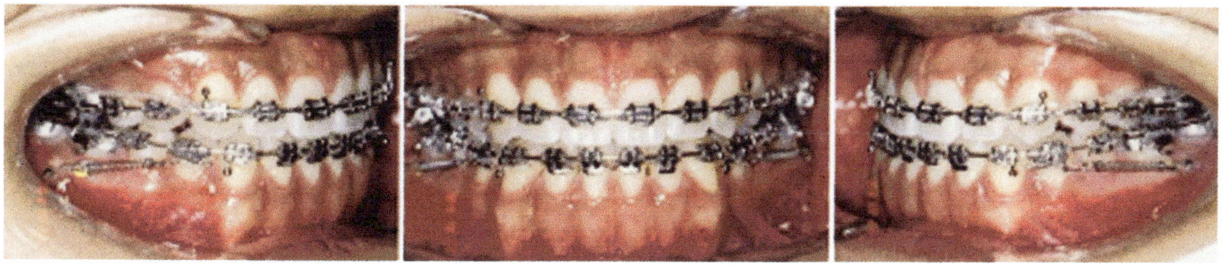

图 6-111 治疗 15 个月后的口内照片，取得了 I 类尖牙及磨牙关系

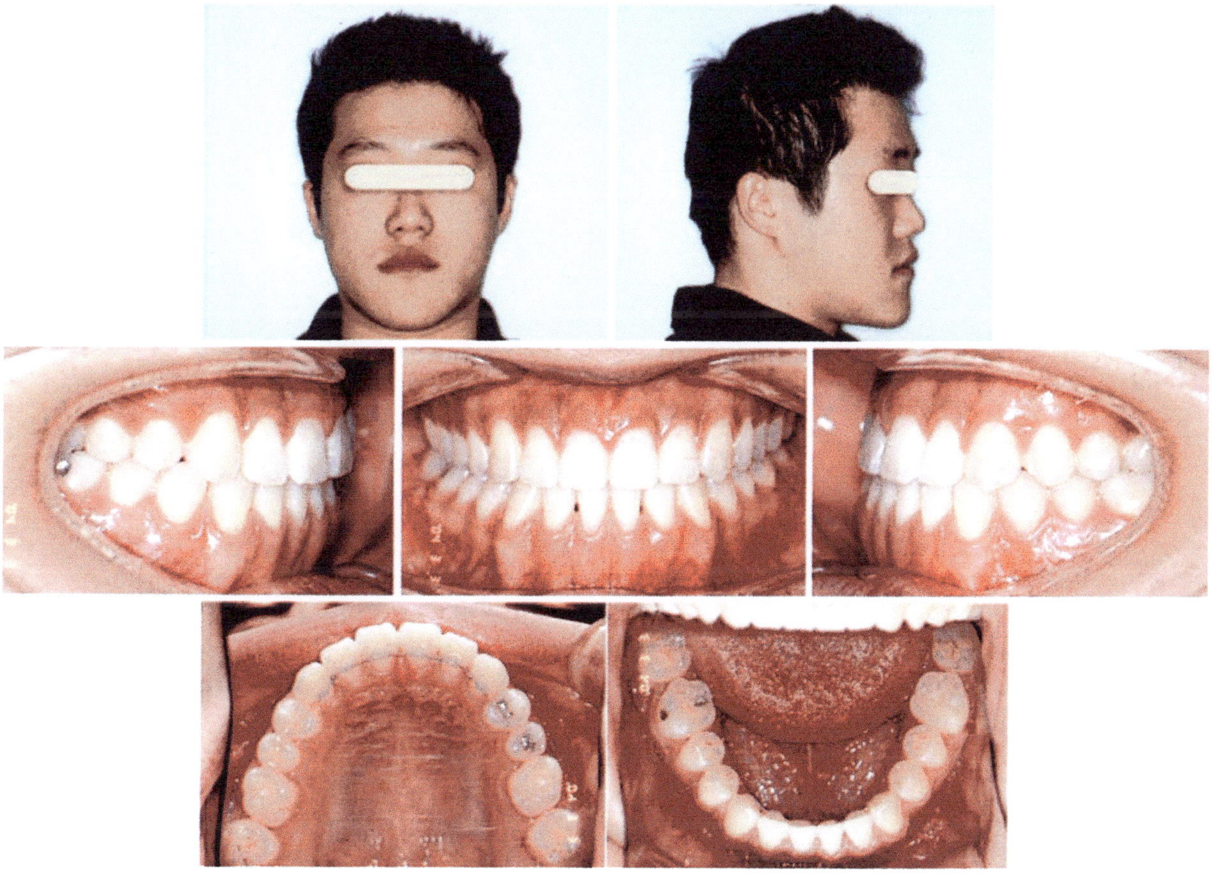

图 6-112 患者 SPY 术后照片

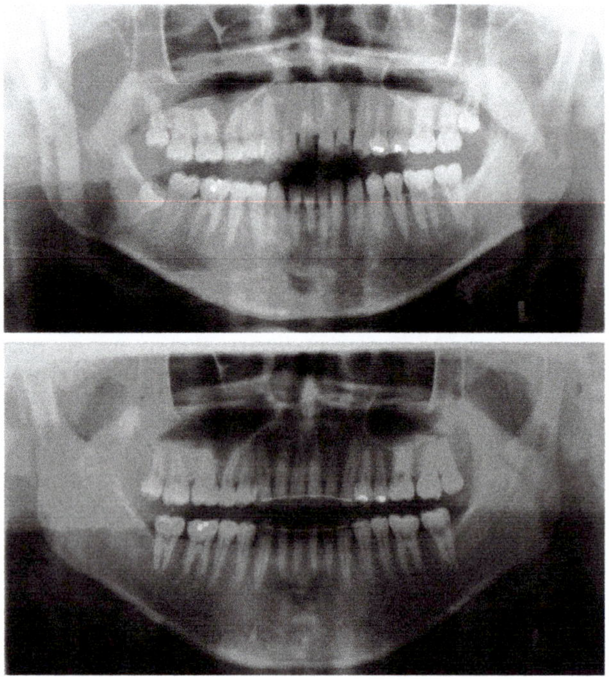

图 6-113 患者 SPY 术前、术后全景片比较

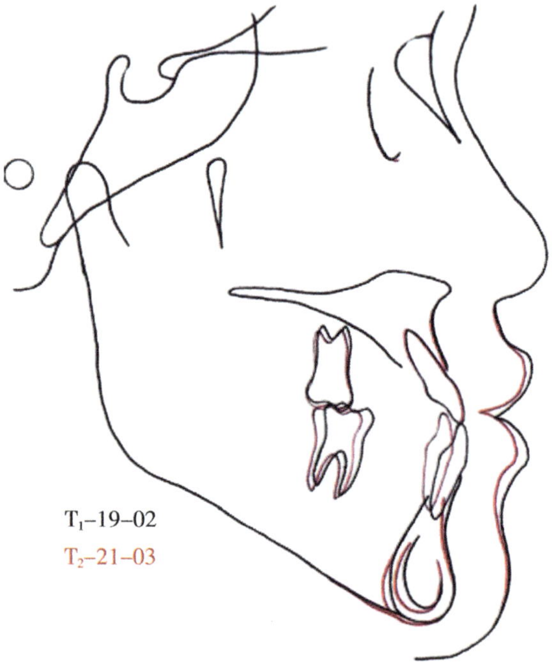

图 6-115 患者 SPY 术前、术后头侧位片重叠图

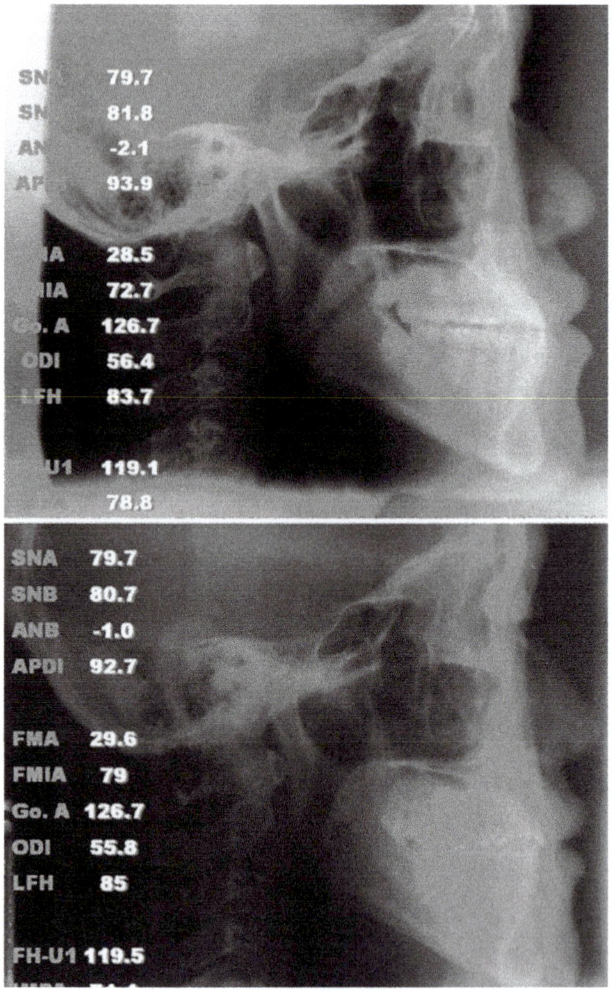

图 6-114 患者 SPY 术前、术后头侧位片比较

患者二：SRP(图 6-116~图 6-127)，16 岁，女性。

主诉：前牙开𬌗，牙列拥挤。

疗程：30 个月

症状：骨性和牙性Ⅲ类关系，上牙弓狭窄，双侧后牙反𬌗，上下牙弓中度至重度拥挤，前牙开𬌗。

拔牙：不拔牙。

微种植体：Dentos 公司，直径 1.2 mm，长度 6mm 和 8 mm

总结：为了矫治后牙反𬌗，上颌使用快速扩大装置。后牙反𬌗矫治后，除下前牙外所有牙齿粘托槽，微种植体置于下颌第二前磨牙和第一磨牙之间，远移下颌牙列。但右侧的微种植体失败。在去除松动的第一颗微种植体的同时在第一、二磨牙间植入第二颗微种植体。在下颌第二前磨牙和第一磨牙间放置镍钛推簧，推磨牙向远中。利用微种植体与下前牙区的牵引钩间的镍钛拉簧防止前牙唇倾。

远移下颌第一、二磨牙后，内收下前牙，关闭第二前磨牙与第一磨牙间的间隙。但左侧的微种植体近中倾斜，可能碰到了第二前磨牙的牙根，不可能再内收前牙。于是去除这颗微种植体，在其远中重新植入新的微种植体，即刻加载，间隙关闭。随着矫治的进程，前牙开𬌗没有使用垂直牵引就关闭了。这是由于下颌𬌗平面的逆时针旋转所致。

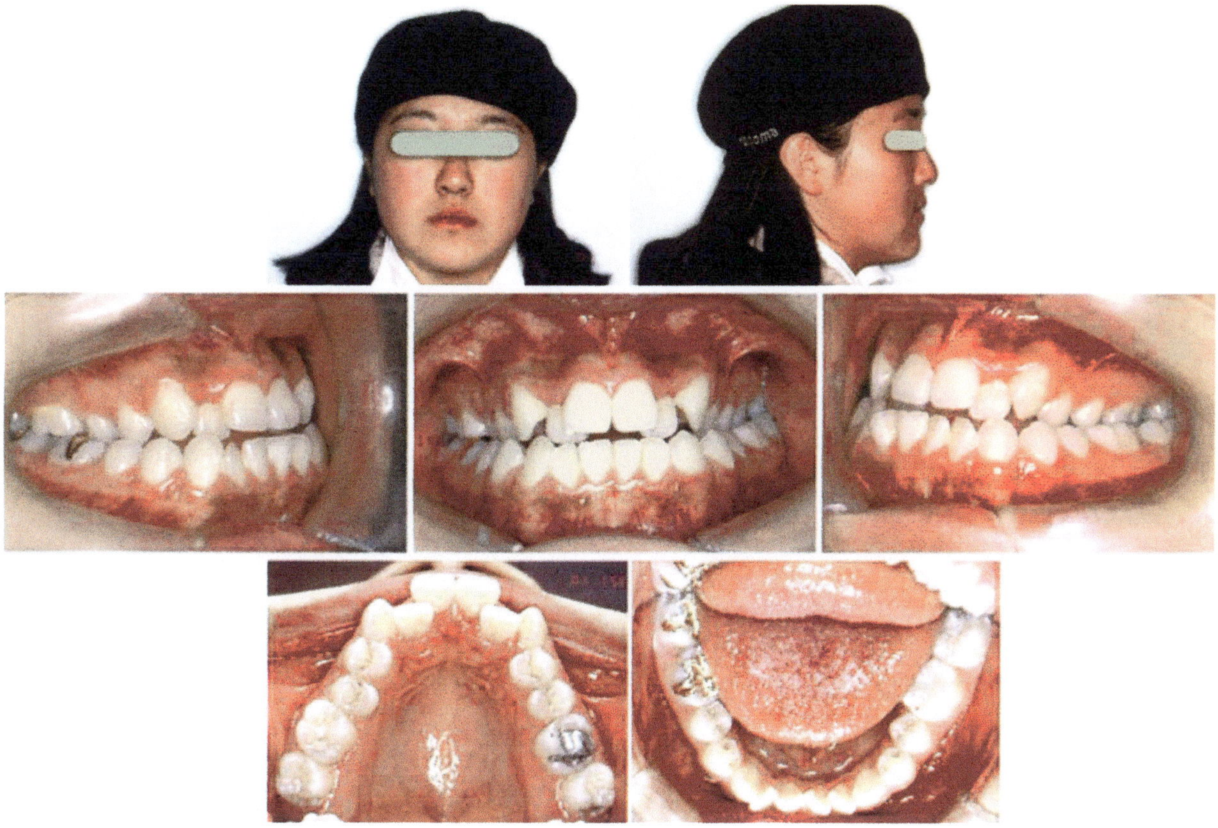

图 6-116　患者 SRP 术前照片

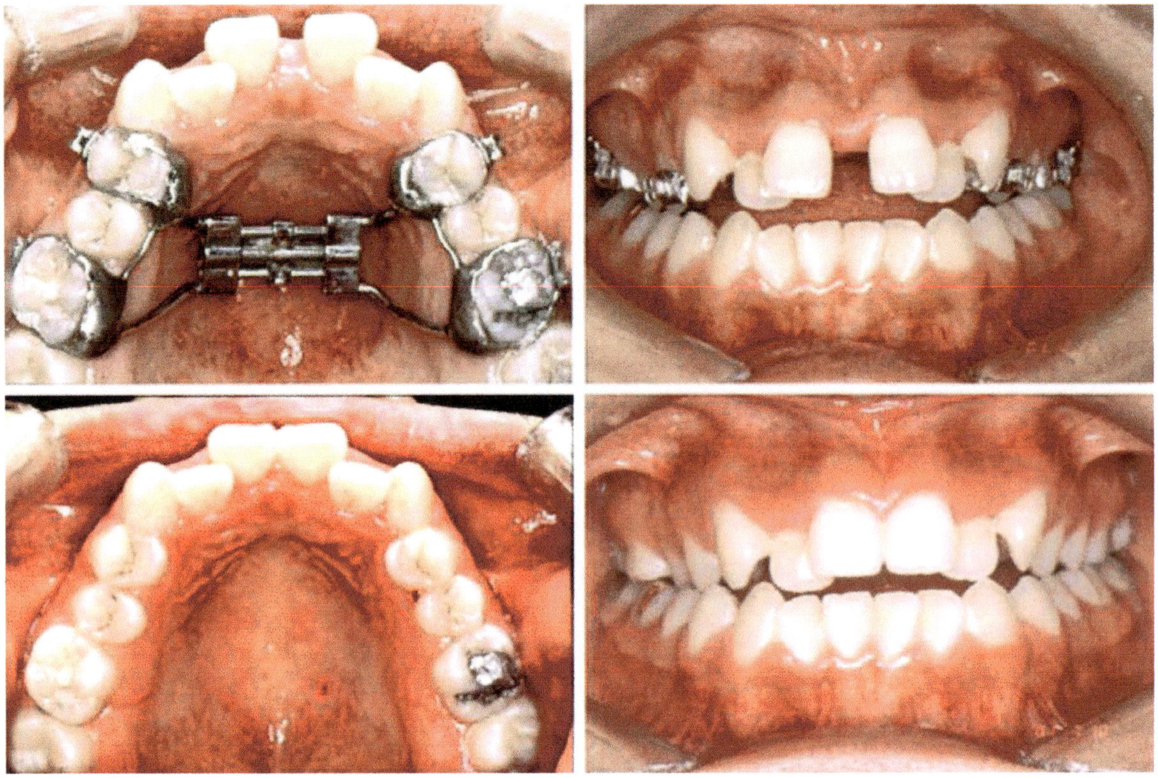

图 6-117 上颌快速扩弓矫治后牙反𬌗

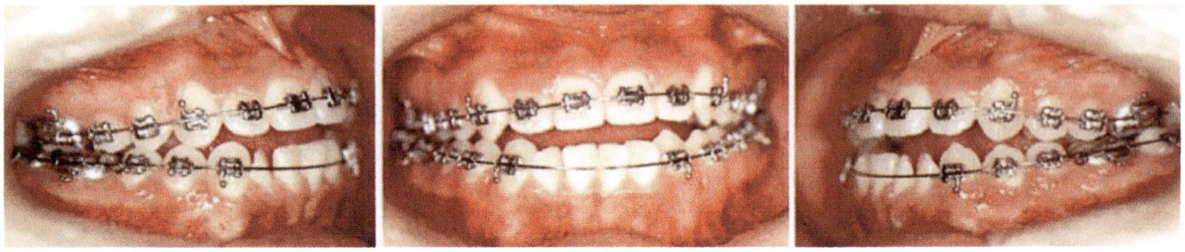

图 6-118 牙弓整平

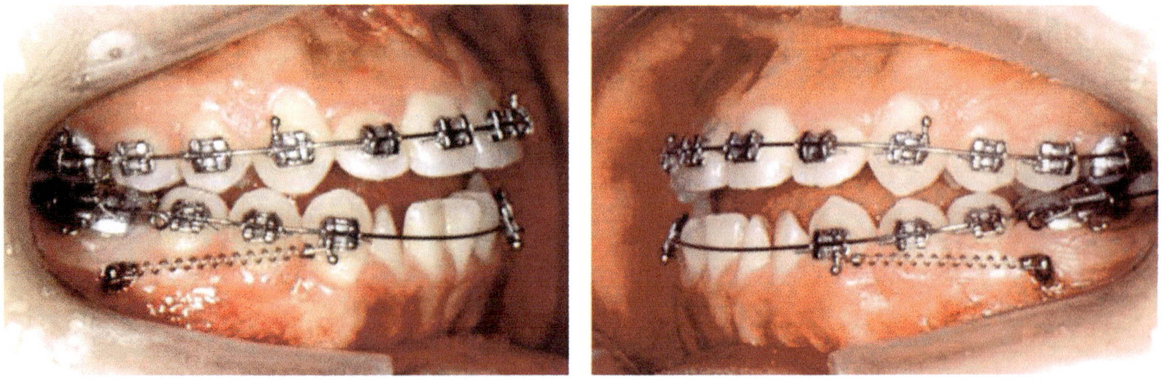

图 6-119 在下颌第二前磨牙与第一磨牙之间植入微种植体，利用镍钛螺簧与尖牙牵引钩相连，内收下前牙

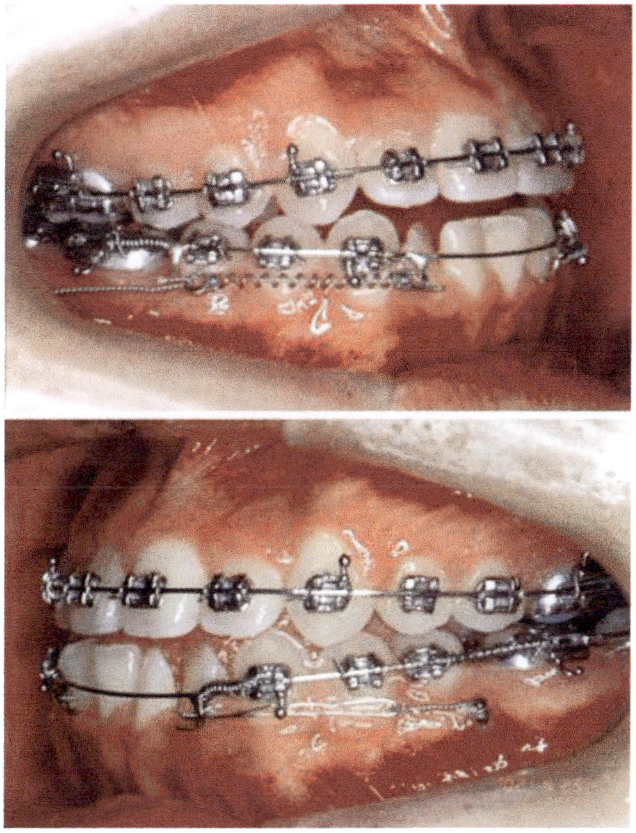

图 6-120 右侧的微种植体失败，在第一、二磨牙之间重新植入，在第二前磨牙与第一磨牙之间放置镍钛推簧，远中移动磨牙

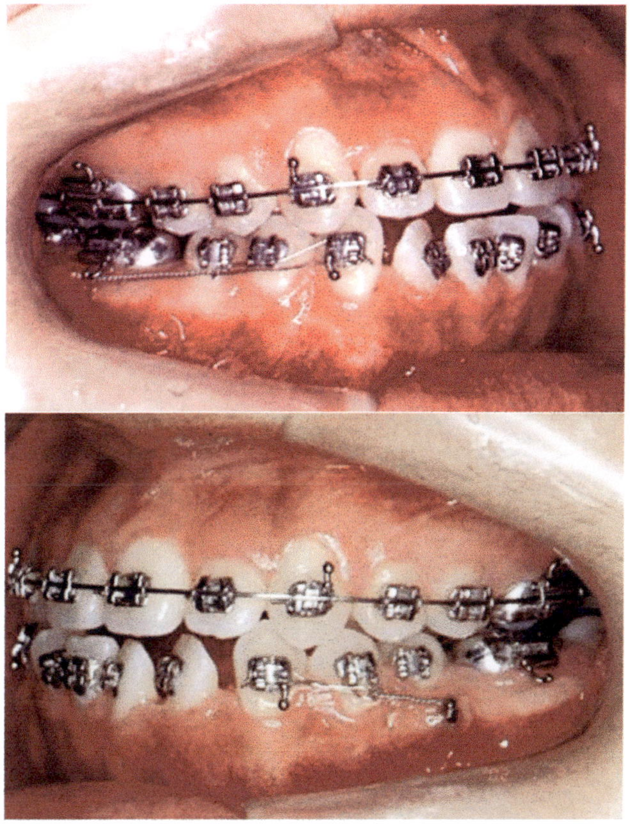

图 6-121 获得尖牙Ⅰ类关系后下前牙粘结托槽

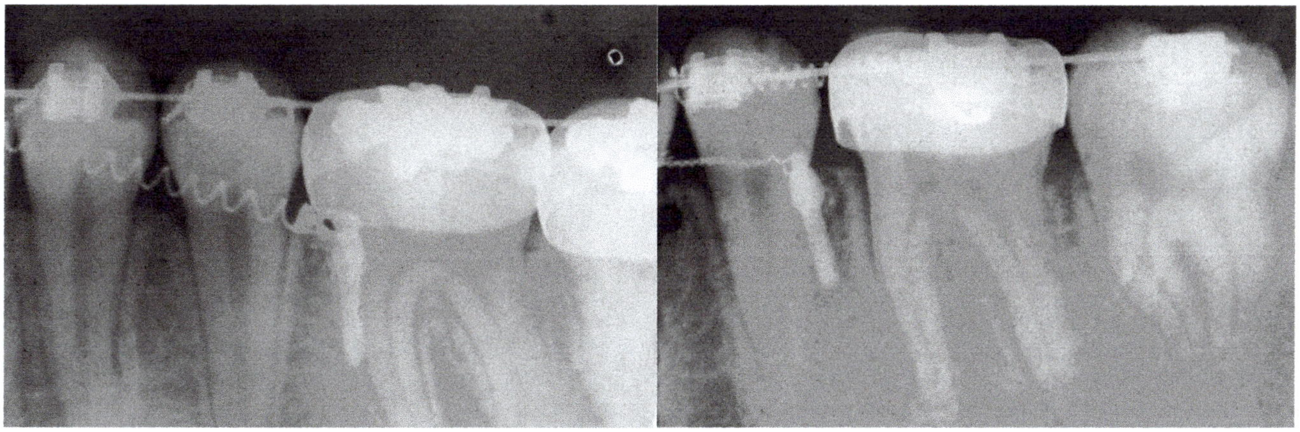

图 6-122 整个下牙弓远中移动后，下颌左侧的微种植体几乎接触到第二前磨牙的牙根，于是将其取出

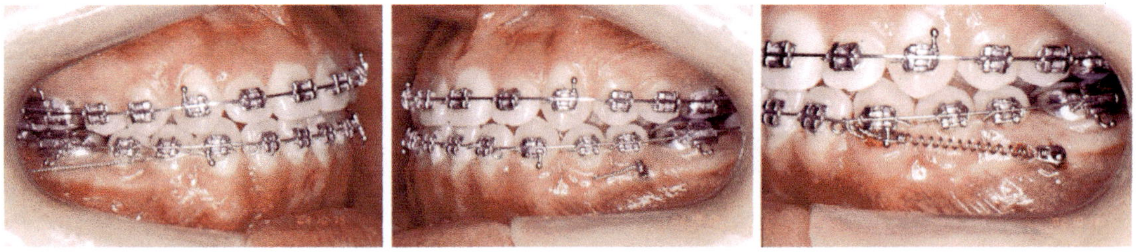

图 6-123 取出微种植体后，在其远中再植入另外一颗微种植体，内收前部牙列

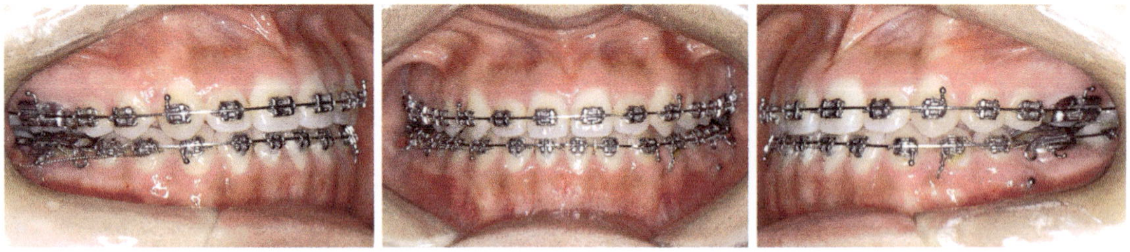

图 6-124 托槽和带环位置调整

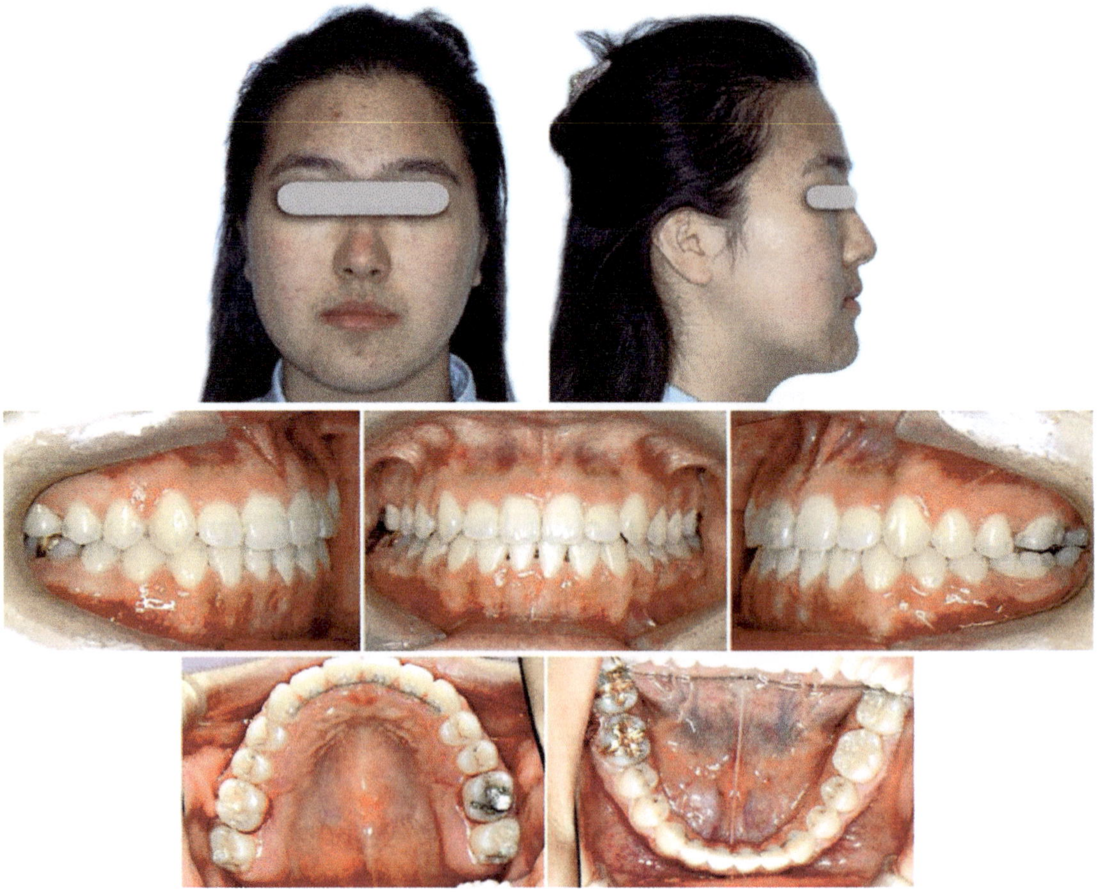

图 6-125 患者 SRP 术后照片

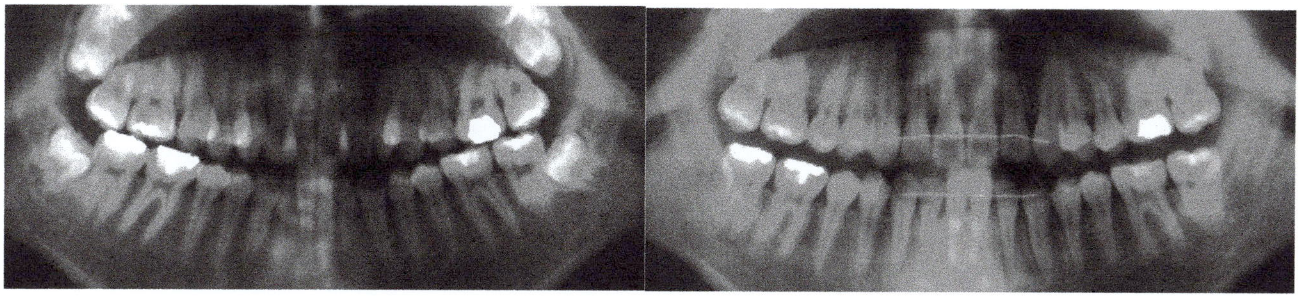

图 6-126 患者 SRP 矫治前、后全景片比较

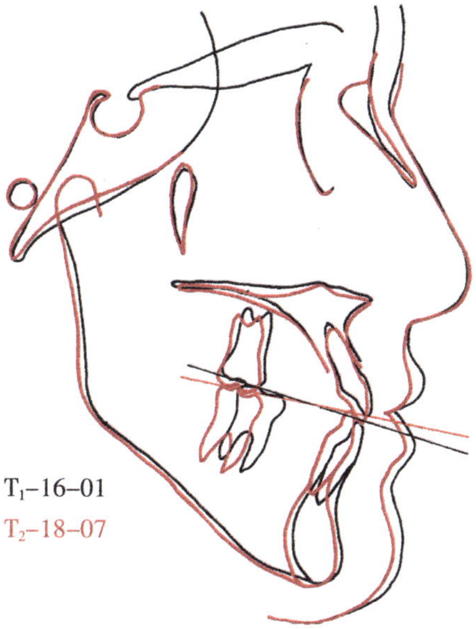

图 6-127 患者 SRP 矫治前、后头侧位片重叠图。下颌殆平面逆时针旋转，开殆得以矫治

患者三：HYJ(图 6-128~图 6-134)，24 岁，女性。

主诉：上前牙间隙，下牙列拥挤。

疗程：16 个月。

症状：骨性和牙性Ⅲ类关系，轻度下颌拥挤，下颌前面高过短。

拔牙：不拔牙。

微种植体：Dentos 公司，直径 1.3 mm，圆锥形，长度 6 mm。

总结：患者下前牙区轻度拥挤，双侧尖牙轻度Ⅲ类关系，但双侧磨牙为完全Ⅲ类关系。微种植体置于下颌第二前磨牙与第一磨牙之间。在主弓丝上放置滑动钩，滑动钩与第二磨牙颊面管间放置螺旋推簧，将微种植体与滑动钩之间用结扎丝扎紧，压缩推簧，远移磨牙。到位后，利用相同的方法远移第一磨牙。当第一磨牙与第二前磨牙之间出现间隙后，利用镍钛拉簧内收所有前牙。最终在没有使用Ⅲ类牵引和口外支抗的情况下，通过整体内收牙列，获得Ⅰ类磨牙关系。

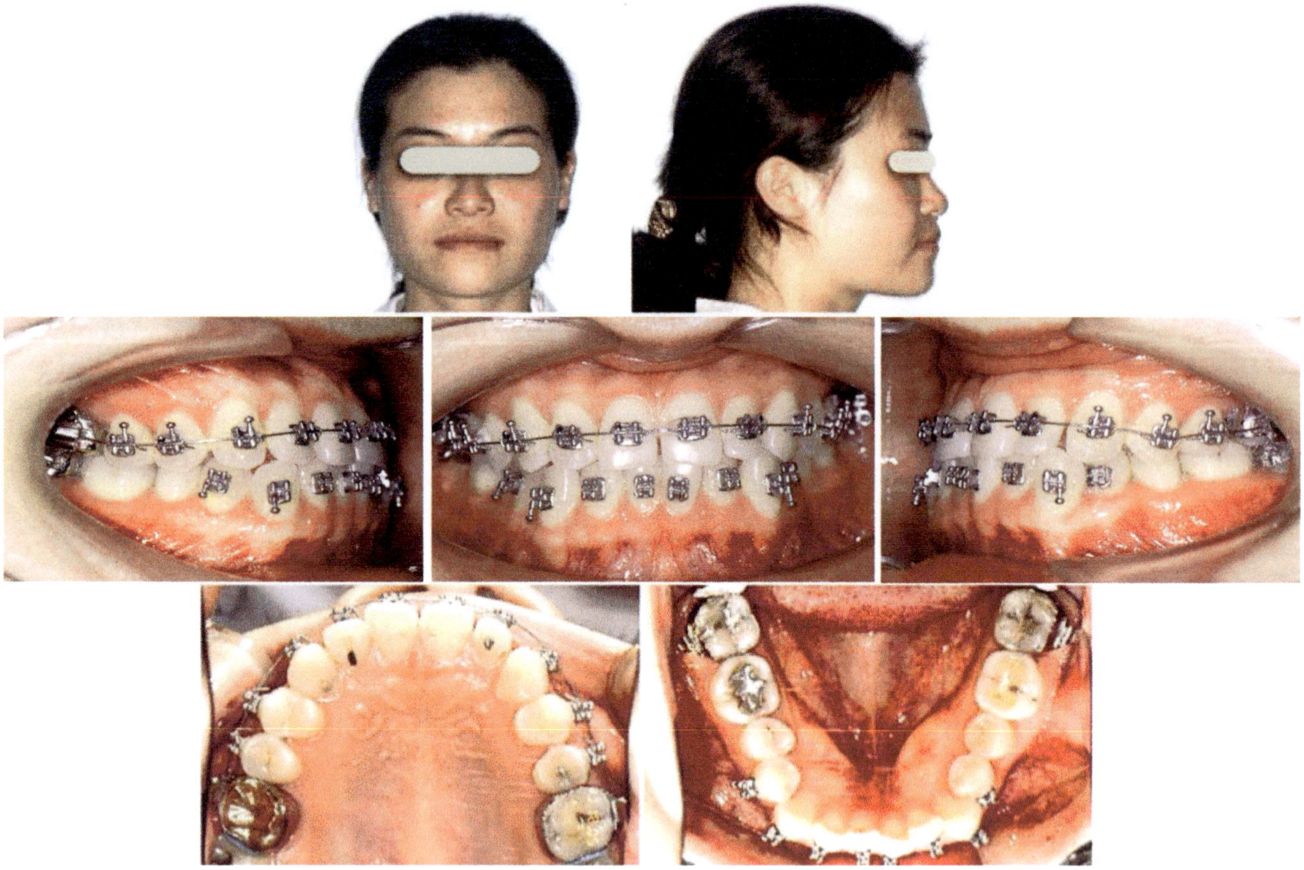

图 6-128　患者 HYJ 矫治开始时口内外照片

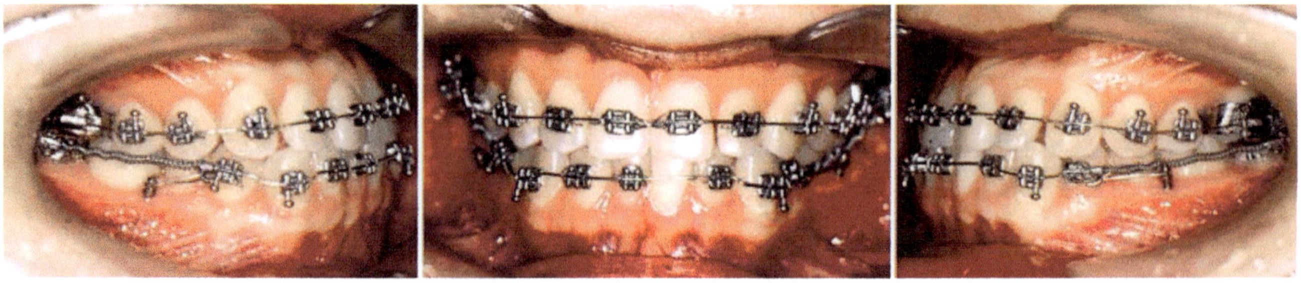

图 6-129　在下颌两侧第一磨牙与第二前磨牙之间植入微种植体，利用镍钛推簧和滑动牵引钩远移第二磨牙，通过与微种植体和滑动牵引钩间的结扎丝压缩镍钛推簧

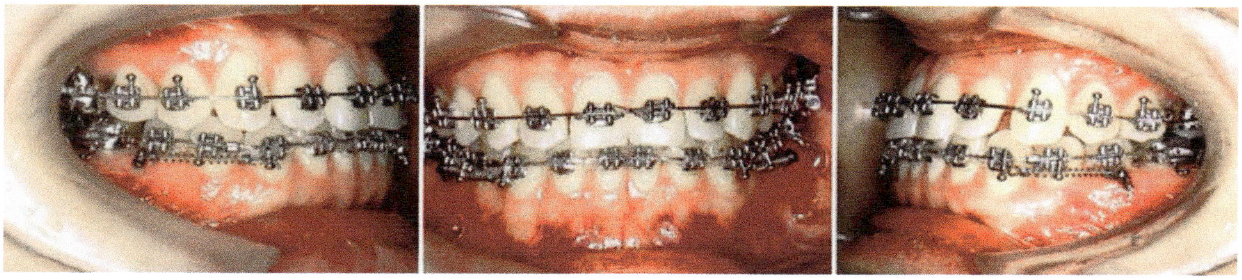

图 6–130 治疗 10 个月后磨牙关系为 I 类

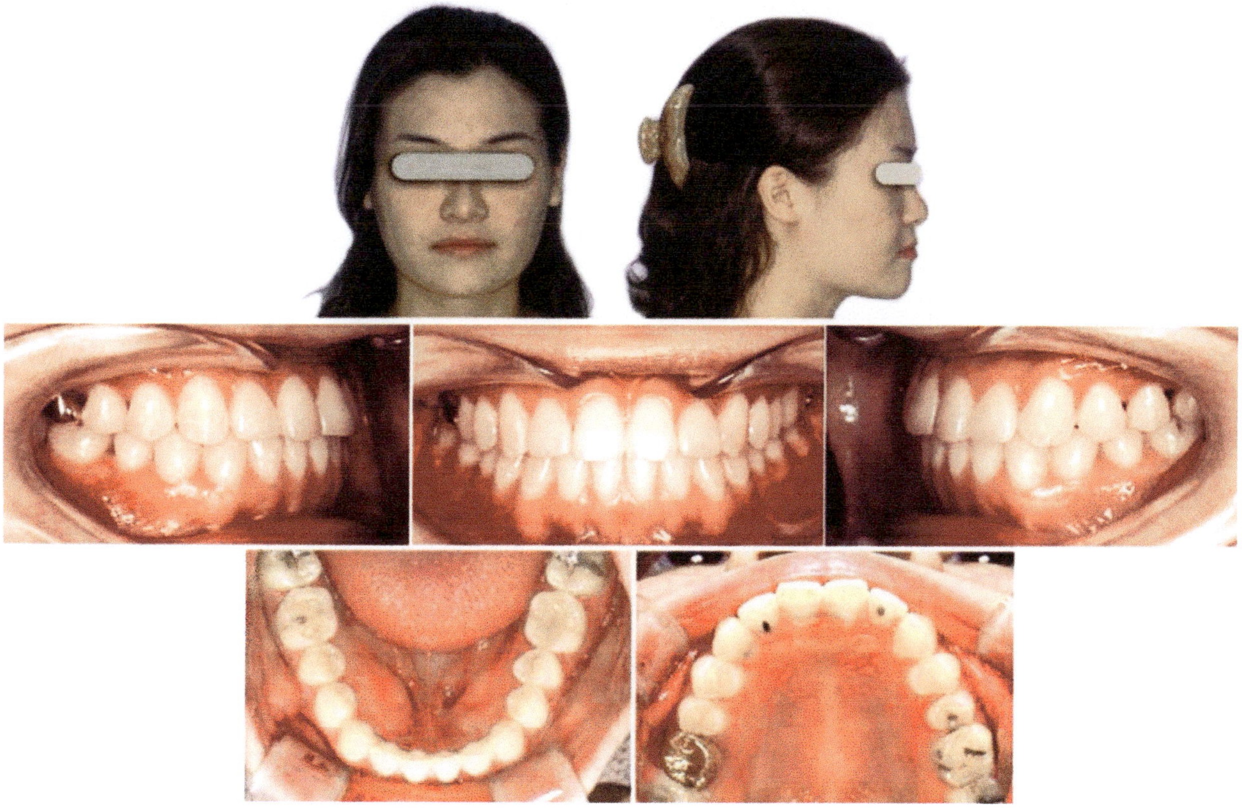

图 6–131 患者 HYJ 矫治后口内外照片

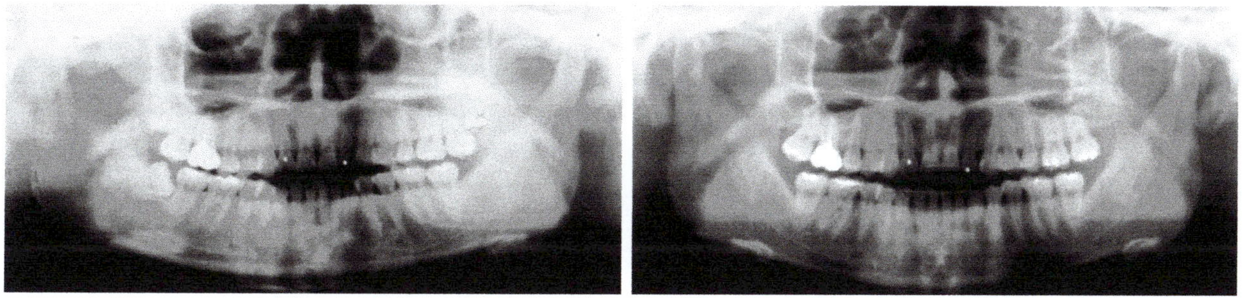

图 6–132 患者 HYJ 矫治前后全景片比较

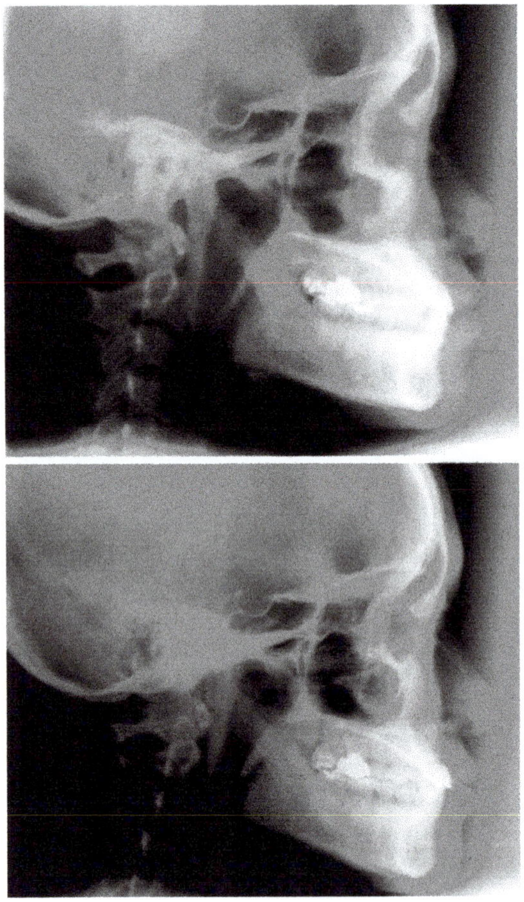

图 6-133　患者 HYJ 矫治前后头颅侧位片比较

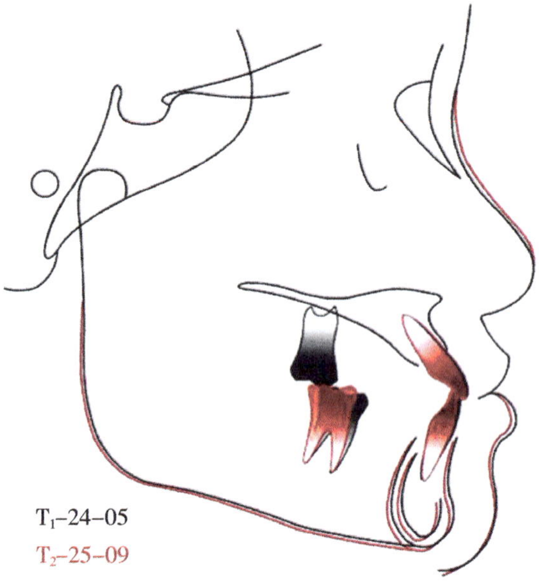

图 6-134　患者 HYJ 矫治前后头侧位片重叠图。𬌗平面维持不变

前牙开𬌗病例

患者一：SKL(图 6-135~图 6-144)，20 岁，女性。

主诉：前牙开𬌗，拥挤。

疗程：23 个月。

症状：骨性和牙性Ⅱ类，深覆盖关系，前牙开𬌗，严重拥挤，中线偏斜。

拔牙：14，24，35，45。

微种植体：Dentos 公司，直径 1.3 mm，圆锥形，长度 8 mm。

总结：为了解决拥挤，拔除上颌第一前磨牙及下颌第二前磨牙。牙弓整平后，在上下颌双侧第一、二磨牙之间植入微种植体，将弹力线从微种植体扎向后牙区主弓丝，以压低磨牙。同时为了逆时针旋转𬌗平面，在前牙区使用垂直牵引及上前牙高位牵引。矫治完成后，由于磨牙的竖直和压低，下颌平面角减小。本病例告诉我们对于高角开𬌗患者，通过上下颌后牙区植入微种植体，可以有效地压低磨牙。

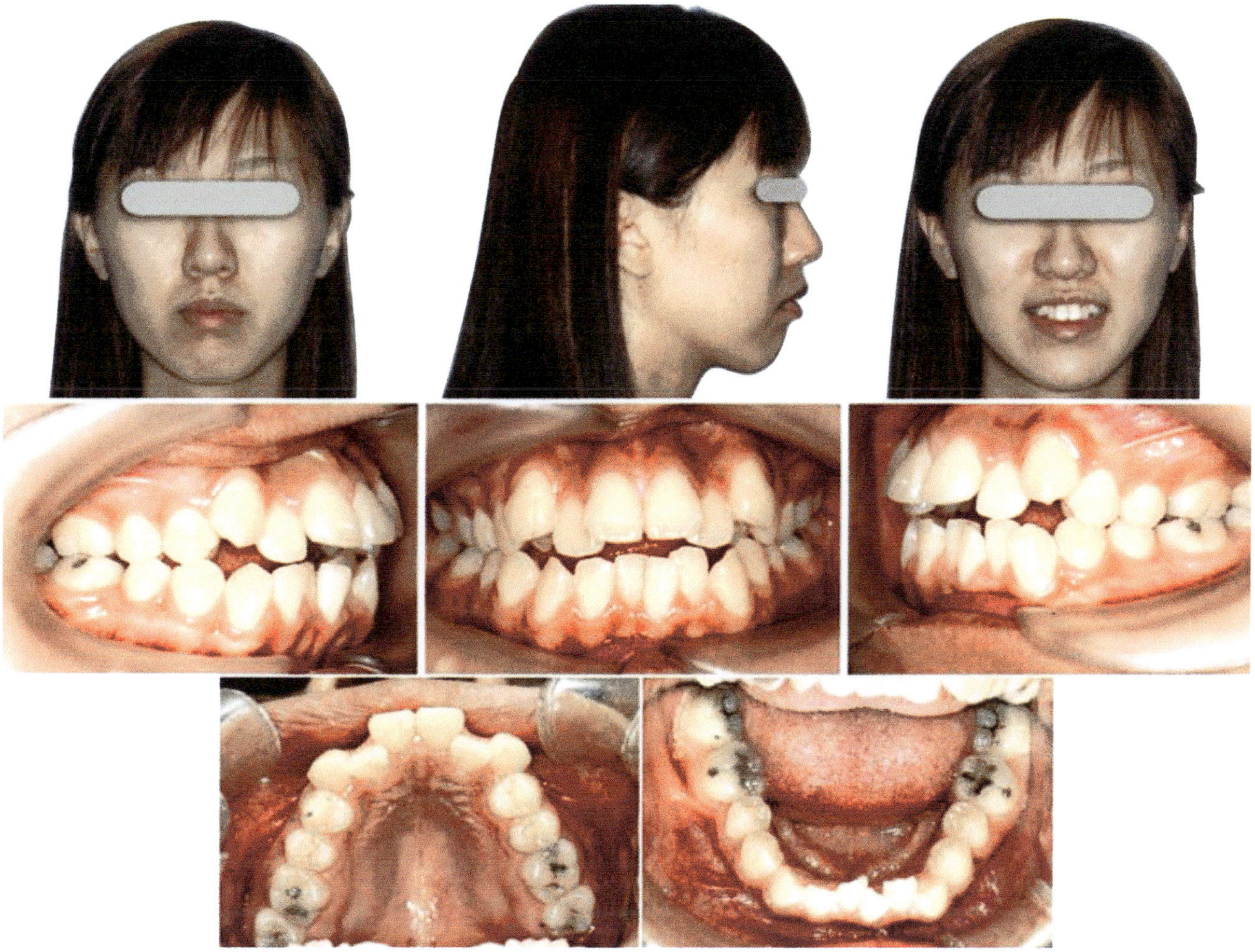

图 6–135 患者 SKL 矫治前口内外照片

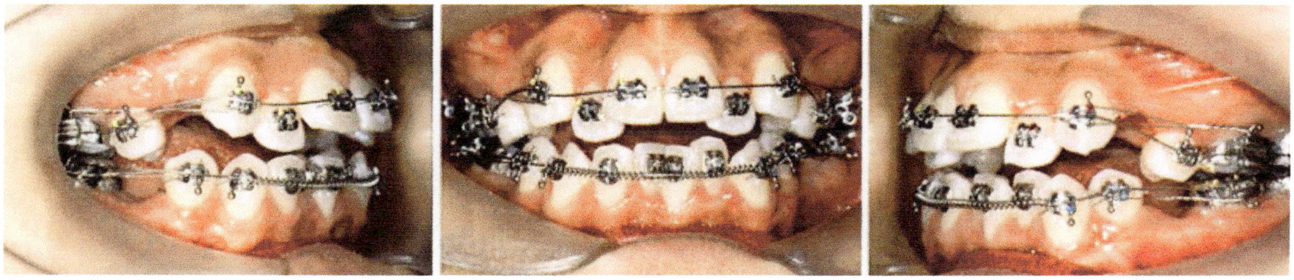

图 6–136 利用 0.014 英寸镍钛丝整平

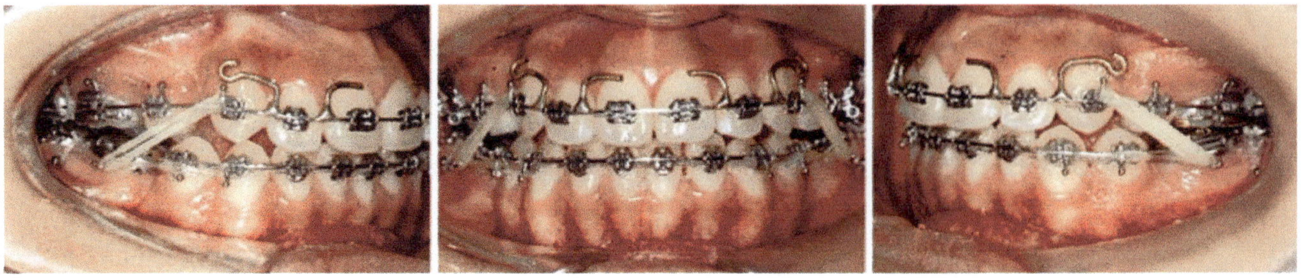

图 6-137　牙弓整平后，在上下颌第一、二磨牙间植入微种植体，利用弹力线压低上下颌磨牙

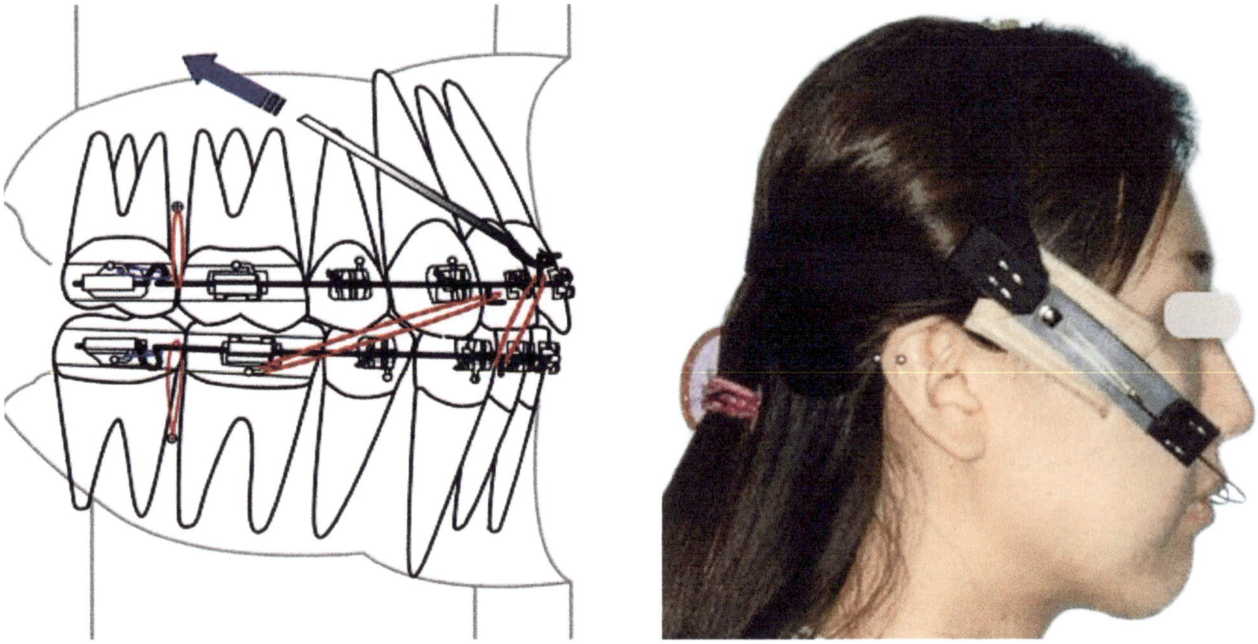

图 6-138　利用“J”钩上颌高位牵引以及口内颌间牵引，使得𬌗平面发生逆时针旋转

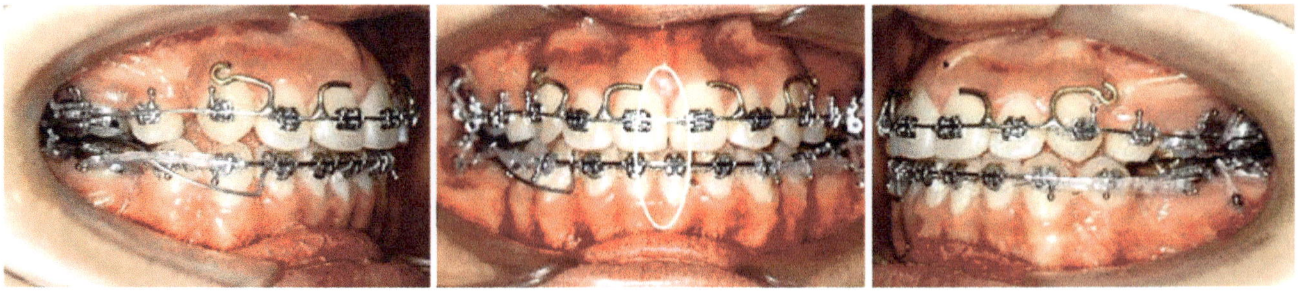

图 6-139　治疗 1 年后的口内照片，中线不齐（图中白圈）

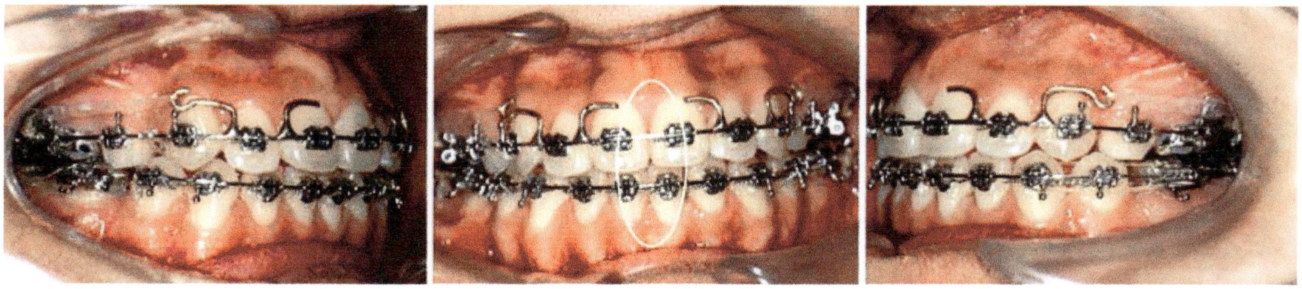

图 6-140 矫治完成阶段照片，利用微种植体支抗矫正了中线不齐

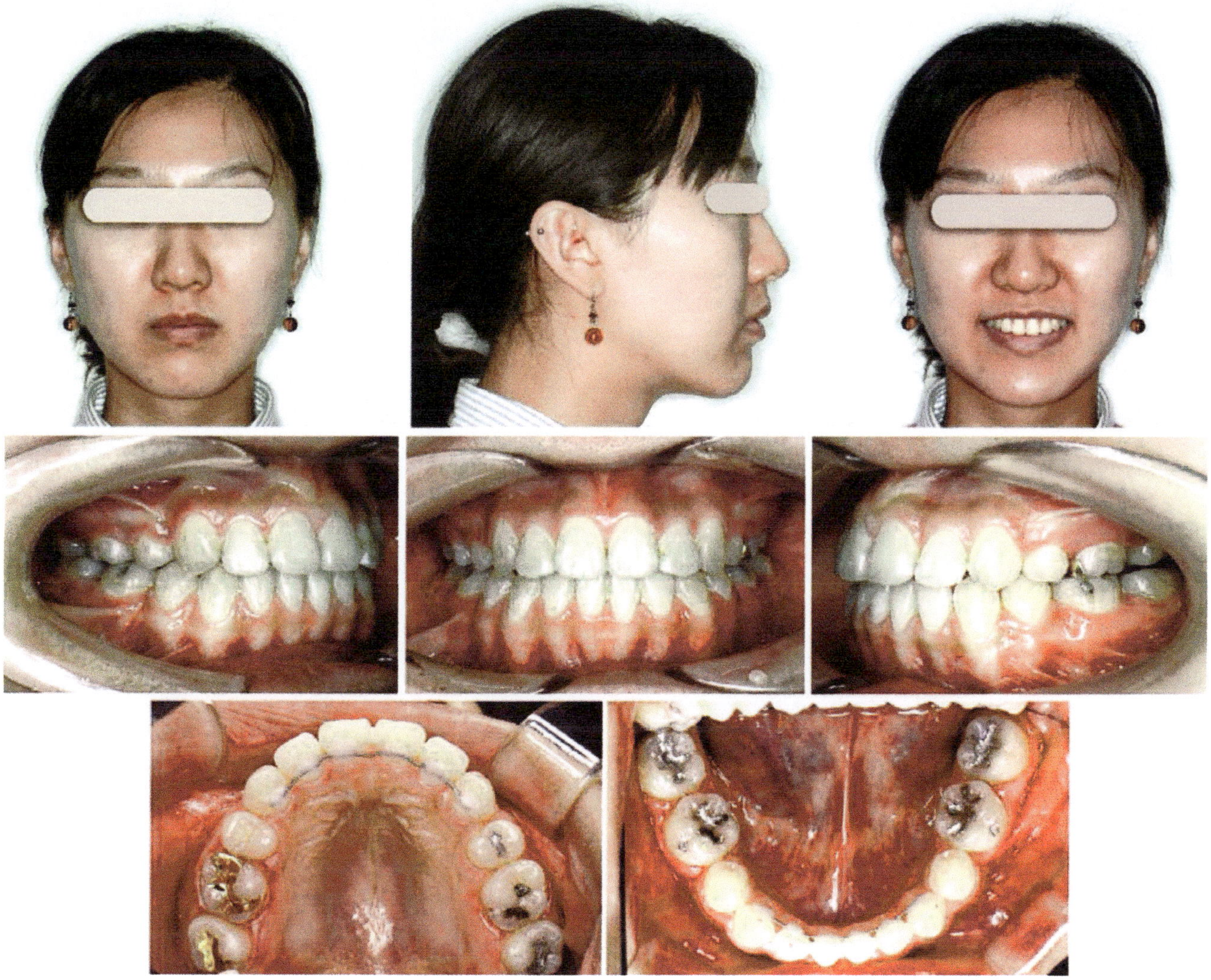

图 6-141 患者 SKL 矫治后口内外照片

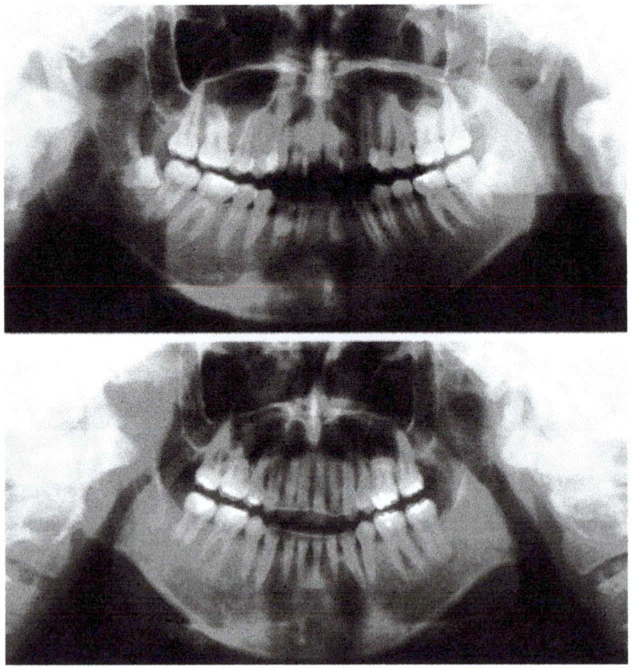

图 6-142　患者 SKL 矫治前、后全景片比较

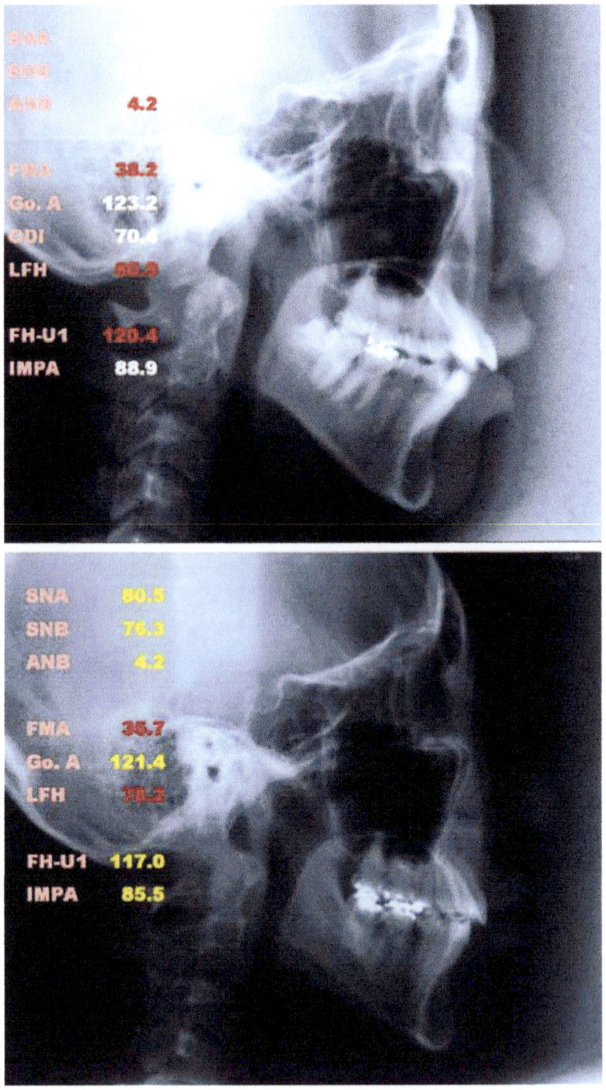

图 6-143　患者 SKL 矫治前、后头颅侧位片比较

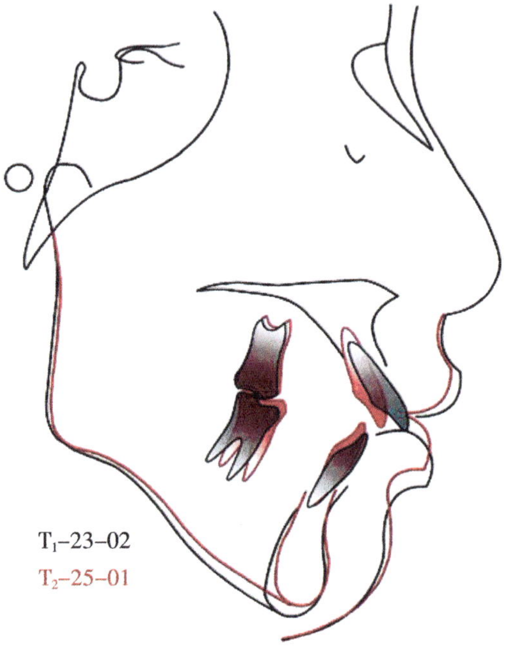

图 6-144　患者 SKL 矫治前、后头侧位片重叠图。下颌平面角减小了 2.5°

患者二：ESS(图 6-145~图 6-154)，14 岁，男性。

主诉：前牙不能切断食物。

疗程：30 个月。

症状：骨性Ⅰ类和牙性Ⅲ类关系，前牙开骀，轻度拥挤，舌系带过短，前面高过长。

拔牙：不拔牙。

微种植体：Dentos 公司，直径 1.3 mm，圆锥形，长度 6 mm 和 8 mm。

总结：患者表现为严重的前牙开骀及舌系带过短，本人及家长都不愿意进行正颌外科手术。我们尝试在上、下牙弓后牙区植入微种植体，压低后牙。同时利用前牙垂直牵引伸长前牙。利用舌系带修整术松弛舌体，利用慢速扩弓装置扩大上牙弓。利用固定矫治器整平牙弓后，在上下牙弓两侧第一、二磨牙间植入微种植体，通过弹力线向主弓丝加力，以压低上下颌磨牙。为了矫治潜在的Ⅲ类磨牙关系，在下颌微种植体与下颌尖牙托槽间利用弹力线加力。利用垂直牵引及短Ⅲ类牵引矫治前牙开骀。治疗中，通过竖直及压低磨牙，减小了下颌平面角。本病例展示了通过微种植体支抗可以矫治骨性开骀。

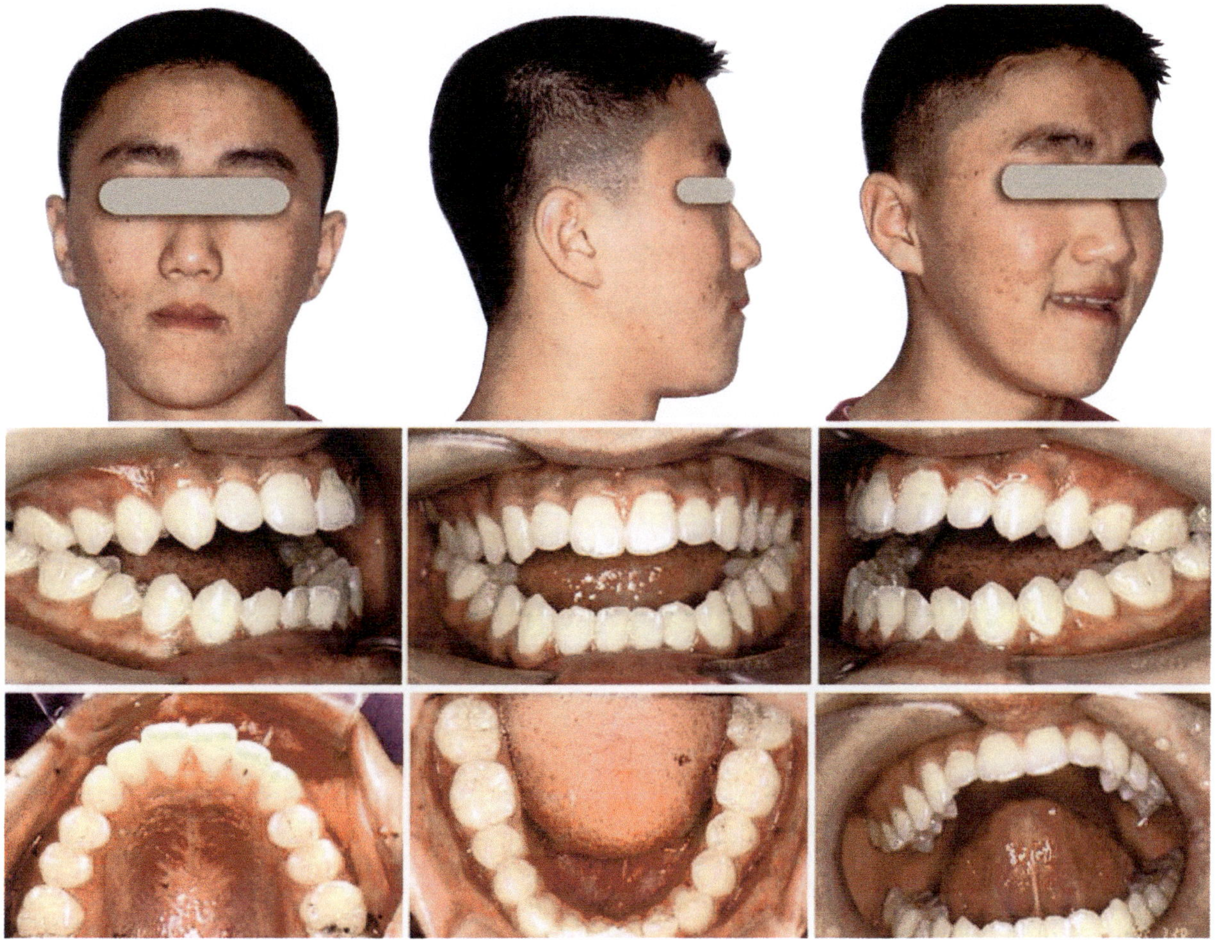

图 6-145 患者 ESS 矫治前口内外照片，患者舌系带过短

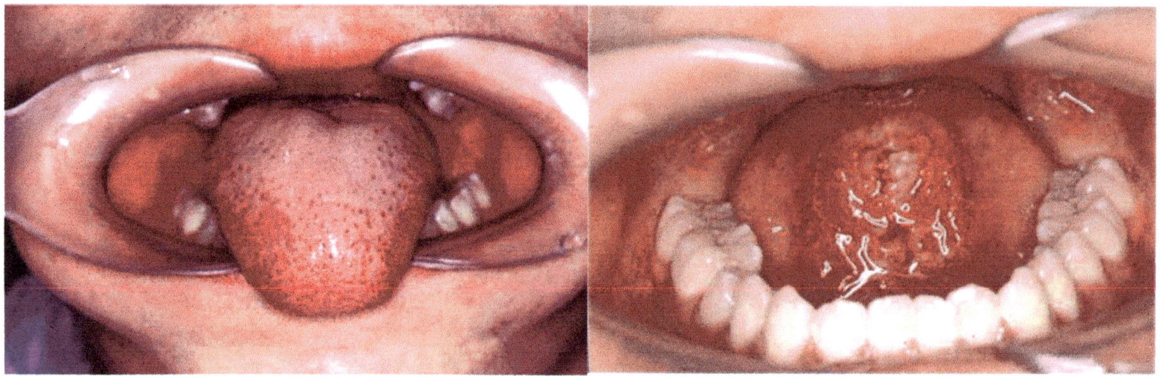

图 6-146　舌系带修整术后

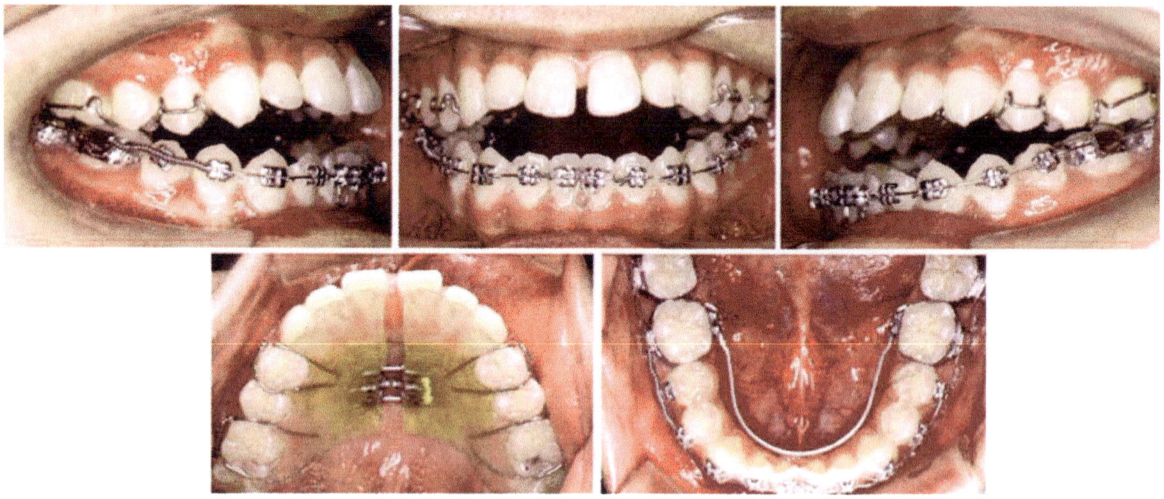

图 6-147　上颌使用慢速扩弓，下颌上固定矫治器

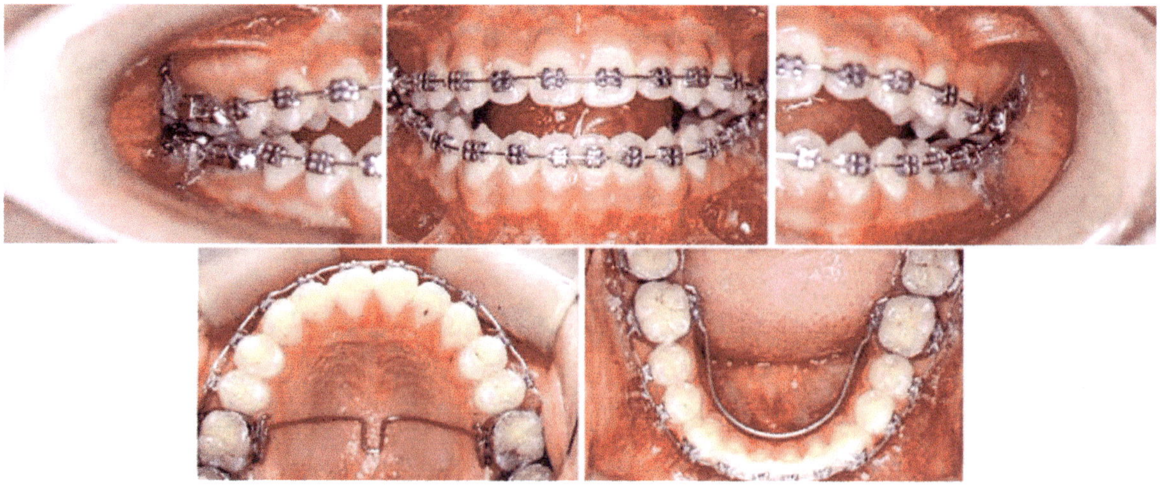

图 6-148　牙弓整平后，在第一、二磨牙之间植入微种植体，上颌横腭杆，下颌舌弓，防止磨牙压入过程中磨牙颊倾

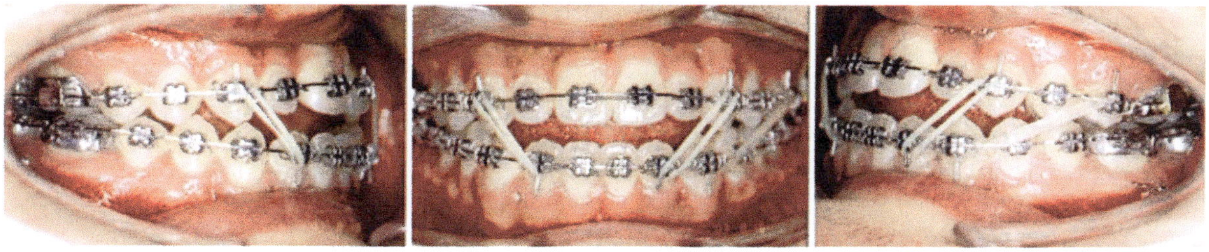

图 6-149 下颌左侧微种植体与尖牙间弹力线加力，远中移动左侧牙齿。短 III 类牵引矫治前牙开殆

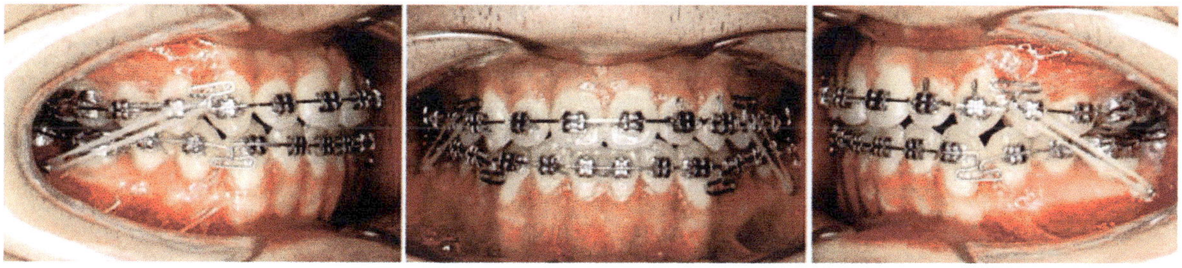

图 6-150 下颌微种植体与上前牙区“T”形曲弹力牵引，顺时针旋转上颌殆平面

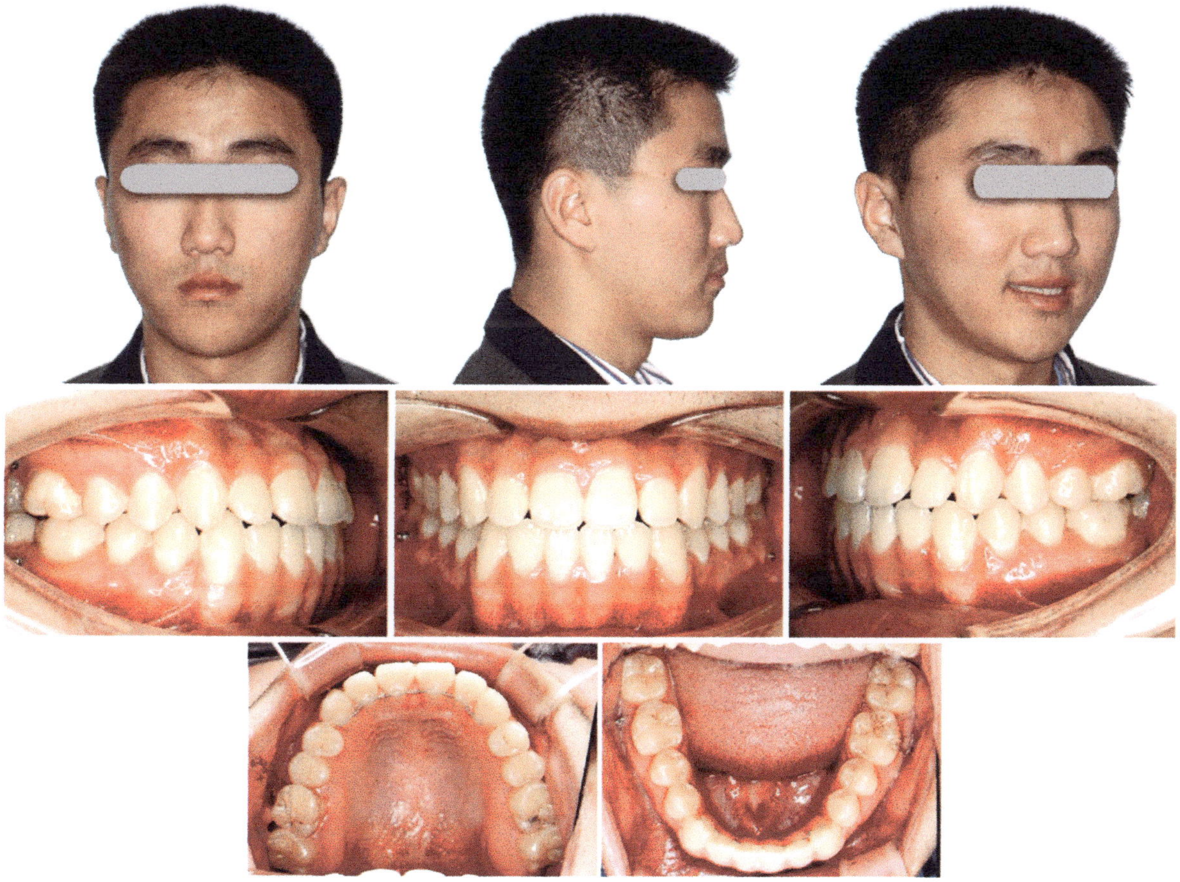

图 6-151 患者 ESS 矫治后口内外照片

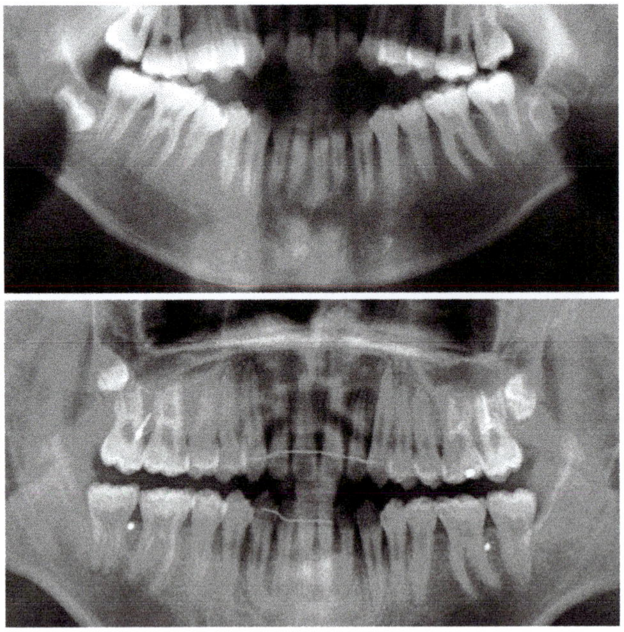

图 6-152　患者 ESS 矫治前、后全景片比较

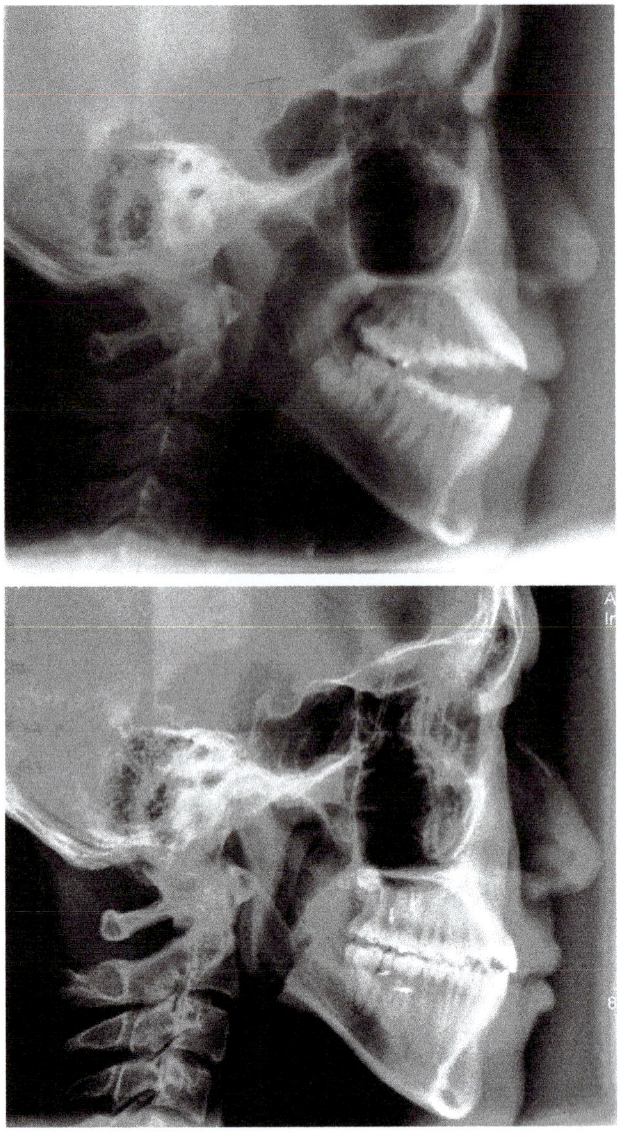

图 6-153　患者 ESS 矫治前、后头颅侧位片比较

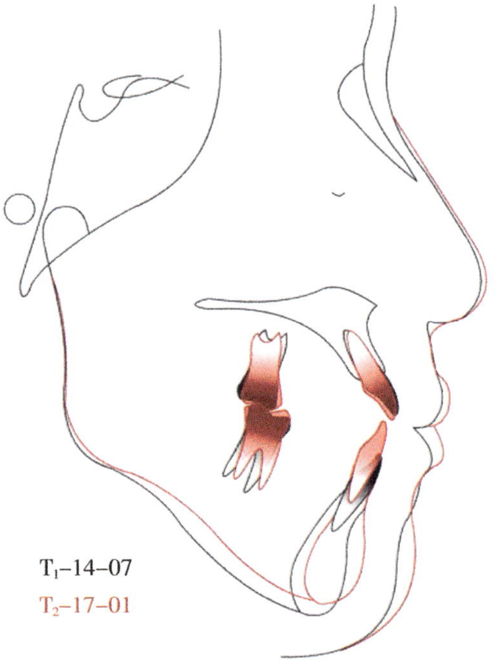

图 6-154　患者 ESS 矫治前、后头侧位片重叠图。下颌平面角显著减小

舌侧矫治技术

患者一：EKL(图 6–155~图 6–164)，46 岁，女性。

主诉：唇前突。

疗程：29 个月。

症状：骨性及牙性Ⅰ类关系，双颌前突，唇不能闭合。

拔牙：14，24，34，44。

微种植体：Dentos 公司，直径 1.3 mm，圆锥形，长度 10 mm。

总结：最初的矫治方案是拔除前磨牙的正颌外科手术，但患者不愿接受手术治疗，同时希望采用舌侧矫治器，保持美观。牙弓整平后，在腭侧第一、二磨牙牙根之间植入微种植体。但左侧微种植体植入失败，后在第二前磨牙与第一磨牙腭侧重新植入。利用镍钛螺簧及滑动法最大限度内收上前牙。治疗中，由于下颌后牙失抗出现了轻度的磨牙Ⅲ类关系，于是又在下颌第一、二磨牙颊侧牙根间植入微种植体，将微种植体与下颌第一磨牙结扎，防止下颌磨牙进一步近中移动。治疗后患者侧貌明显改善，我们认为与正颌术后疗效一致。

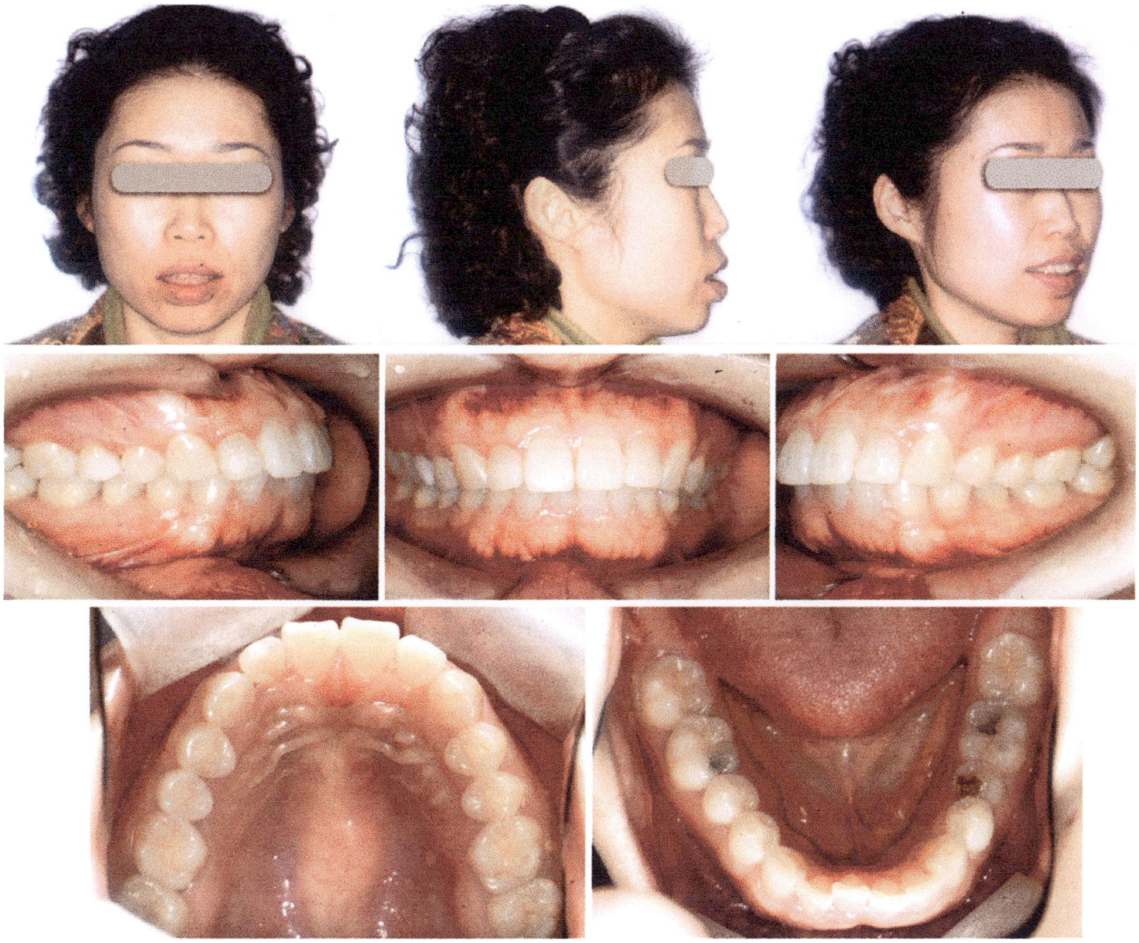

图 6–155 患者 EKL 矫治前照片

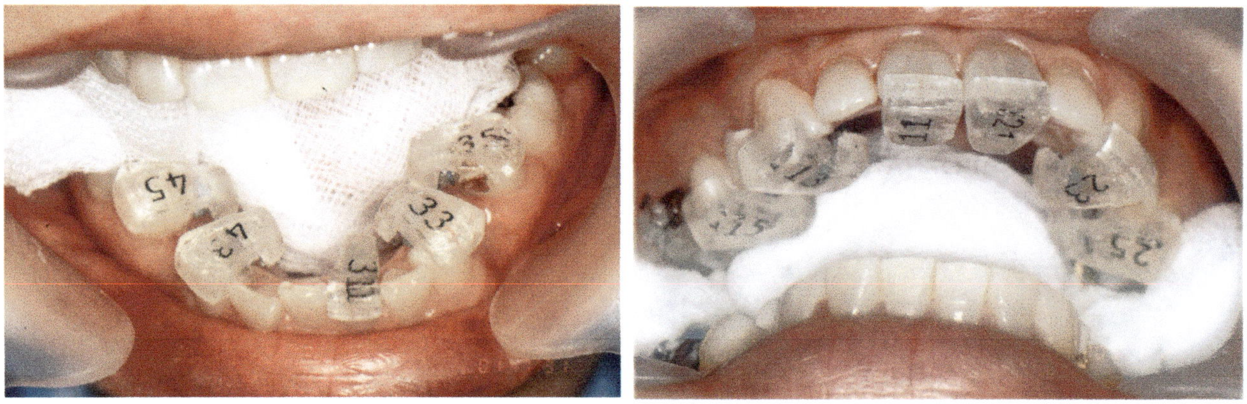

图 6-156 利用个别托盘和“PW-MBP”间接粘结“富士”三槽沟舌侧托槽

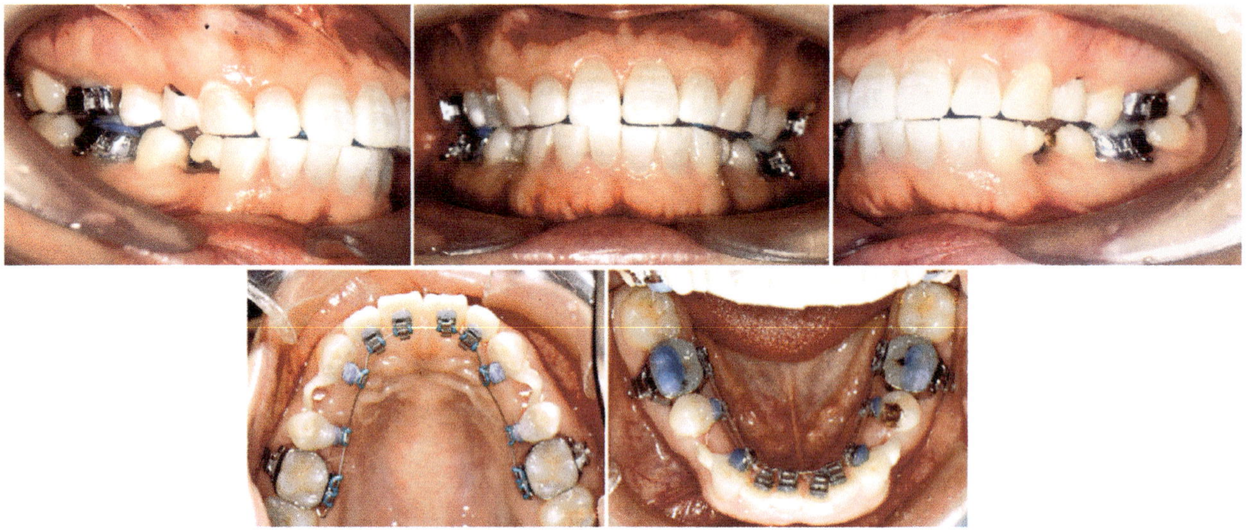

图 6-157 牙弓整平后口内照片

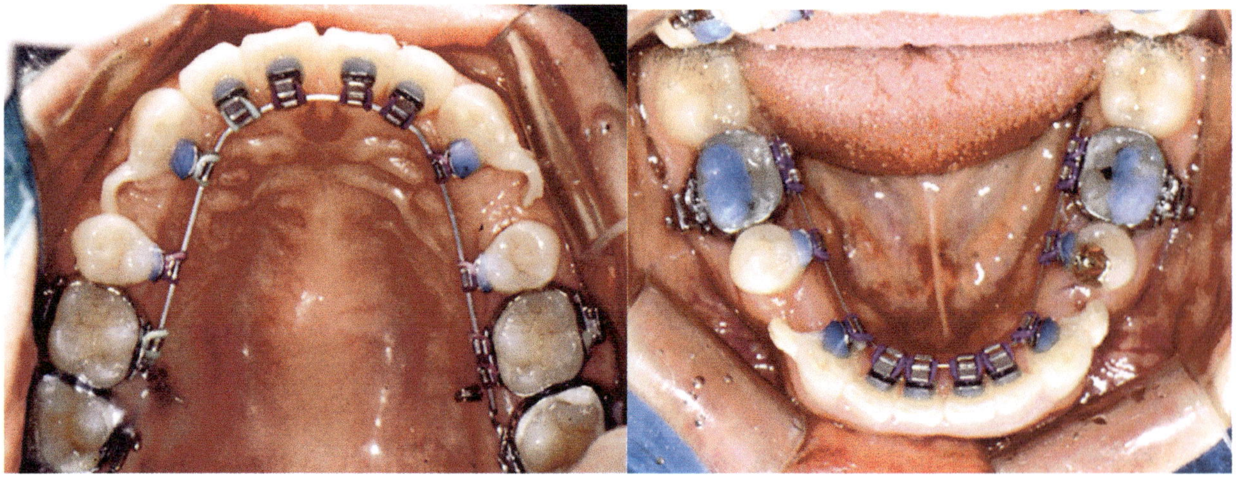

图 6-158 上颌水平槽沟中放置 0.016×0.022 TMA 丝。上颌第一、二磨牙腭侧植入微种植体

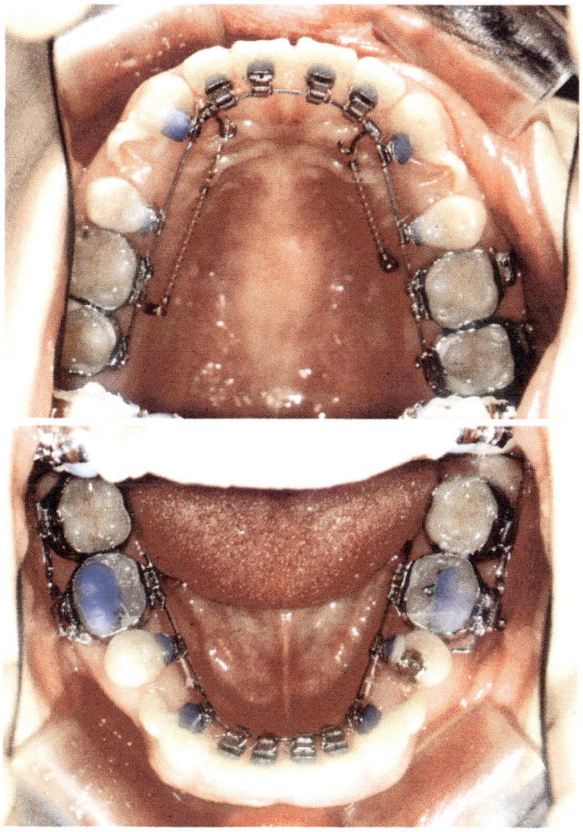

图 6-159 滑动法整体内收上、下前牙

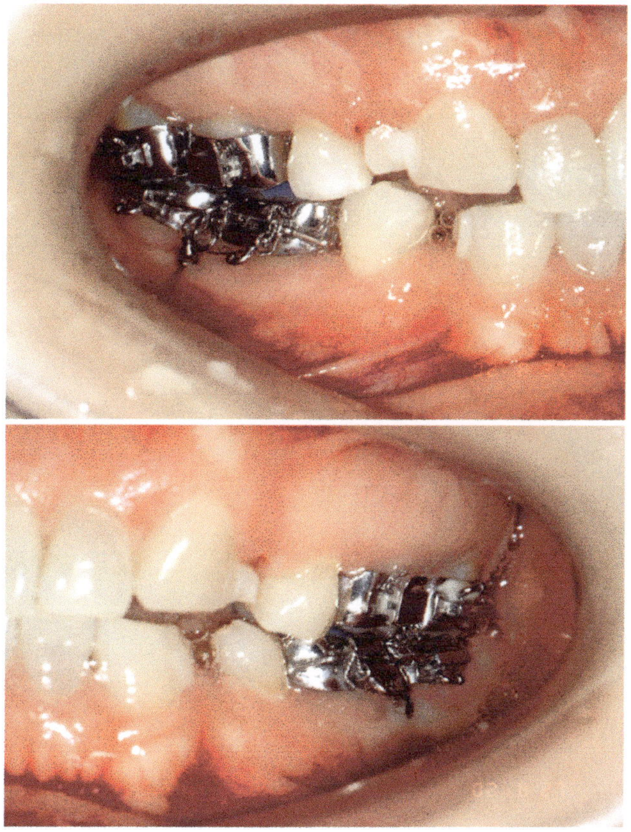

图 6-160 在下颌颊侧第一、二磨牙间植入微种植体

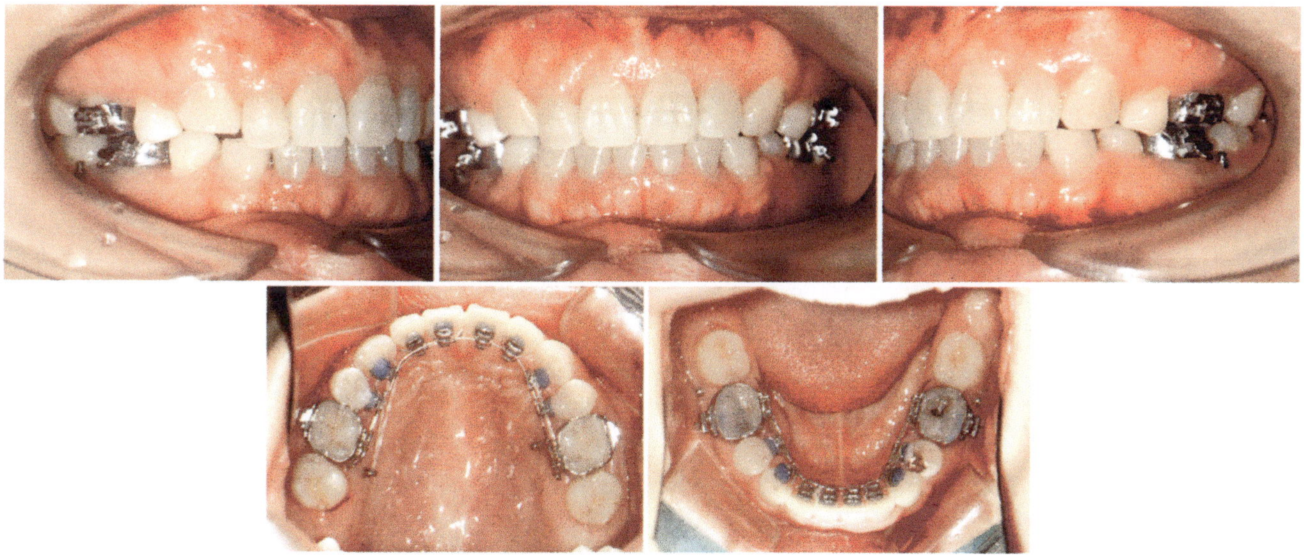

图 6-161 矫治完成阶段。去除第二磨牙带环，关闭带环间隙

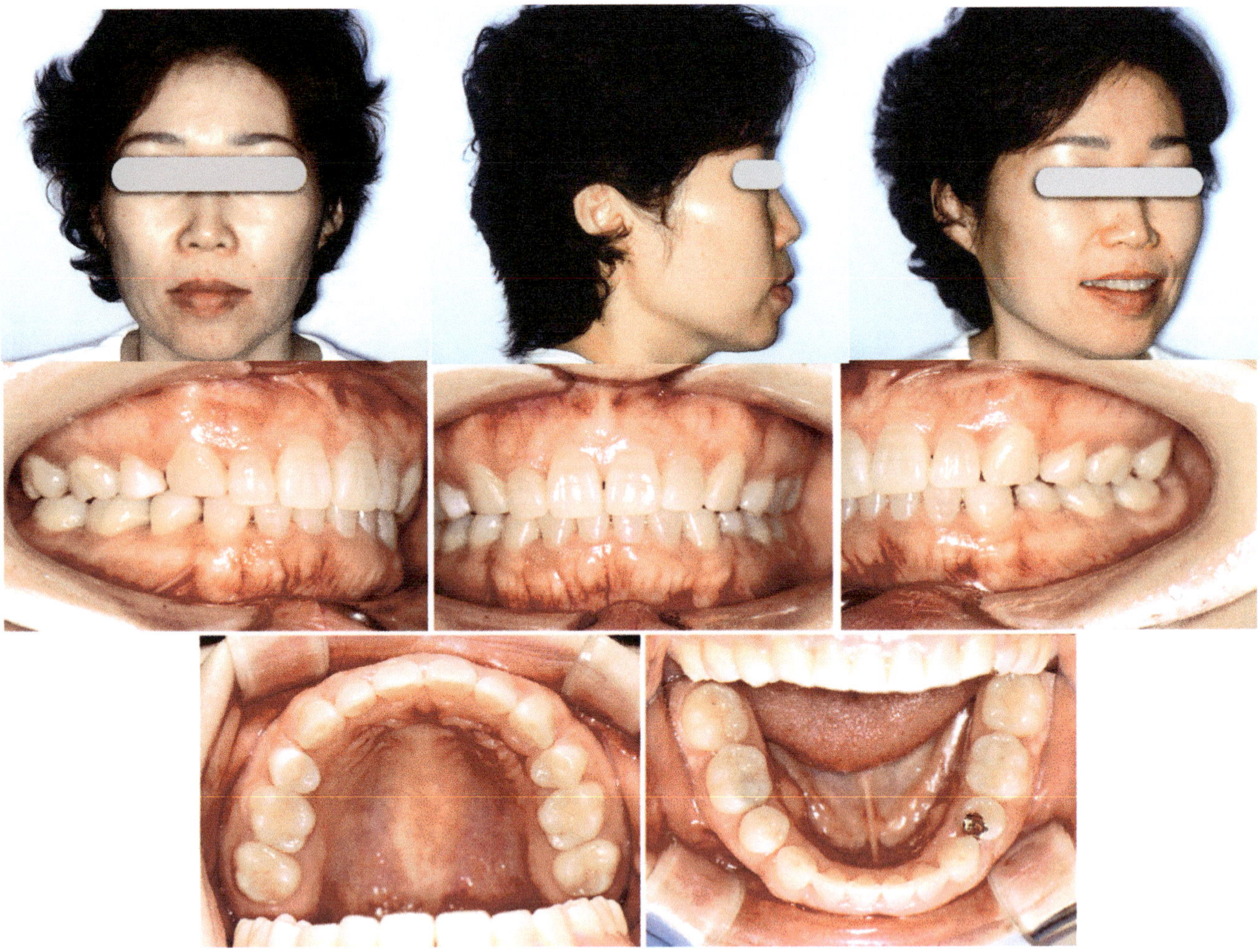

图 6-162　患者 EKL 矫治后照片

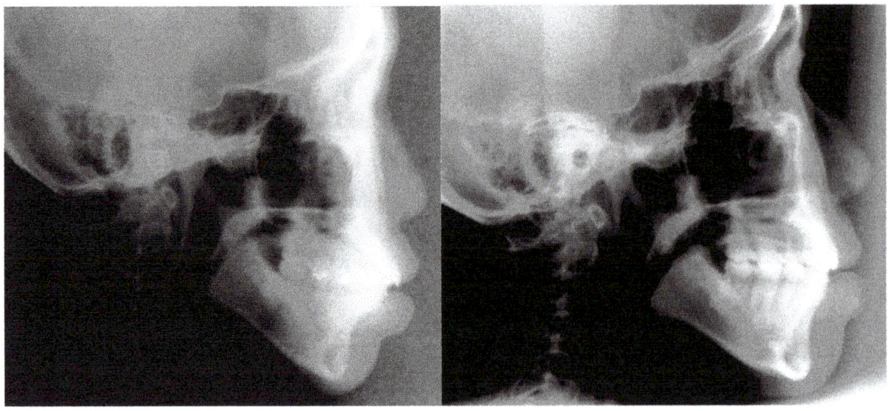

图 6-163　患者 EKL 矫治前、后头颅侧位片比较

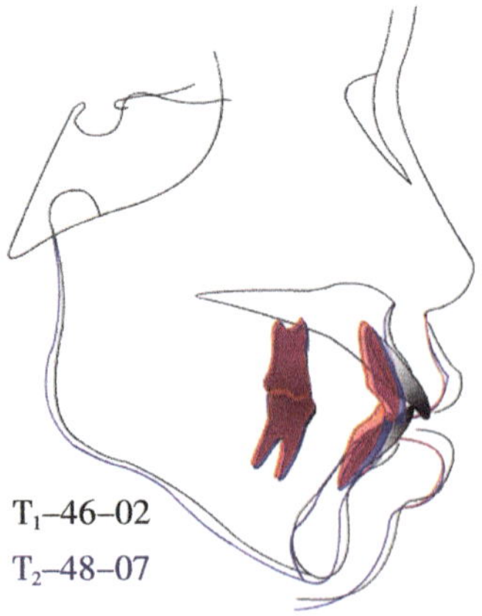

图 6-164　患者 EKL 矫治前、后头侧位片重叠图

患者二：MSR(图 6-165~图 6-173)，26 岁，女性。

主诉：唇前突。

疗程：26 个月。

症状：骨性Ⅲ类和牙性Ⅰ类关系，双颌前突。

拔牙：14，24，34，44。

微种植体：Osteomed 公司，直径 1.2 mm，长度 10 mm。

总结：患者希望通过矫治改善其外貌，并且要用美观且不能影响发音的矫治器。我们建议其使用上颌舌侧下颌颊侧矫治器。为了加强上颌支抗，我们在两侧第一、二磨牙间植入微种植体，利用镍钛拉簧和滑动法最大限度内收上、下前牙。患者治疗中发音很少影响，术后外貌改善明显。

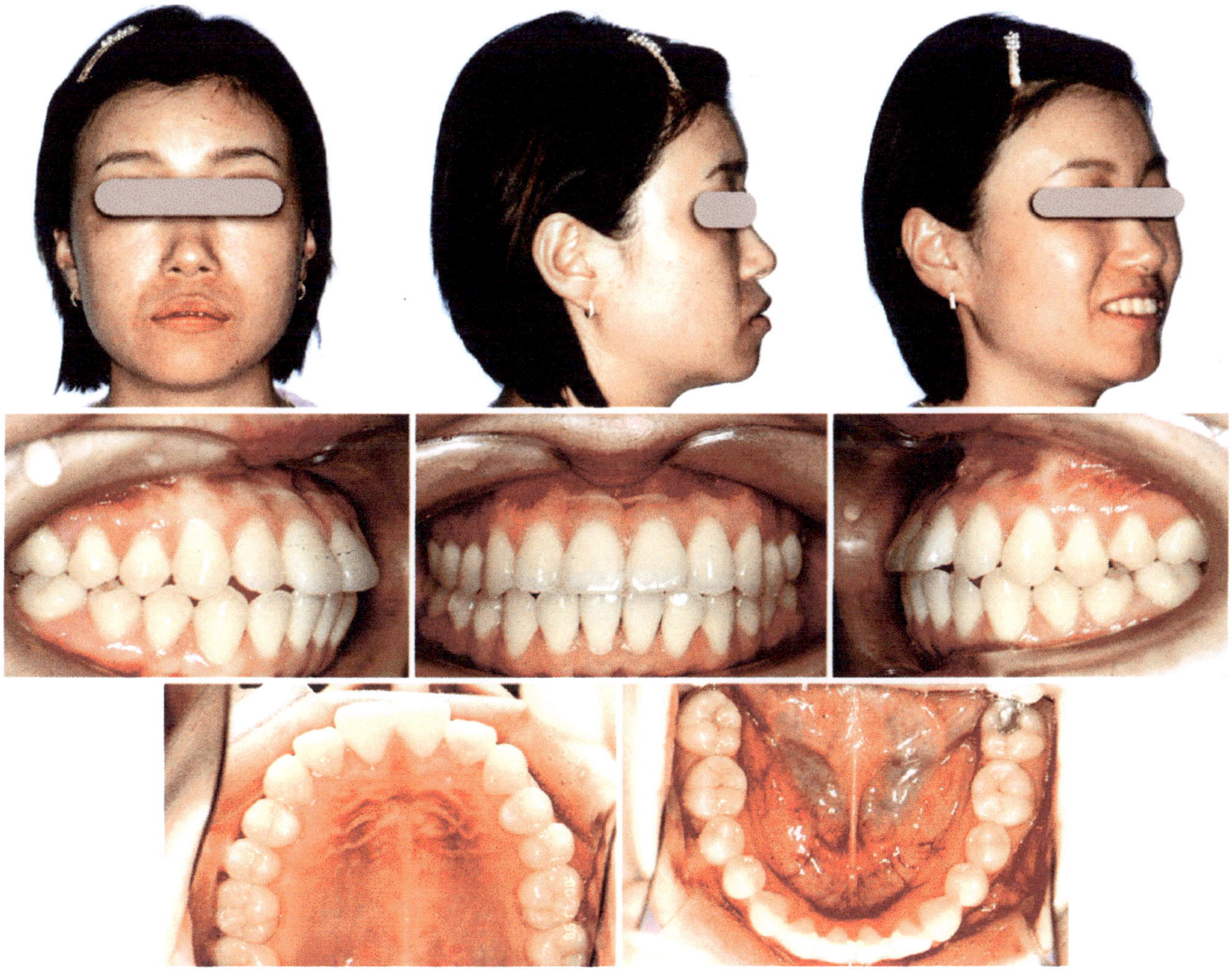

图 6-165　患者 MSR 矫治前照片

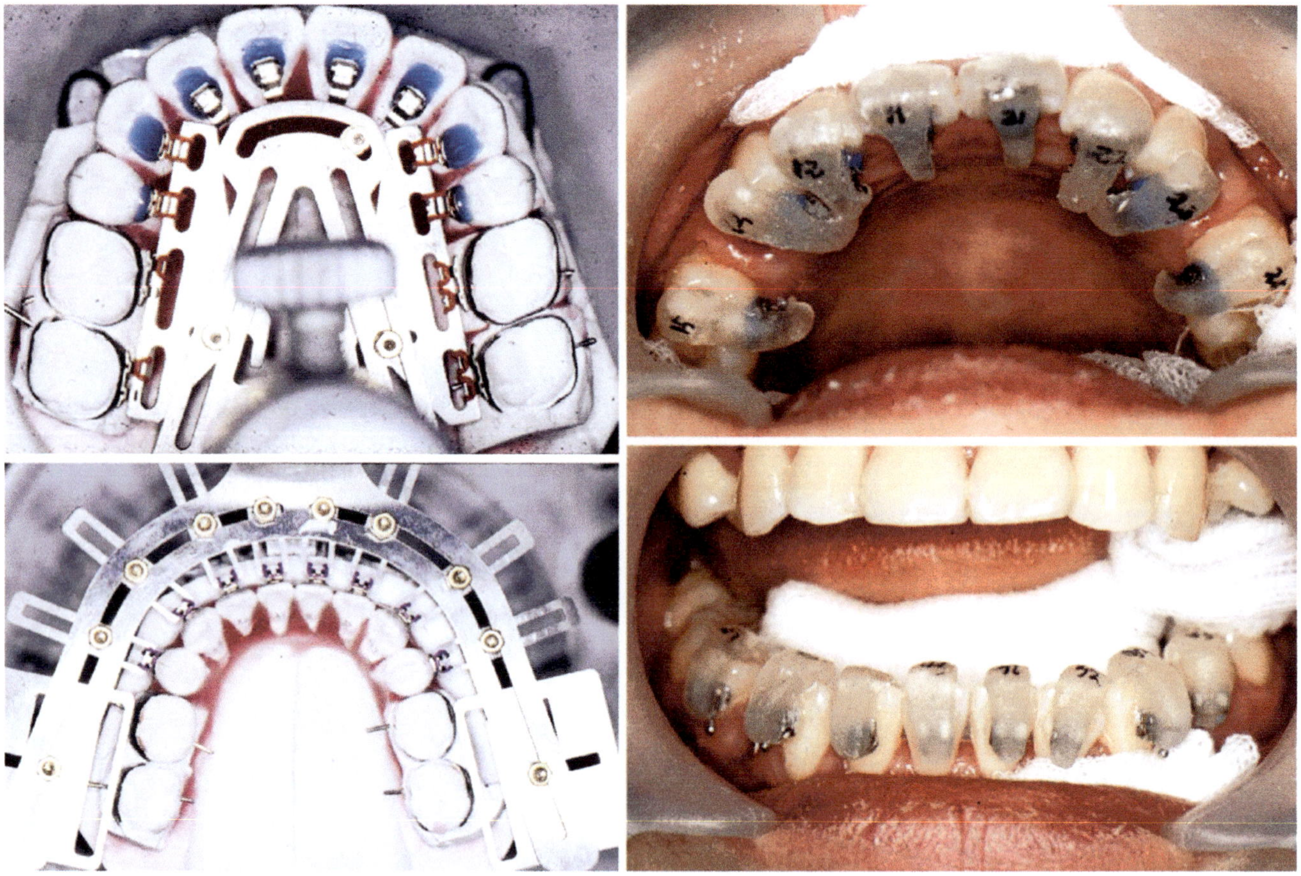

图 6-166 上颌利用“Mushroom”间接粘结舌侧矫治器，下颌唇侧利用“Horseshoe”间接粘结托槽

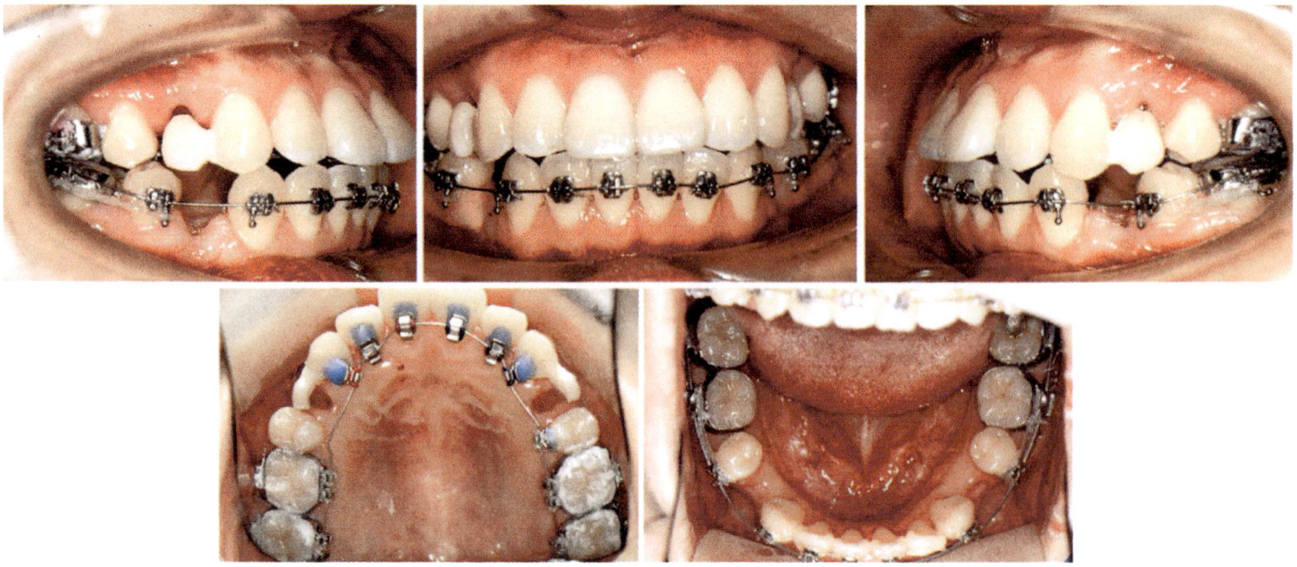

图 6-167 上颌 0.012 下颌 0.016 镍钛丝整平

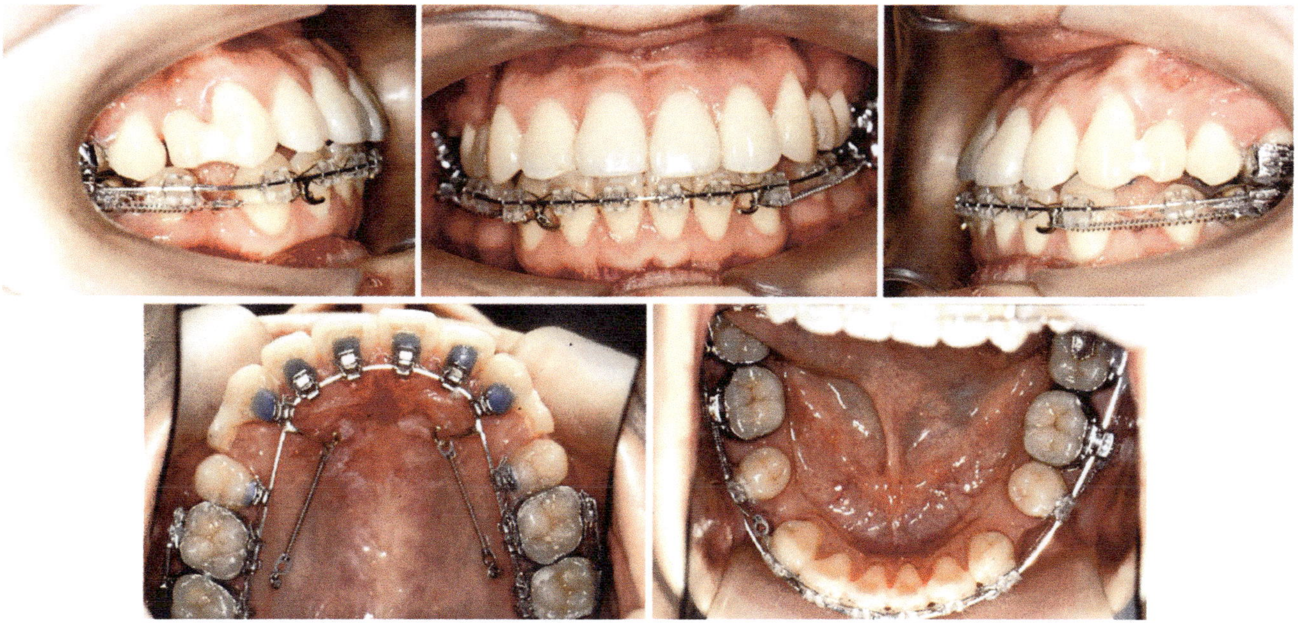

图 6-168 牙弓整平后，在上颌腭侧第一、二磨牙间植入微种植体，利用镍钛拉簧整体内收上、下前牙

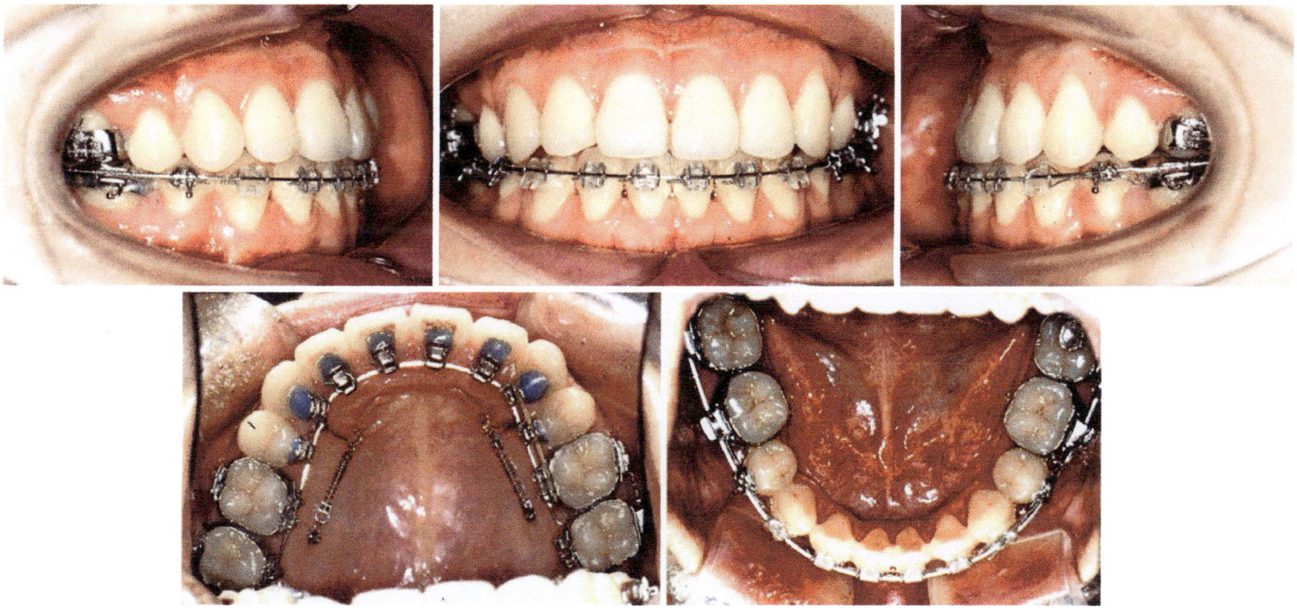

图 6-169 前牙内收后的口内照片

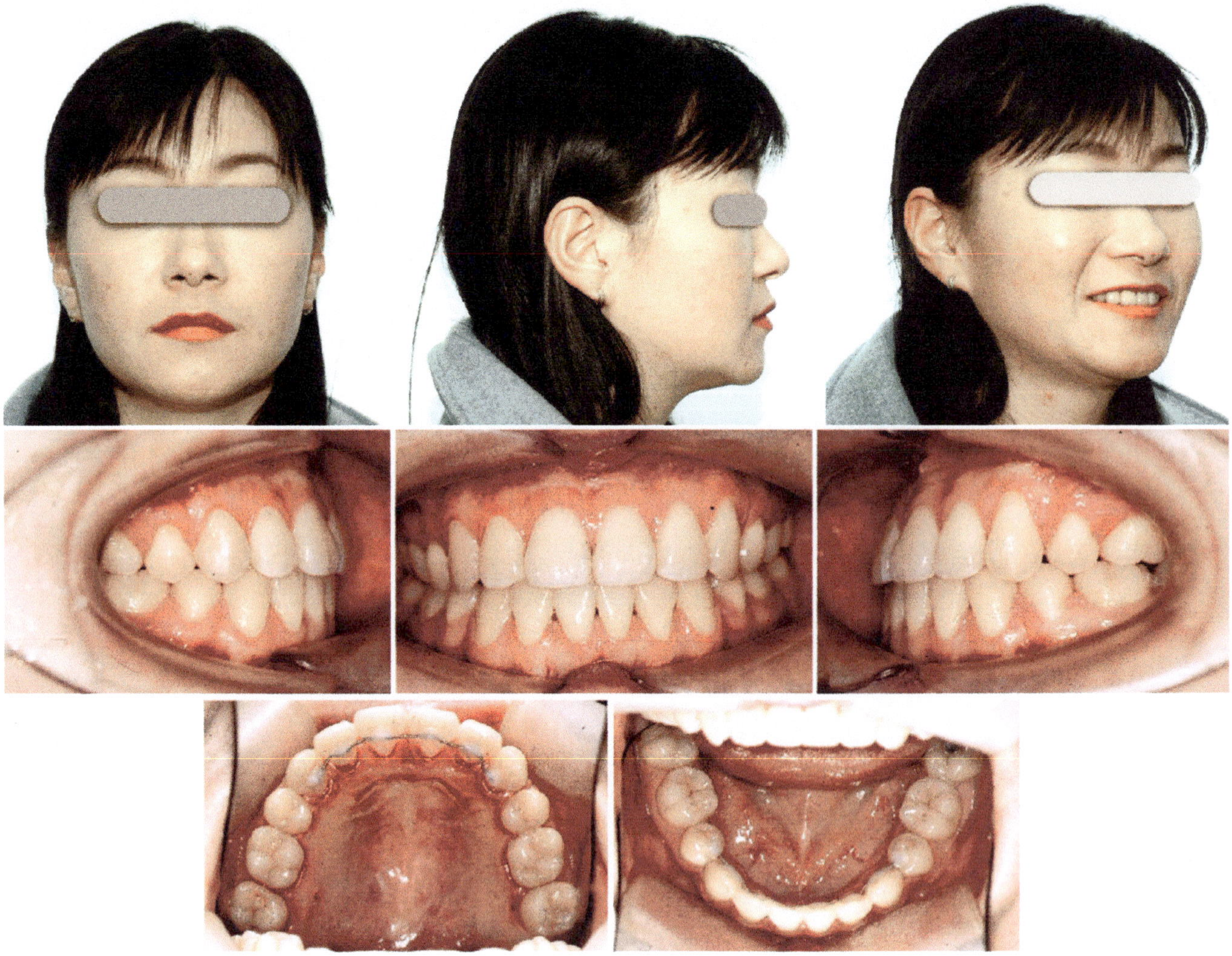

图 6-170　患者 MSR 矫治后照片

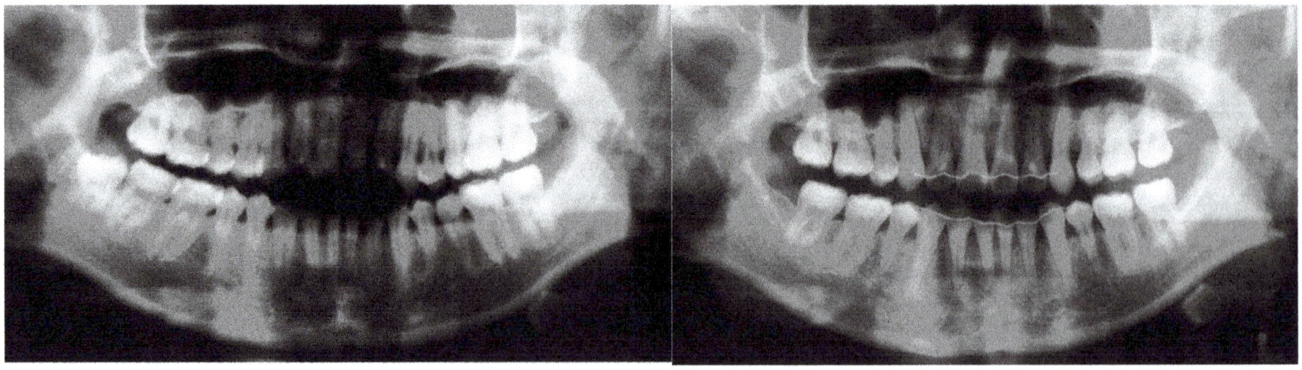

图 6-171　患者 MSR 矫治前、后全景片比较

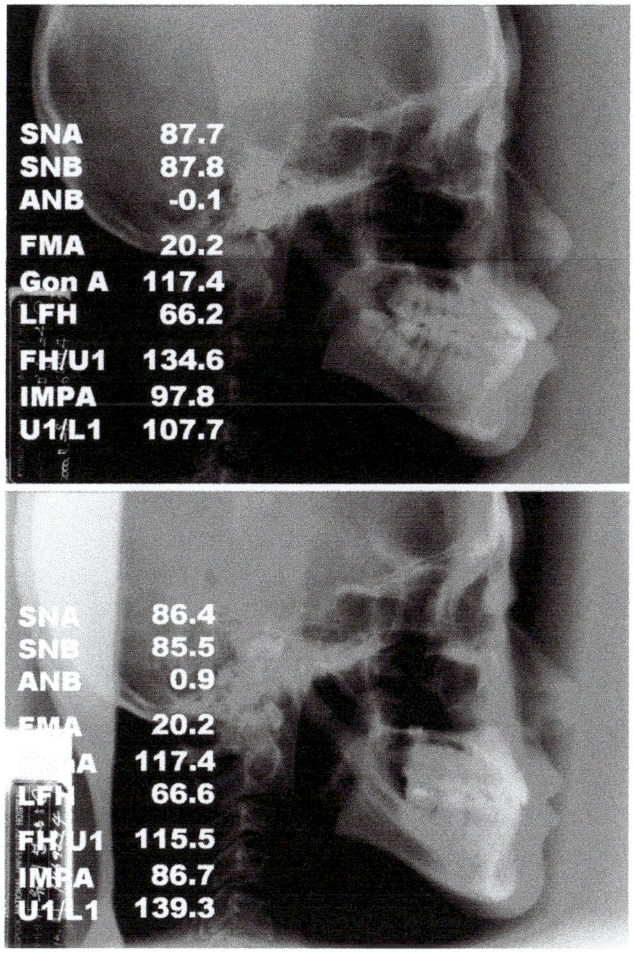

图 6-172　患者 MSR 矫治前后头颅侧位片比较

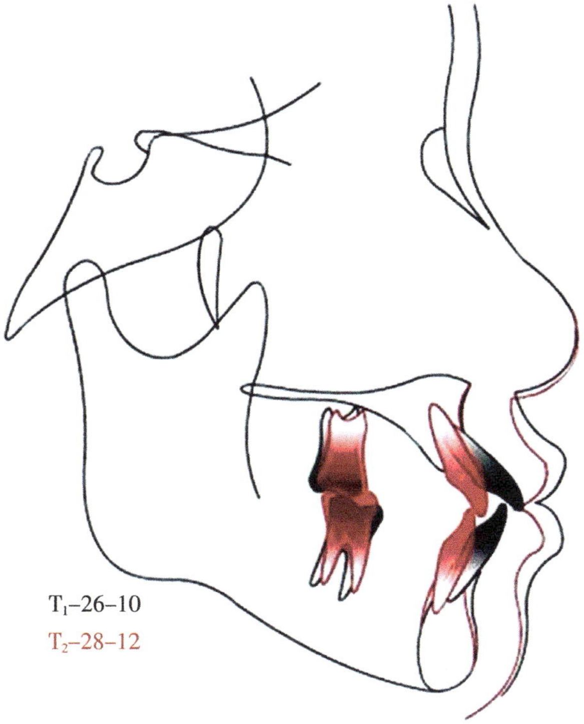

图 6-173　患者 MSR 矫治前后头侧位片重叠图

单侧微种植体支抗应用病例

患者：SHK(图 6-174~图 6-180)，下颌左侧第一磨牙缺失。

总结：患者 34 岁，女性，上颌严重拥挤，下颌右侧第二前磨牙及右侧第一磨牙缺失，上颌采用拔牙矫治，治疗比较简单，但下颌关闭缺牙间隙需要不同的支抗设计。对于成人患者，将其磨牙近中移动是非常困难的。在该患者下颌左侧的尖牙与第一前磨牙之间植入微种植体，利用微种植体充当绝对支抗，前移第二、三磨牙，近中移动关闭第一磨牙缺隙，保持中线不变。

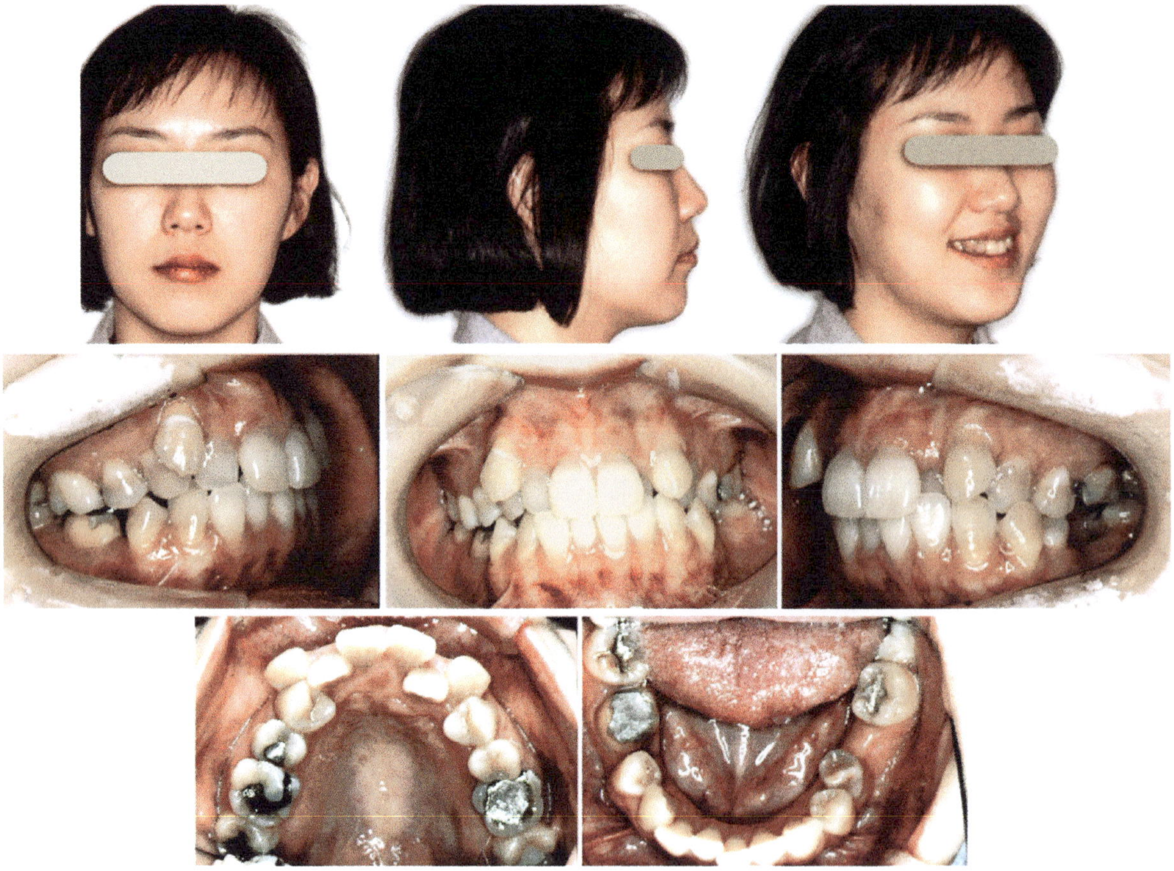

图 6-174　患者 SHK 矫治前照片

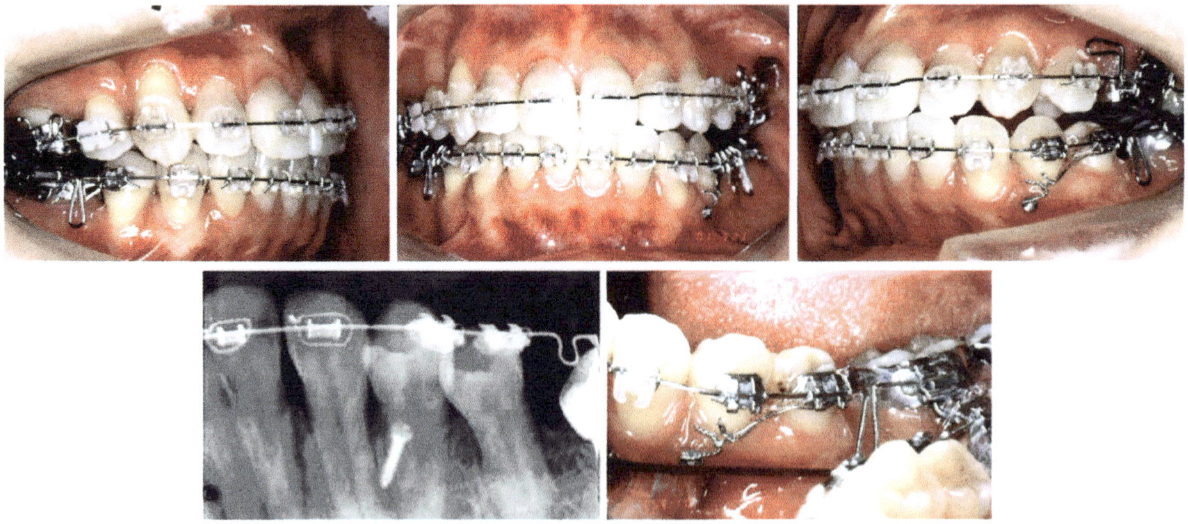

图 6-175　上下牙弓整平后，在下颌左侧尖牙与第一前磨牙间植入微种植体，将微种植体与第二前磨牙扎紧，加强前牙支抗，近中移动第二、三磨牙

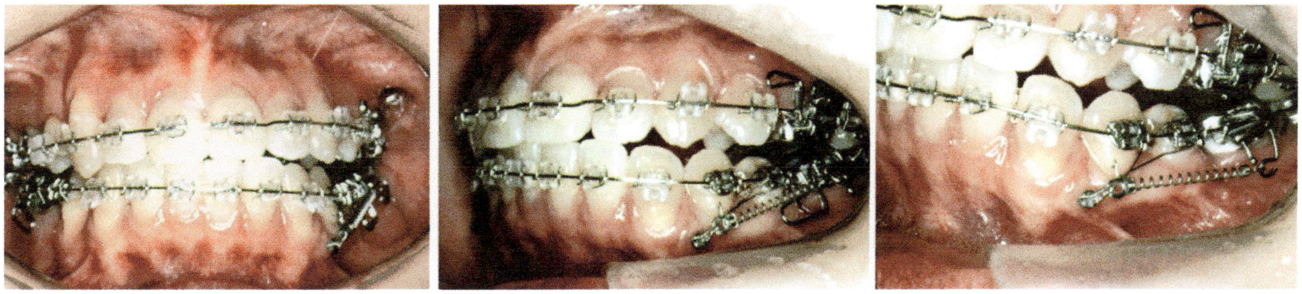

图 6–176 尖牙 I 类关系，中线齐

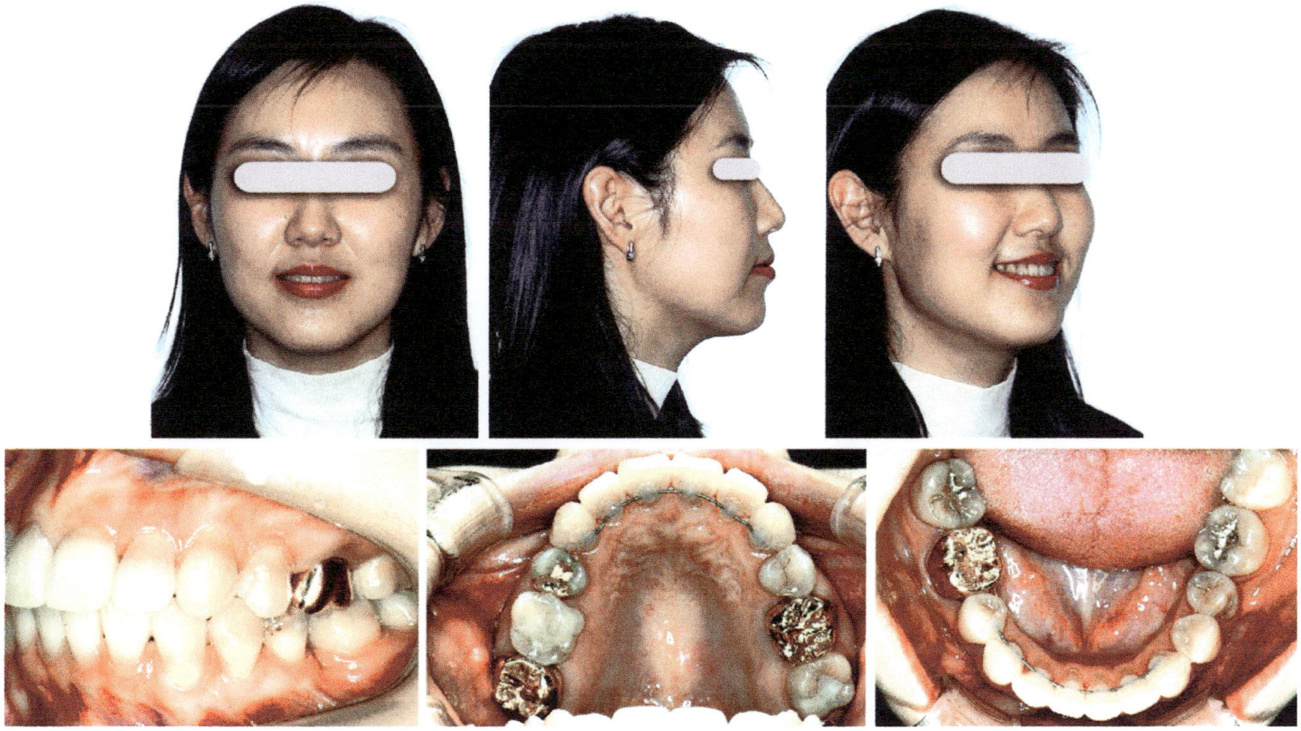

图 6–177 患者 SHK 矫治后照片

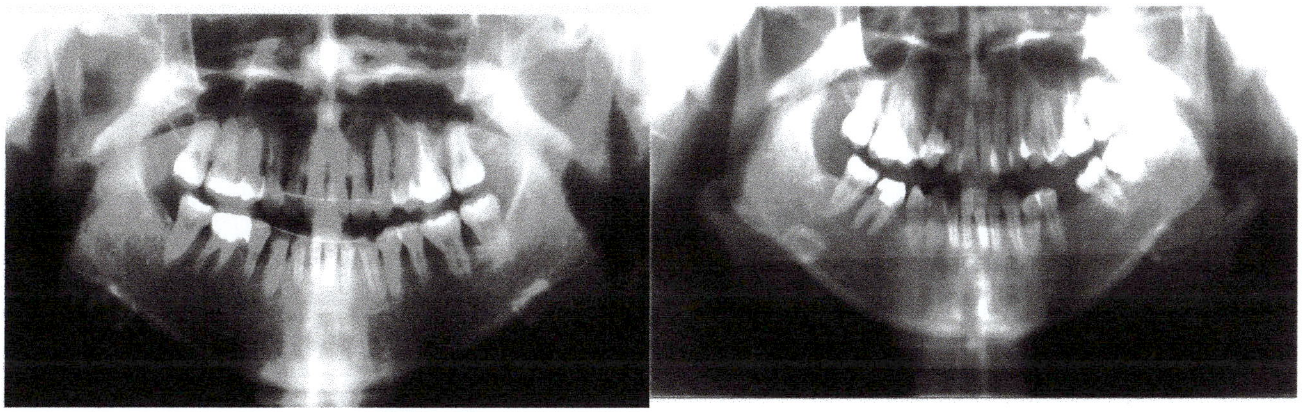

图 6–178 患者 SHK 矫治前、后全景片比较

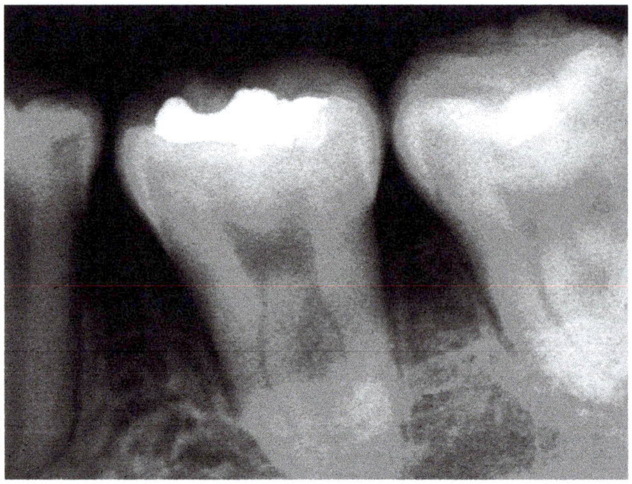

图 6-179　第二磨牙近中移动后的第一磨牙区牙片

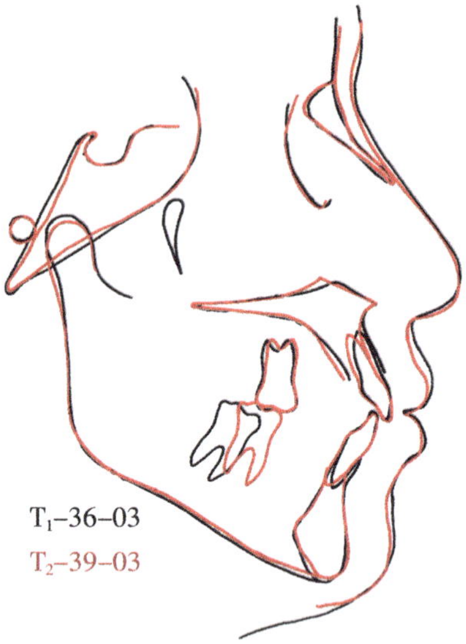

图 6-180　患者 SHK 矫治前、后头侧位片重叠图。注意第二磨牙前移

上颌殆平面偏斜

患者一：ARG(图 6-181~图 6-182)。

总结：患者上颌殆平面偏斜，在上颌右侧牙弓段植入 2 颗微种植体以压低右侧牙弓，治疗 2 个月后殆平面偏斜得以矫正。

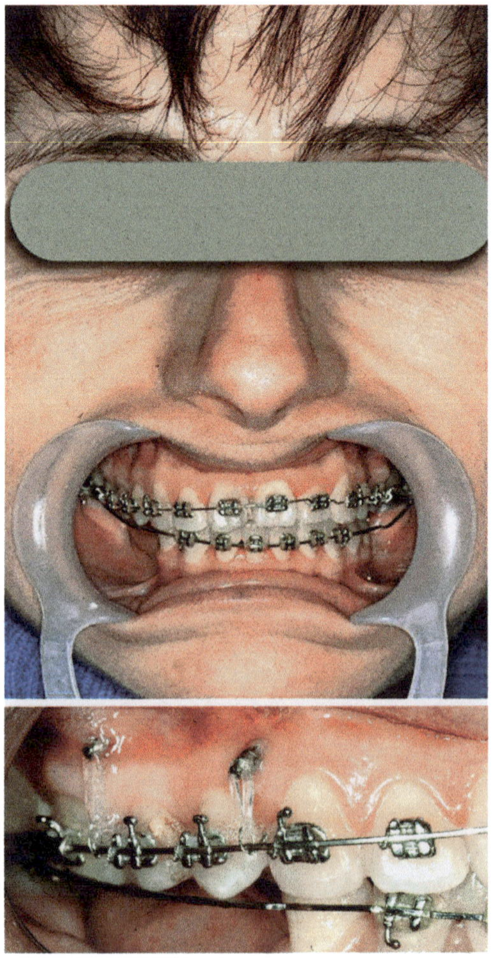

图 6-181　为了压低上颌右侧后牙段牙齿，在尖牙与第一前磨牙及第一、二磨牙间植入微种植体，在微种植体与主弓丝间用链圈加力（阿根廷 Alfredo　Alvarez 医生提供）

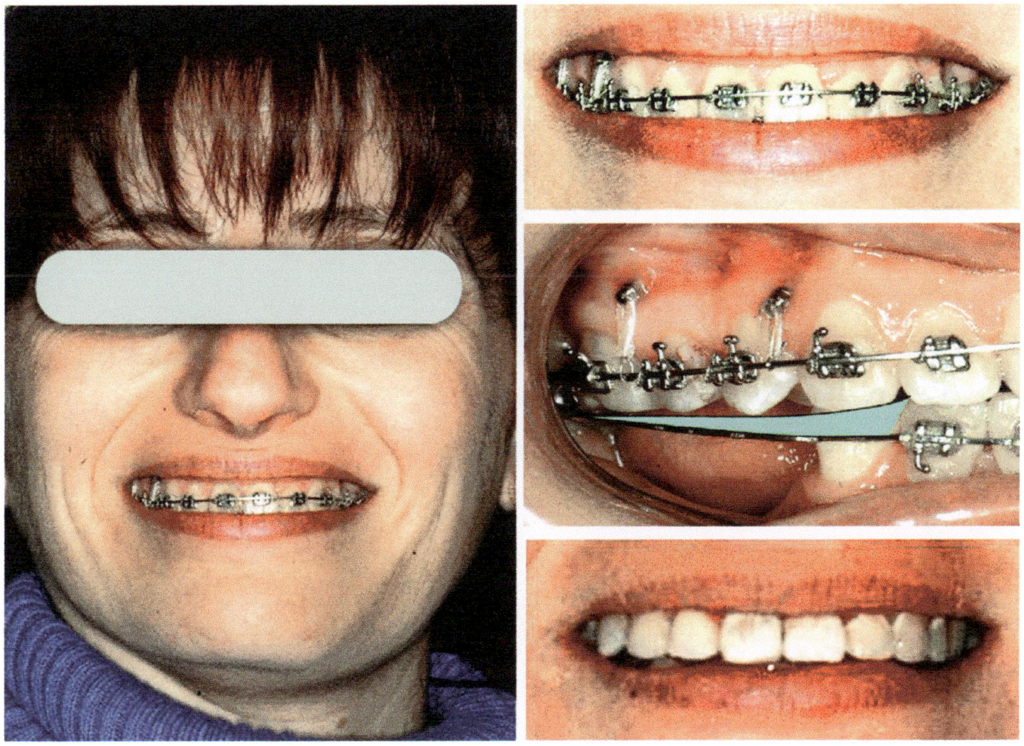

图 6–182　2 个月后上颌𬌗平面得以矫正

患者二：MSK(图 6–183~图 6–187)。单侧尖牙及磨牙Ⅱ类关系。

总结：35 岁女性患者，右侧咬合关系很好，Ⅰ类关系，但左侧为完全远中关系，左中切牙唇向错位，上颌拥挤很小，侧貌正常。这种情况下最好仅仅拔除左侧第一前磨牙，但其第二前磨牙已经进行了根管治疗，所以最终拔除了第二前磨牙，在牙弓的颊侧和腭侧植入微种植体，以整体移动尖牙和第一前磨牙。当牙齿移动到位后再粘结固定矫治器。这一病例提示我们通过强支抗可以保留健康的牙齿，拔除不健康的牙齿。

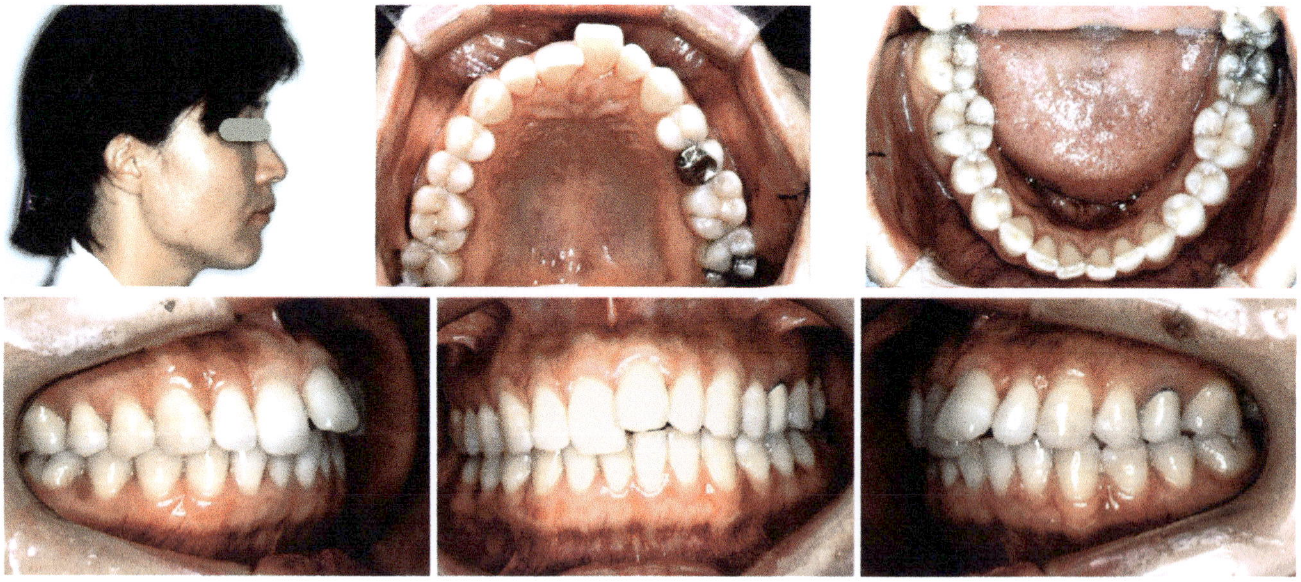

图 6-183　患者 MSK 矫治前照片，注意患者右侧为 I 类关系，左侧为完全 II 类关系

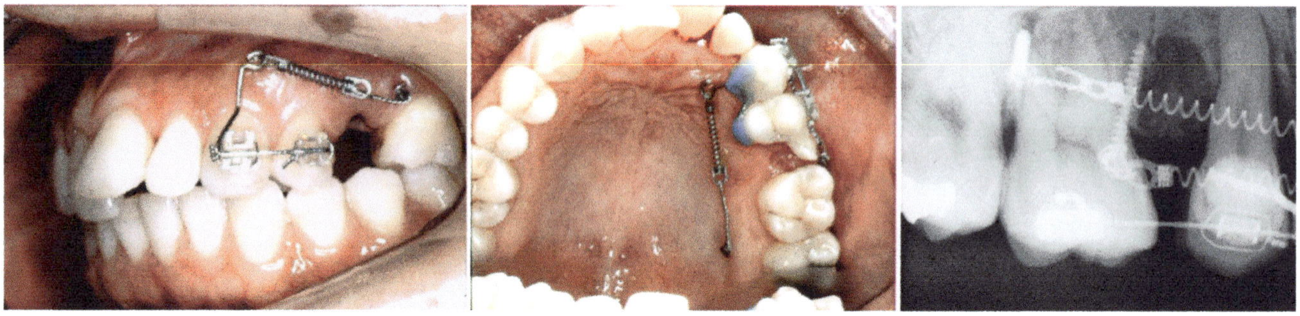

图 6-184　拔除上颌左侧第二前磨牙，保留健康的第一前磨牙，在颊腭侧植入 2 颗微种植体，整体远移尖牙和第一前磨牙

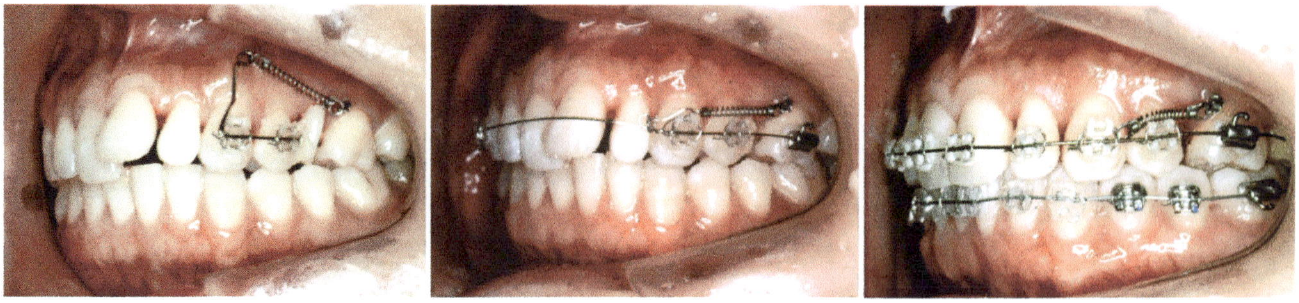

图 6-185　治疗 3、6、9 个月后的照片

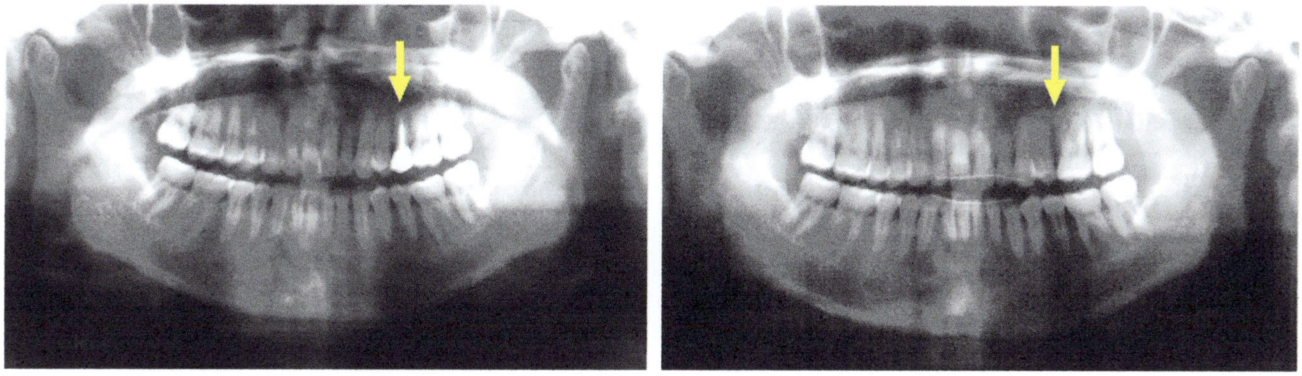

图 6-186 患者 MSK 矫治前、后全景片比较

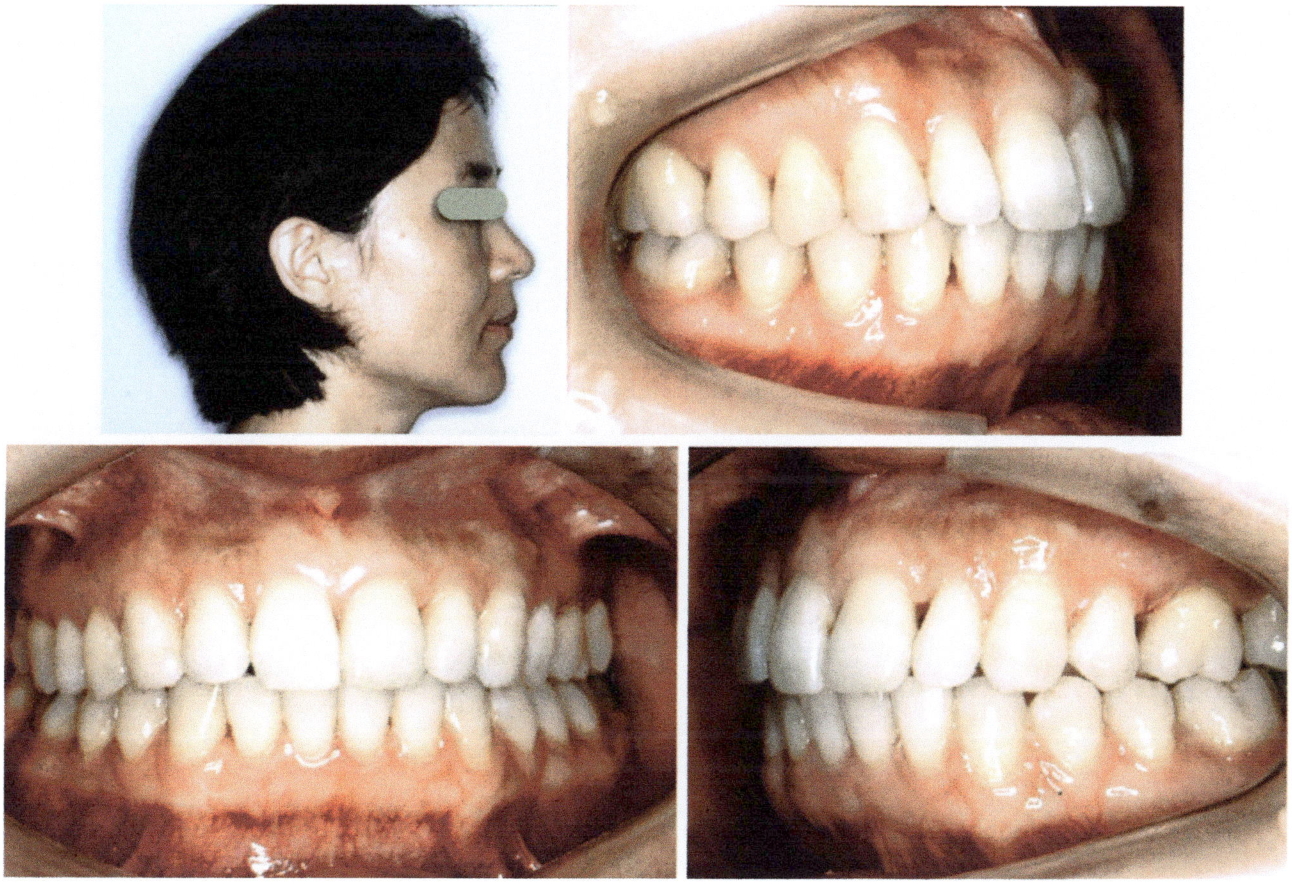

图 6-187 患者 MSK 矫治后照片

患者三：HIN(图 6-188~图 6-193)。上中线偏斜。

总结：24 岁男性患者，上下颌拥挤伴轻度双颌前突，上中线明显偏向左侧。这种情况下，通常是拔除上颌右侧第一前磨牙，以恢复中线，但上颌右侧第二前磨牙区拥挤并做过根管治疗。这样我们拔除了第二前磨牙而不是第一前磨牙。尽管这一患者拔除了 4 颗前磨牙，但我们仅在右侧上颌植入微种植体。

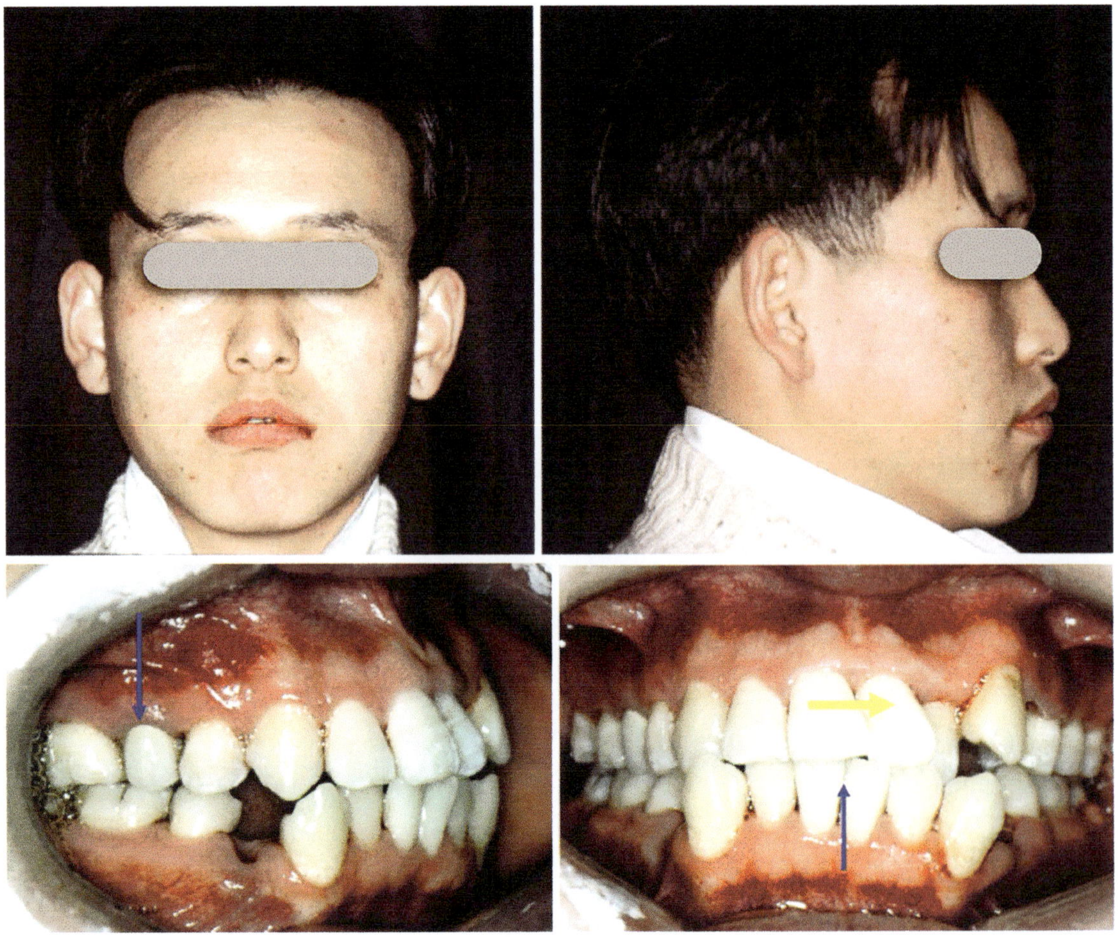

图 6-188　患者 HIN 矫治前照片，决定拔除上颌右侧第二前磨牙（根管治疗），这样这一区域需要额外的支抗以矫正中线的偏斜

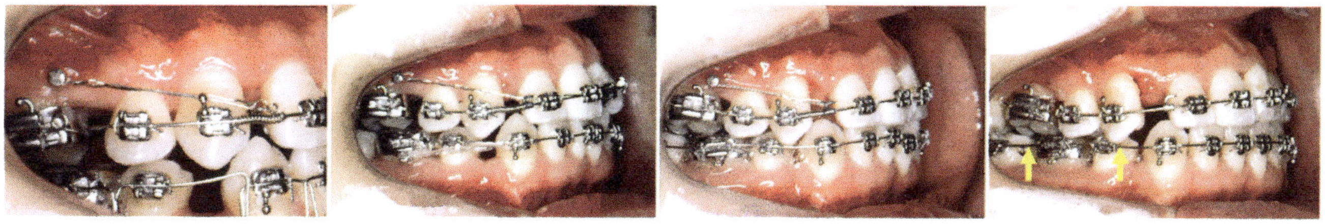

图 6-189 矫治 7、10、12、14 个月时的照片，右侧尖牙和第一前磨牙远移后取得了中性偏近中的尖牙关系

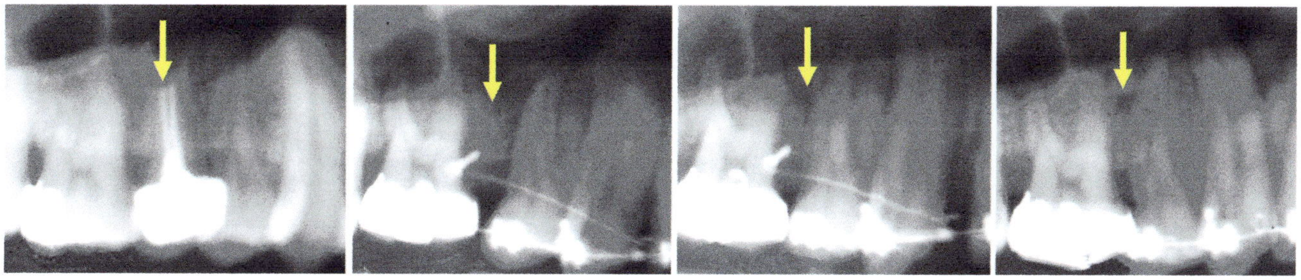

图 6-190 矫治 7、10、12、14 个月时的牙片

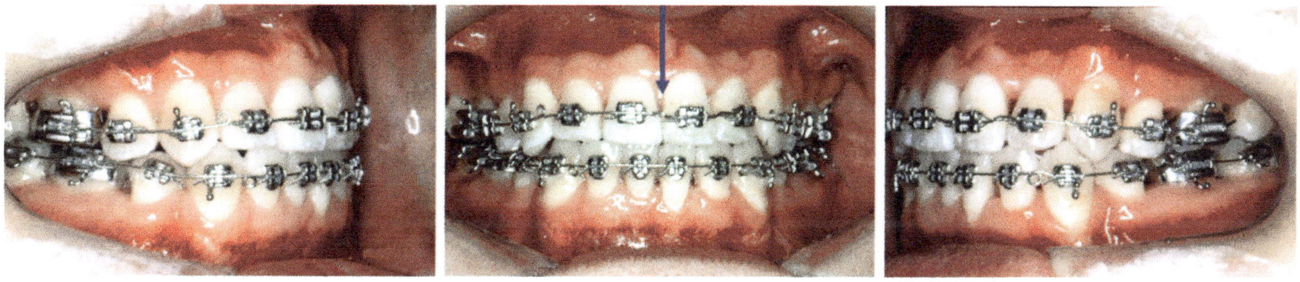

图 6-191 矫治完成阶段

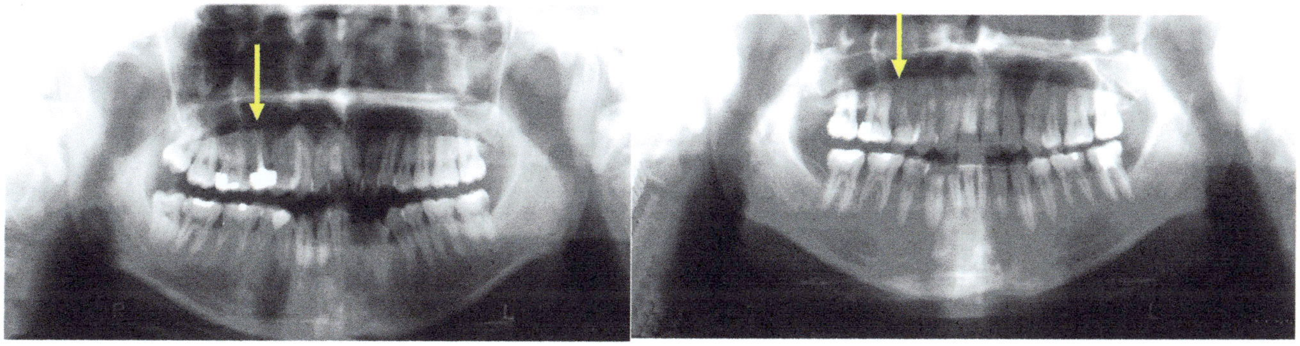

图 6-192 患者 HIN 矫治前、后全景片比较

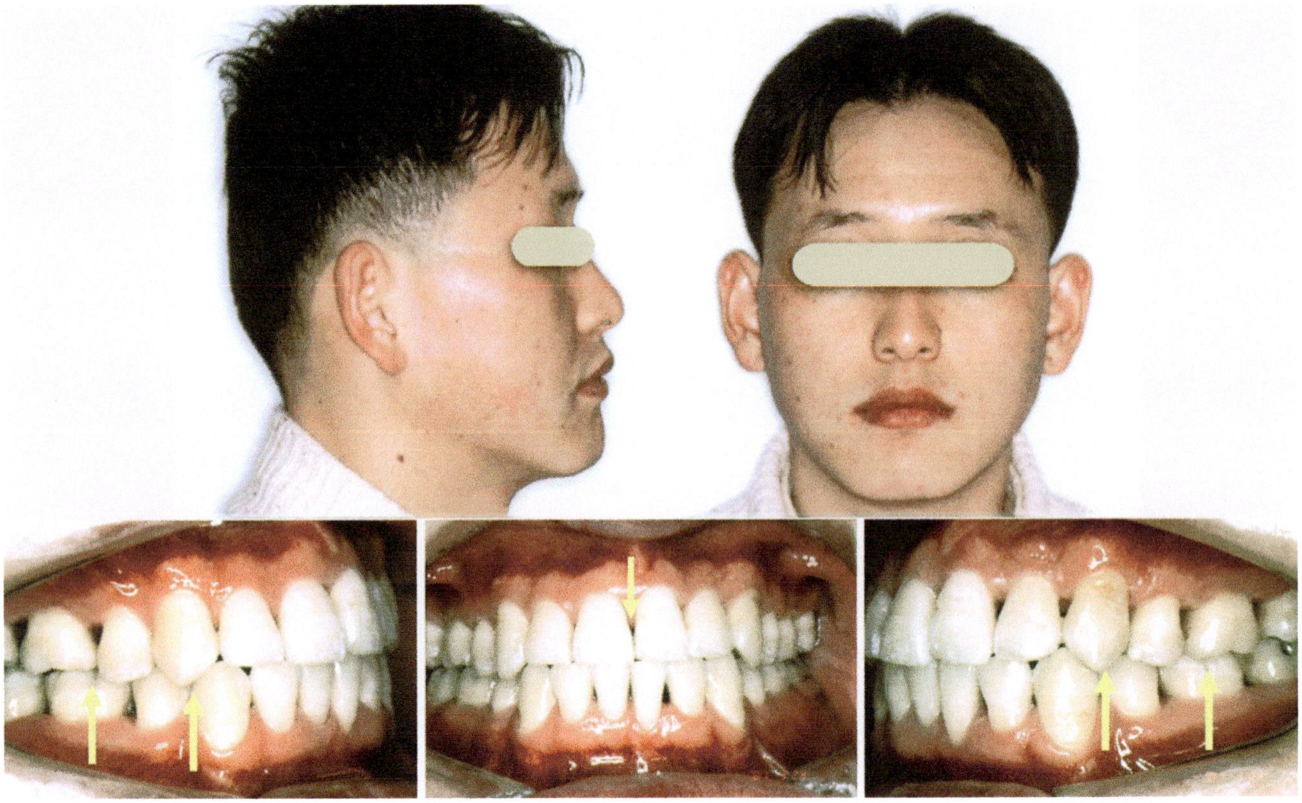

图 6-193　患者 HIN 矫治后照片

患者四：SML(图 6-194~图 6-197)。单侧后牙锁殆。

总结：55 岁男性患者，牙周科转诊，矫治目的是希望左侧牙齿能够咀嚼，患者左侧后牙正锁殆，右侧正常咬合。矫治方案是单侧压缩上颌牙弓，扩大下颌牙弓。在腭部植入微种植体，左上第一磨牙腭侧焊接腭管，弯制牵引钩延伸至腭部，利用弹力线将微种植体与牵引钩连结加力，压缩上牙弓。但 2 个月后腭部微种植体失败，第二颗微种植体放置于右侧牙弓的颊侧，将右侧上颌第一磨牙与微种植体结扎，利用 TMA 丝弯制的横腭杆内收左侧牙弓。

在下颌左侧缺牙间隙植入 2 颗微种植体，利用光固化树脂将托槽及 2 颗微种植体结合在一起。利用 TMA 片段弓加力竖直并压低左侧磨牙。

众所周知，单侧扩弓或缩弓比双侧要困难得多，而微种植体是解决单侧扩弓或缩弓的有效手段，即使是老年患者，其创伤都很小。

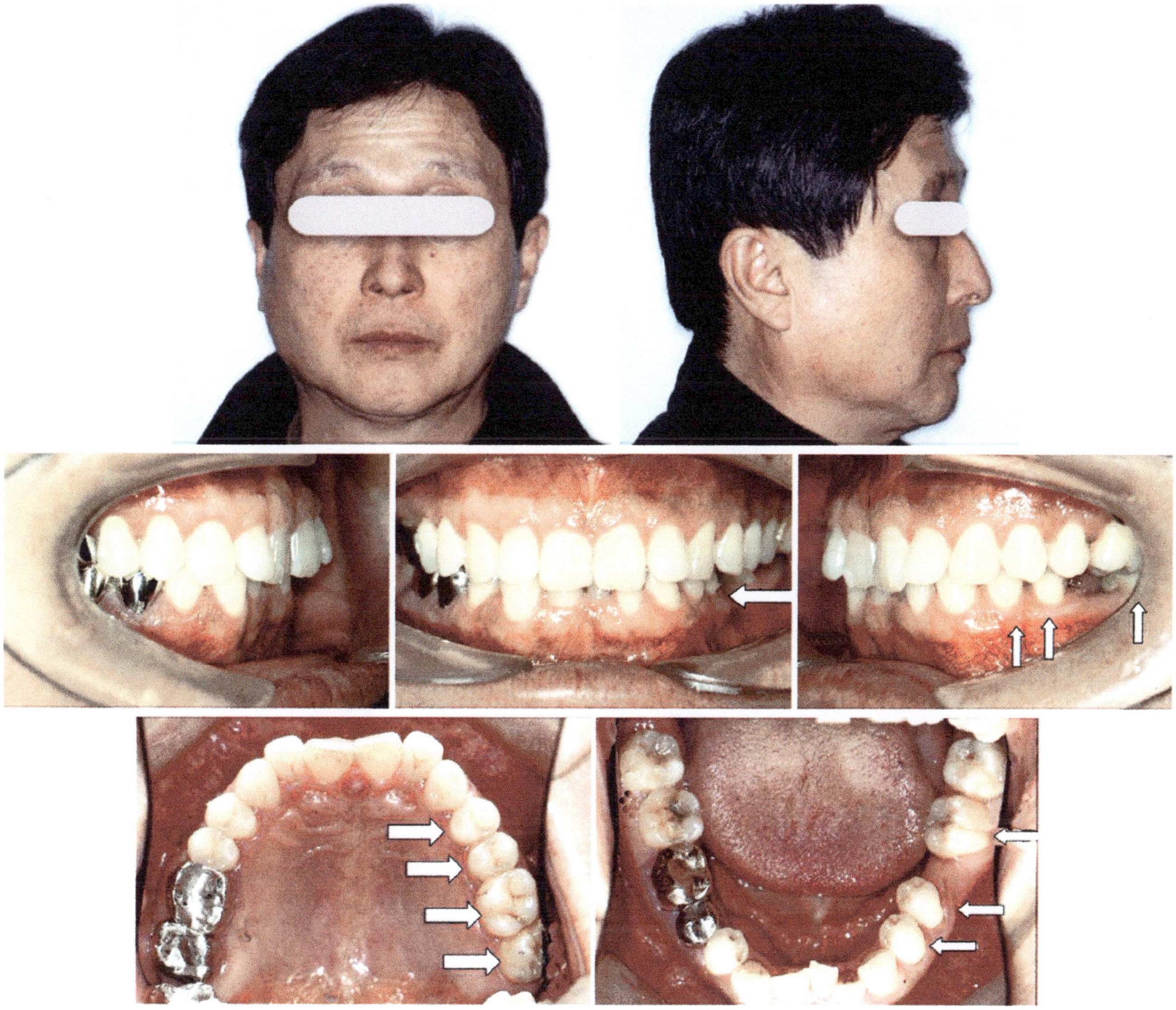

图 6-194 患者 SML 矫治前照片，注意左侧后牙正锁合

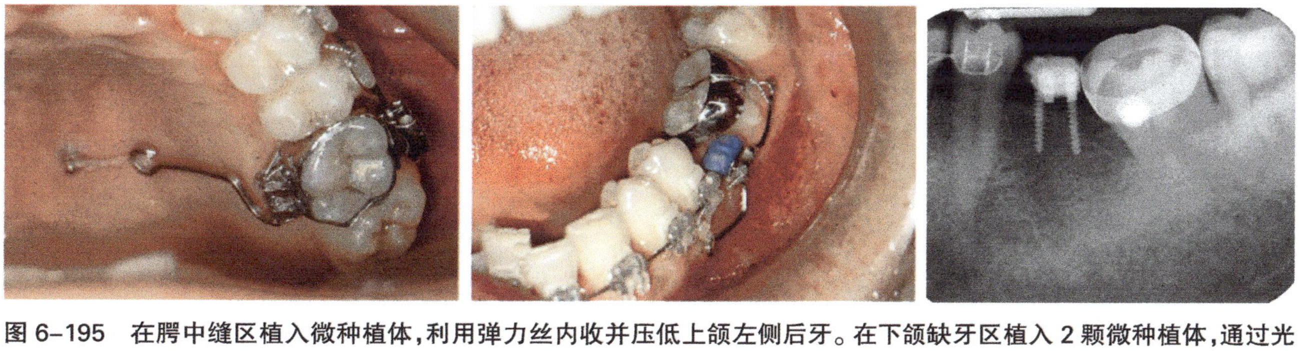

图 6-195 在腭中缝区植入微种植体，利用弹力丝内收并压低上颌左侧后牙。在下颌缺牙区植入 2 颗微种植体，通过光固化树脂将托槽及微种植体相连，利用方 TMA 片段弓竖直舌倾的第一磨牙

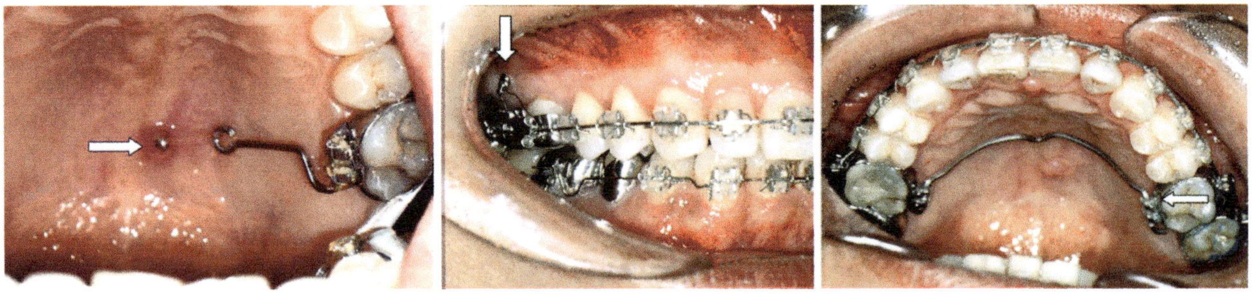

图 6-196 腭中缝微种植体由于感染松动，在上颌右侧颊面植入第二颗微种植体，利用横腭杆内收上颌左侧牙弓，将微种植体与上颌右侧磨牙颊面管扎紧加强支抗

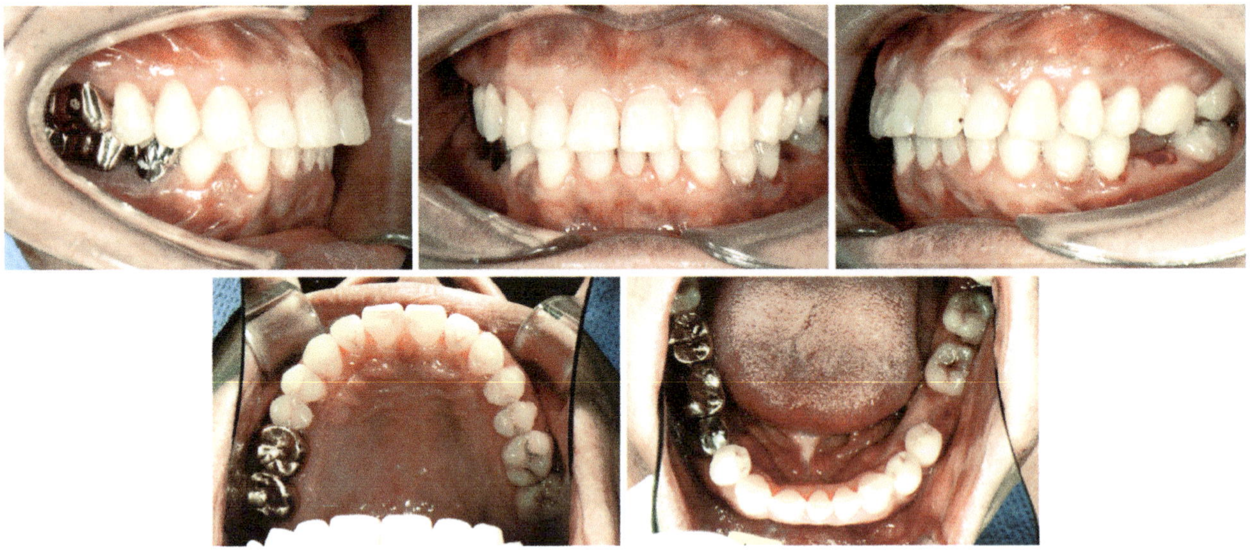

图 6-197 患者 SML 矫治后照片

竖直磨牙病例

患者一：SMU(图 6-198，图 6-199)。下颌第二磨牙近中倾斜。

总结：在磨牙后区植入微种植体，竖直近中倾斜的第二磨牙，在第二磨牙近中面粘结舌侧扣，利用弹力线从微种植体越过第二磨牙𬌗面与舌侧扣扎紧。利用传统的方法竖直磨牙很困难，同时还会伴有磨牙的伸长，导致不必要的创伤𬌗。但是，利用微种植体竖直磨牙的过程中有压低磨牙的作用，患者在矫治中没有任何不适。

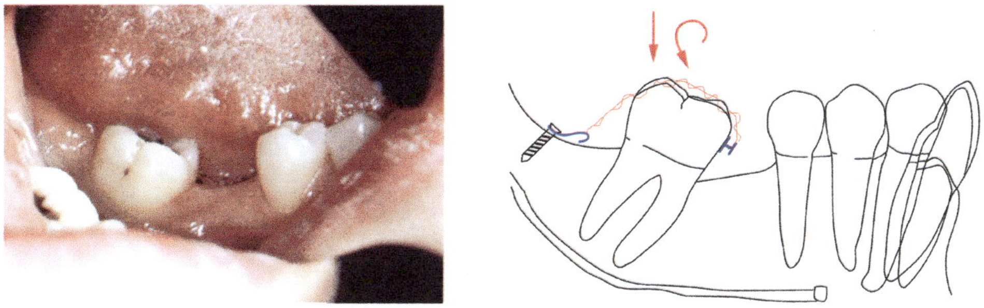

图 6-198 下颌右侧第二磨牙近中倾斜(左图),利用磨牙后区微种植体竖直磨牙的加力示意图(右图)

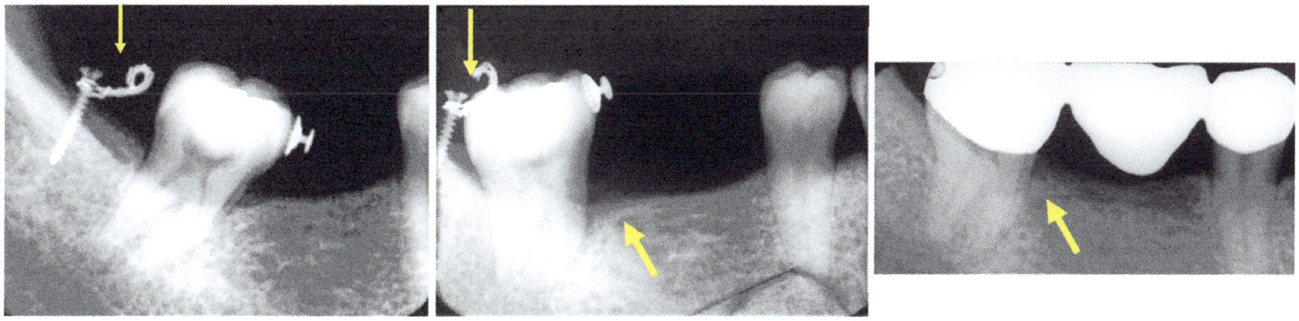

图 6-199 患者 SMU 的矫治过程

患者二：LTS(图 6-200,图 6-201)。下颌第二磨牙舌侧倾斜。

总结：由于下颌第三磨牙的挤压,第二磨牙的舌向倾斜很常见。可以在外科拔除第三磨牙的同时,在舌倾的第二磨牙颊侧植入微种植体。这种情况下一般选择闭合法,利用结扎丝制作的牵引钩从包埋的微种植体上伸出加载。

这一患者的微种植体植于第二磨牙的远颊侧,可以发现第二磨牙竖直过程中有远中倾斜表现。为了避免这种现象,我们设计了托槽样头部的微种植体,这样就可以利用与托槽头部结扎的弓丝来竖直磨牙(图 5-38)。

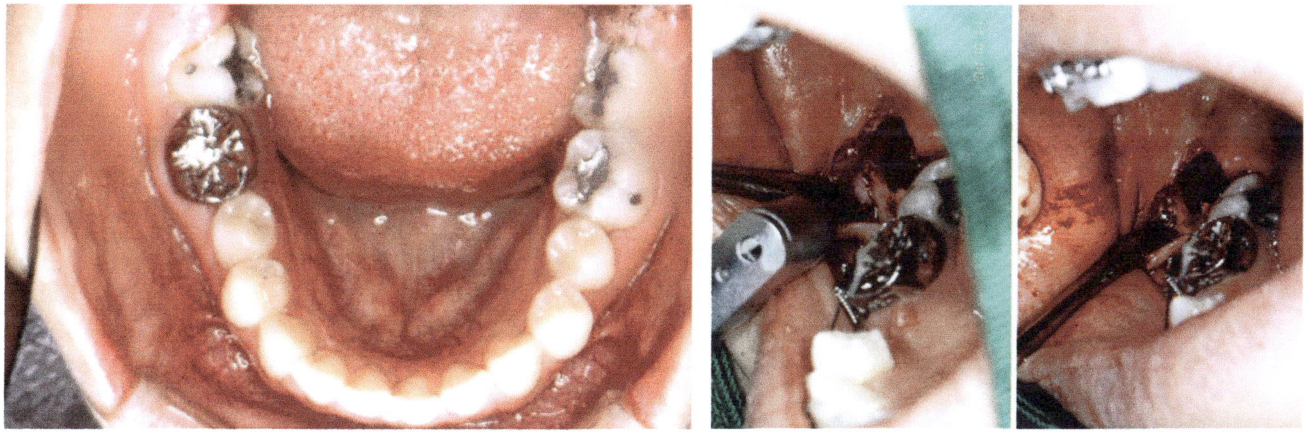

图 6-200 下颌第二磨牙舌倾,在拔除第三磨牙的同时于第二磨牙远中颊侧植入微种植体

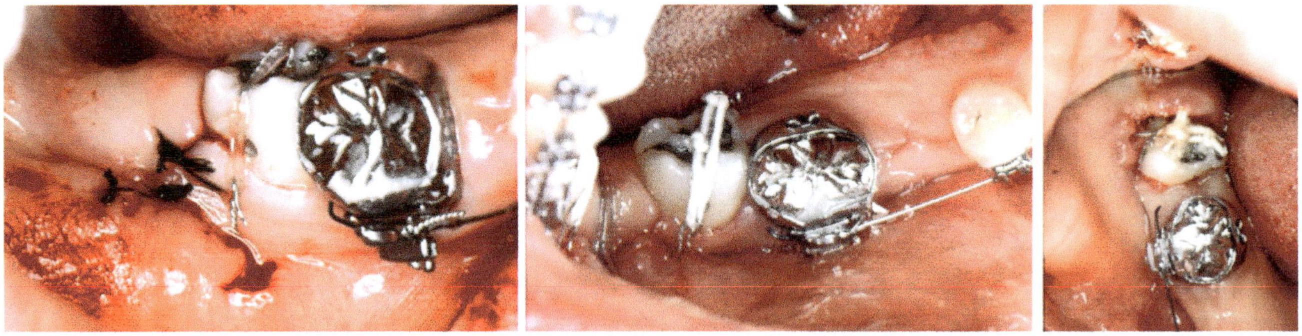

图 6-201　从微种植体延伸出结扎丝制作的牵引钩，利用弹力线将牵引钩和第二磨牙舌侧近中的舌侧扣连接加力

患者三：HLJ（图 6-202~图 6-204）。上下颌第二磨牙锁𬌗。

总结：传统矫治锁𬌗的方法是交互牵引，但是这种牵引往往会造成牙齿的伸长（图 5-34）。这种牙齿的伸长会导致创伤𬌗，引起患者的不适，尤其是成人患者。如果利用微种植体矫治正反锁𬌗，在矫治过程中对磨牙有压低的作用，这样患者就不会有不适感。

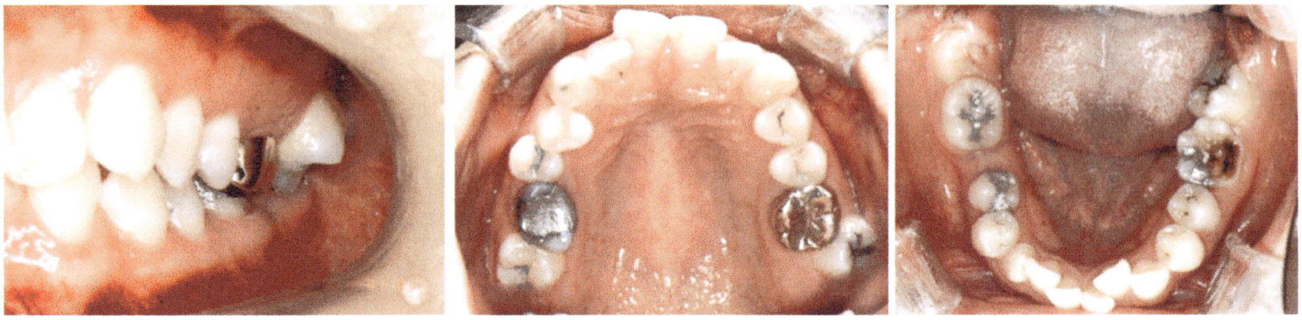

图 6-202　左侧上下颌第二磨牙正锁𬌗

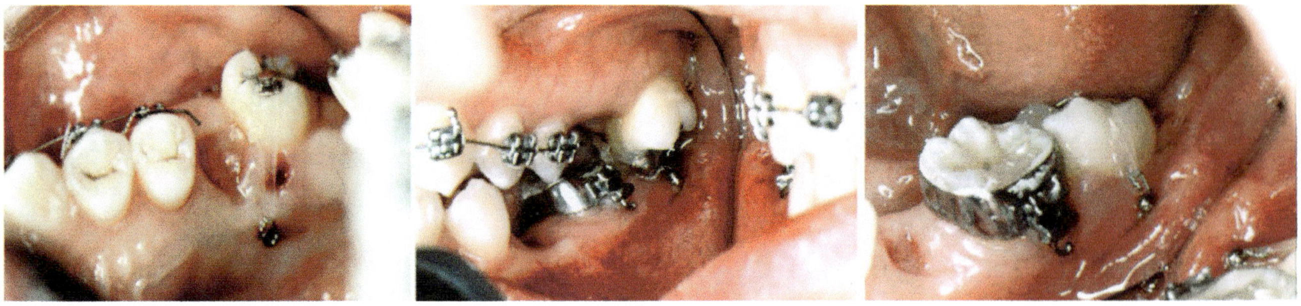

图 6-203　在上颌腭侧及下颌颊侧牙槽骨区植入微种植体

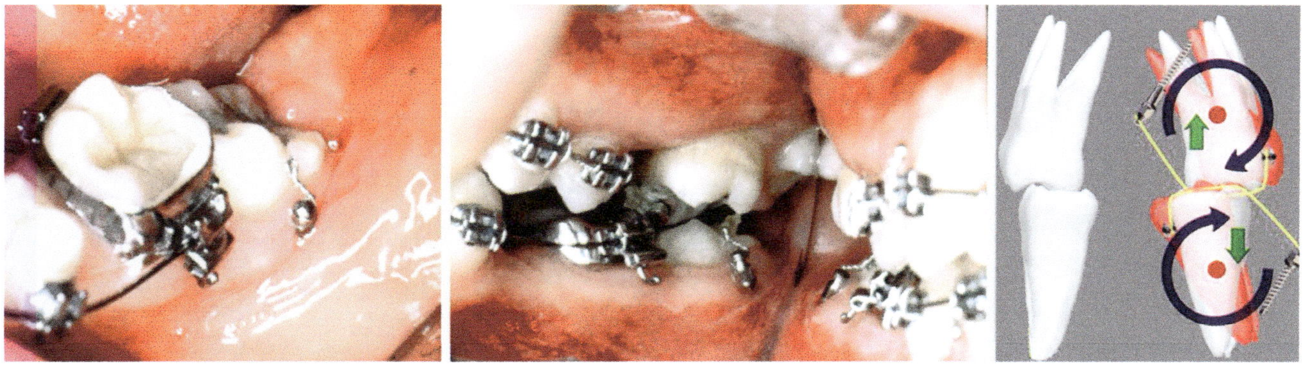

图 6-204 4 个月后解除正锁𬌗，由于第二磨牙竖直过程中受到弹力线的压入作用，矫治后没有𬌗干扰

磨牙远移病例

患者一：WJK（图 6-205，图 6-206）。

总结：这位患者是修复科转诊来的，希望扩大上颌右侧缺失的第一磨牙间隙以种植牙。在缺牙区植入微种植体，同时在尖牙至磨牙上粘结固定矫治器，利用镍钛推簧远移第二磨牙，利用结扎丝将微种植体与第一前磨牙扎紧，防止尖牙近中移动。间隙获得后，植入种植牙。可以在矫治结束后即刻修复。

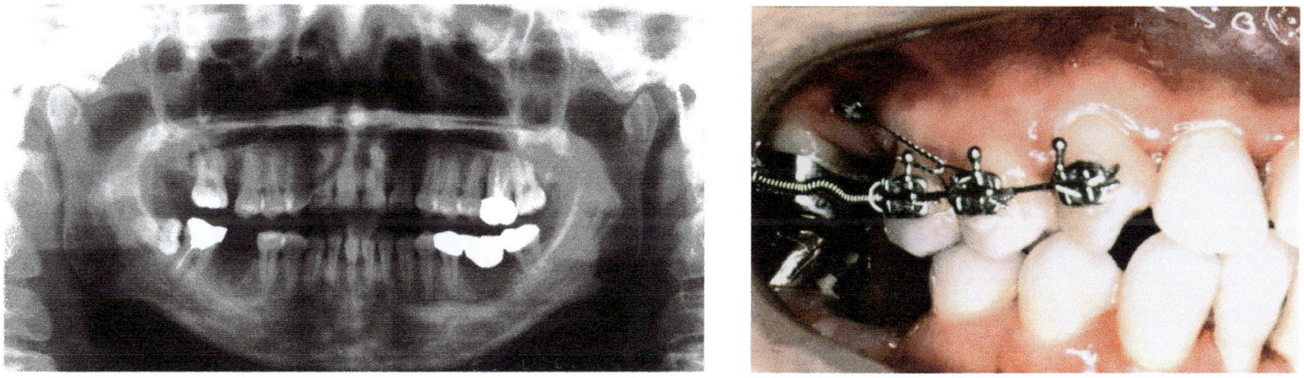

图 6-205 在上颌右侧缺牙区植入微种植体，在第二前磨牙与第二磨牙间放置镍钛推簧推第二磨牙向远中，将微种植体与第一前磨牙扎紧，防止前牙失抗

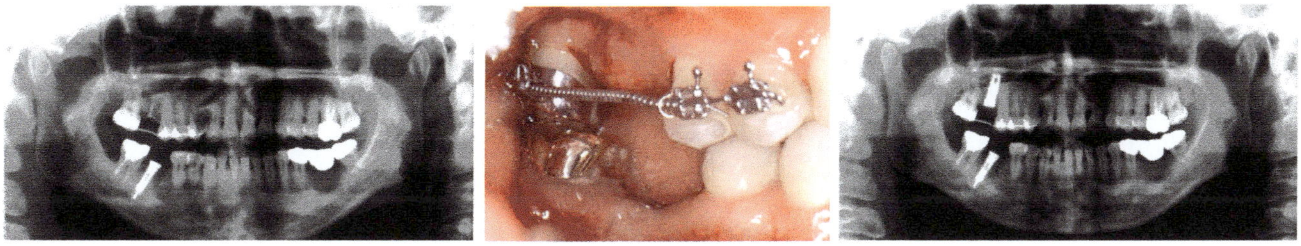

图 6-206 第二磨牙远中移动后，在第一磨牙区植入种植牙

患者二：KHK(图 6-207,图 6-208)。下颌第二磨牙远移。

总结：该患者是修复科转诊来的,希望扩大缺失的第一磨牙间隙修复。拔除右侧第三磨牙,在第一磨牙缺失间隙处植入 2 颗微种植体,利用光固化复合树脂将托槽固定于种植体头部,利用片段方丝和镍钛推簧远移第二磨牙。

由于单颗微种植体不能抵抗旋转的力量,同时也不能提供足够的支抗,因此这种情况下最好植入 2 颗微种植体,再在其头部粘结托槽,利用方丝可以实现牙齿的精确三维移动。

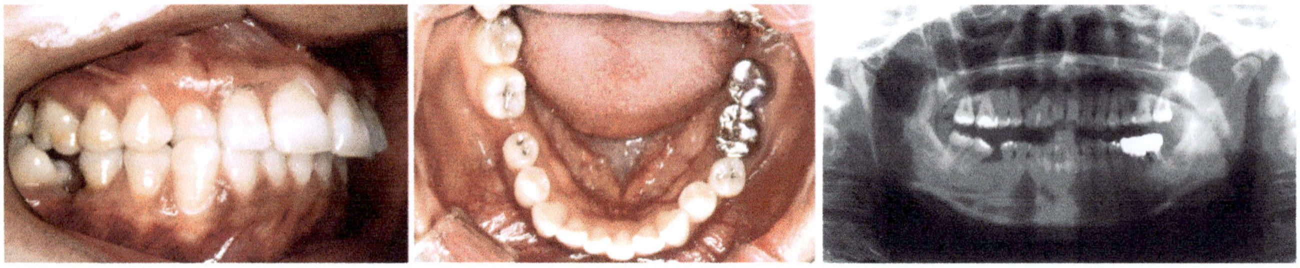

图 6-207　患者 KHK 矫治前照片,注意其右侧第一磨牙早期缺失

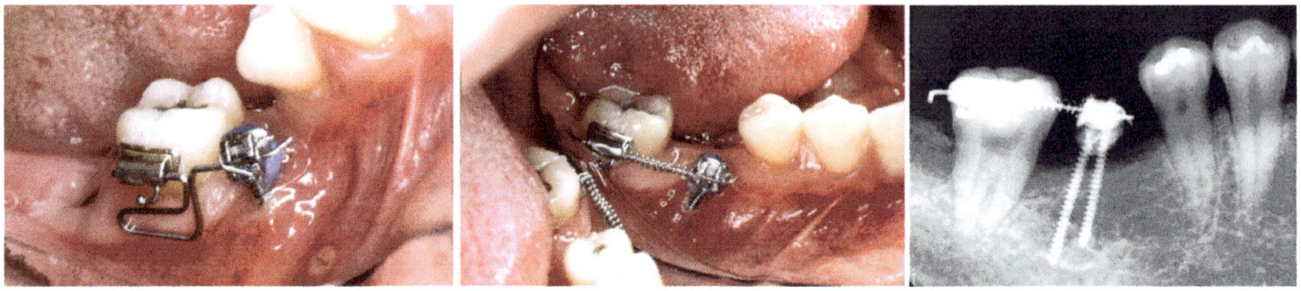

图 6-208　在缺牙区植入 2 颗微种植体,并利用光固化树脂将托槽和它们粘结,利用方丝片段弓远移第二磨牙

患者三：KJJ(图 6-209~图 6-211)。第二磨牙及第二前磨牙舌倾。

总结：与前面的病例相似,在拔除的下颌第一磨牙位置植入 2 颗微种植体,用来竖直第二前磨牙和第二磨牙。利用光固化树脂将托槽粘结在微种植体头部,利用 TMA 片段弓同时竖直 2 颗牙齿。

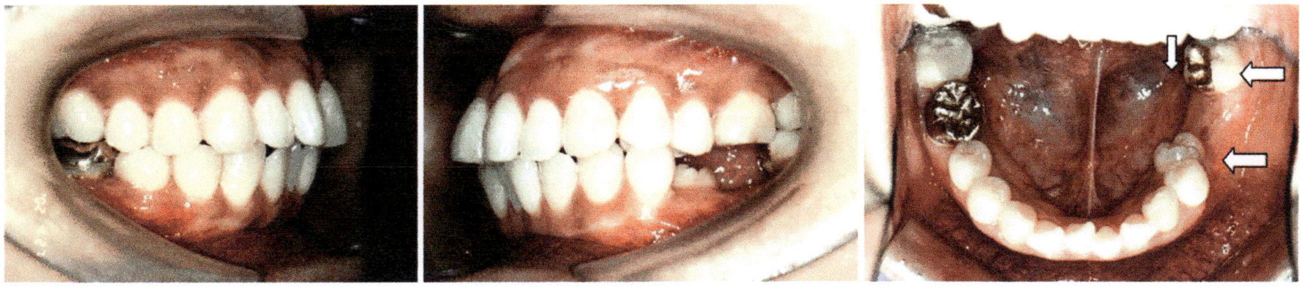

图 6-209 患者 KJJ 矫治前照片，注意下颌左侧第二前磨牙与第二磨牙舌倾

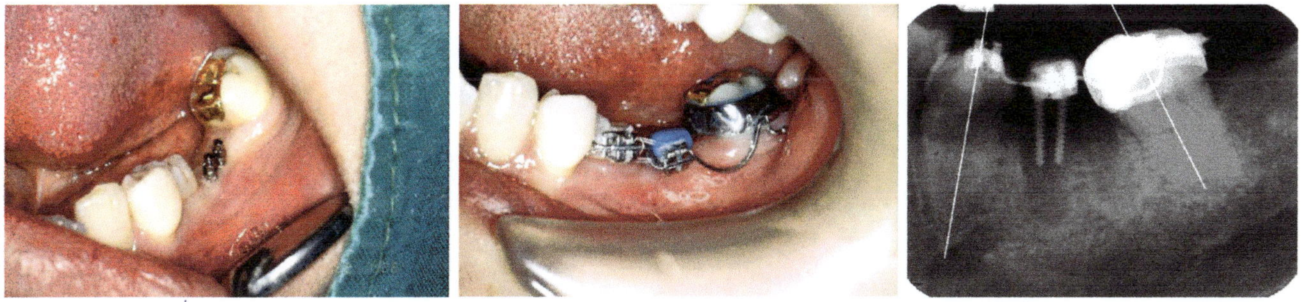

图 6-210 在下颌左侧缺牙区植入 2 颗微种植体，将托槽与种植体通过光固化树脂粘结，利用 TMA 方丝片段弓同时竖直第二前磨牙和第二磨牙

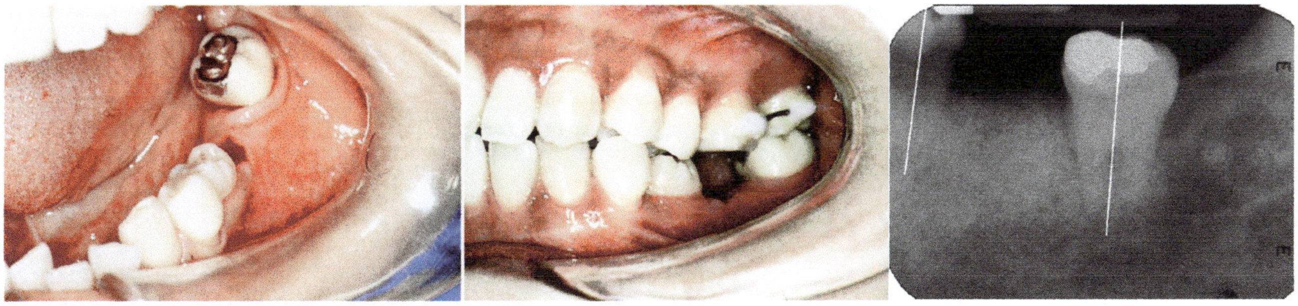

图 6-211 患者 KJJ 矫治后的照片

磨牙近中移动病例

患者一：KSY(图 6-212~图 6-214)。下颌右侧第一、二磨牙缺失。

总结：患者下颌右侧第一、二磨牙缺失，修复科医生希望将其第三磨牙近中移动到第二磨牙的位置，以便修复第一磨牙。在第一磨牙缺失位置植入 2 颗微种植体，利用光固化树脂在其头部粘结托槽，在槽沟中结扎带关闭曲的方丝，通过连续加力，第三磨牙到达第二磨牙的位置。

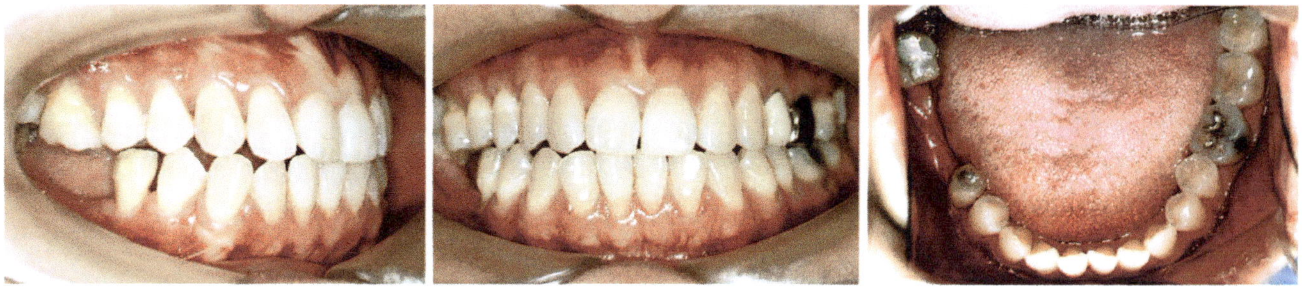

图 6-212　患者 KSY 矫治前照片，下颌右侧第一、二磨牙缺失

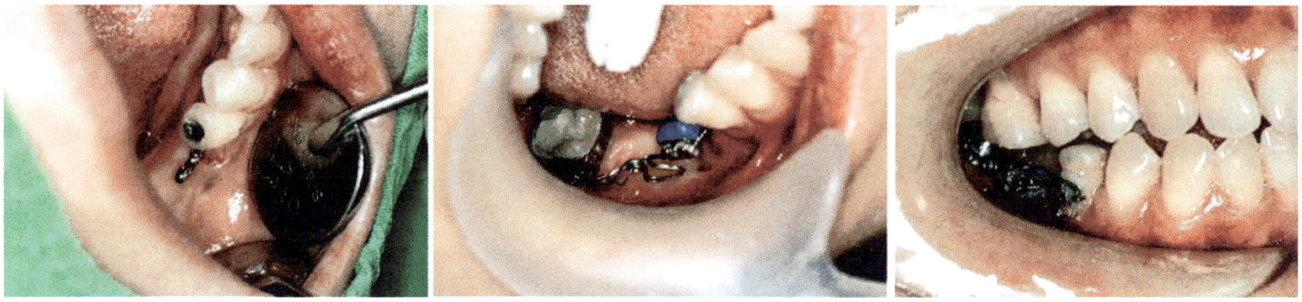

图 6-213　在下颌右侧缺牙区植入 2 颗微种植体，将托槽与种植体通过光固化树脂粘结，利用 TMA 方丝片段弓近中移动第三磨牙

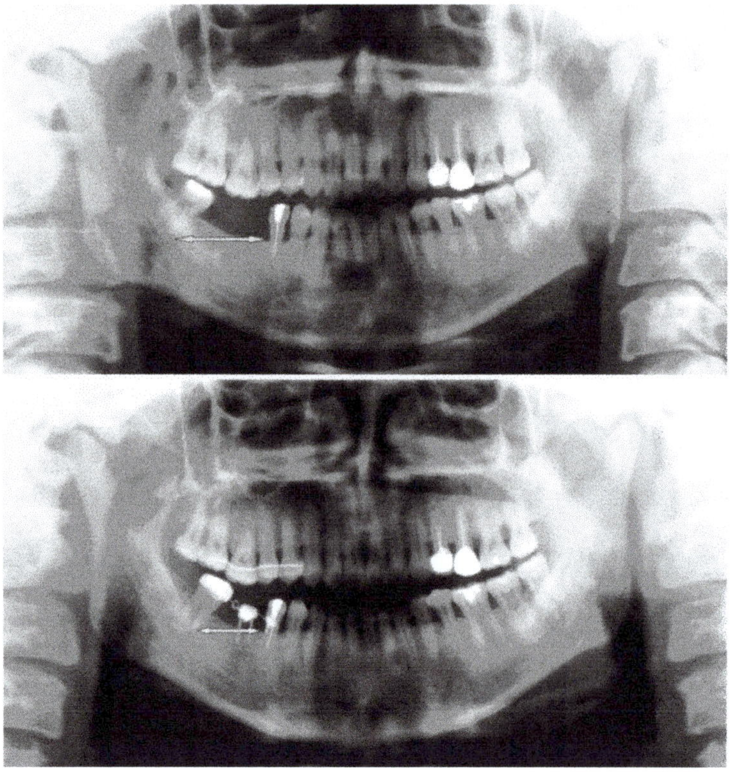

图 6-214　患者 KSY 矫治前、后全景片比较，矫治 15 个月后第三磨牙近中移动到原第二磨牙区

患者二：DJL(图 6-215)。关闭拔牙间隙。

总结：患者采用的是拔除上颌第一磨牙和下颌第二磨牙，但下颌拔牙间隙在保持阶段复发。在下颌右侧尖牙和第一前磨牙之间植入微种植体，将带关闭曲的 TMA 丝一端放入颊面管，一端穿入微种植体头部的孔中，近中移动第一磨牙，间隙关闭后利用片段弓竖直第一磨牙。

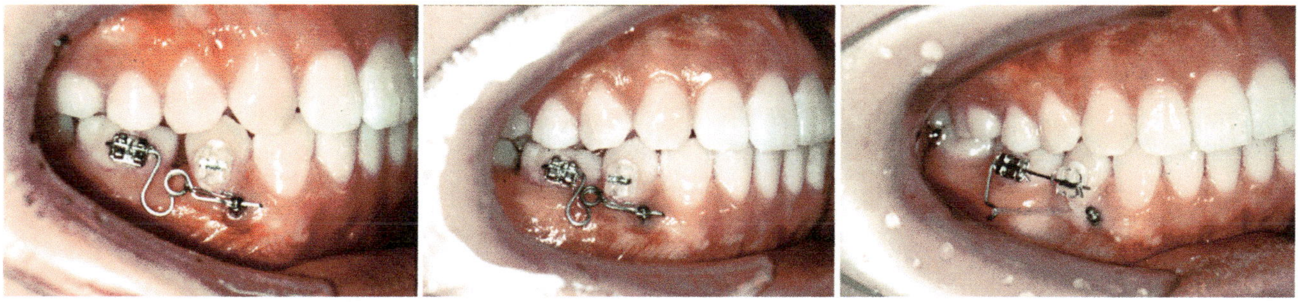

图 6-215 在下颌右侧尖牙与第一前磨牙间植入微种植体，用以关闭第一前磨牙与第一磨牙间的拔牙间隙。利用 TMA 方丝片段弓近中移动第一磨牙(左图和中图)，利用“动力杆”和弹力线竖直磨牙(右图)

磨牙压低病例

患者一：AGA(图 6-216，图 6-217)。右上第一、二磨牙过长。

总结：为了矫治右上第一、二磨牙过长，在其腭侧植入 1 颗微种植体，颊侧植入 2 颗微种植体。短期矫治后，磨牙明显压低。如果在腭侧第一、二牙根之间植入微种植体，则压入效果会更加明显。

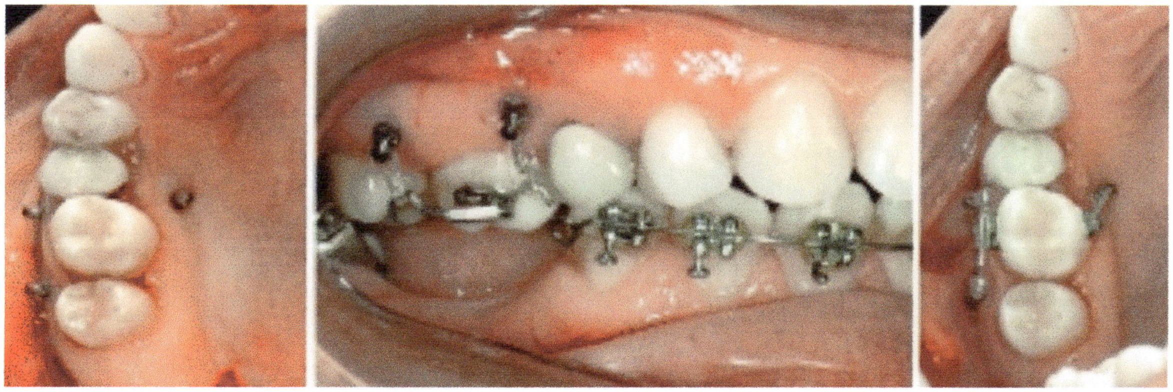

图 6-216 在上颌腭侧植入 1 颗、颊侧植入 2 颗微种植体，以压低右侧第一、二磨牙，开始只对第一磨牙加力

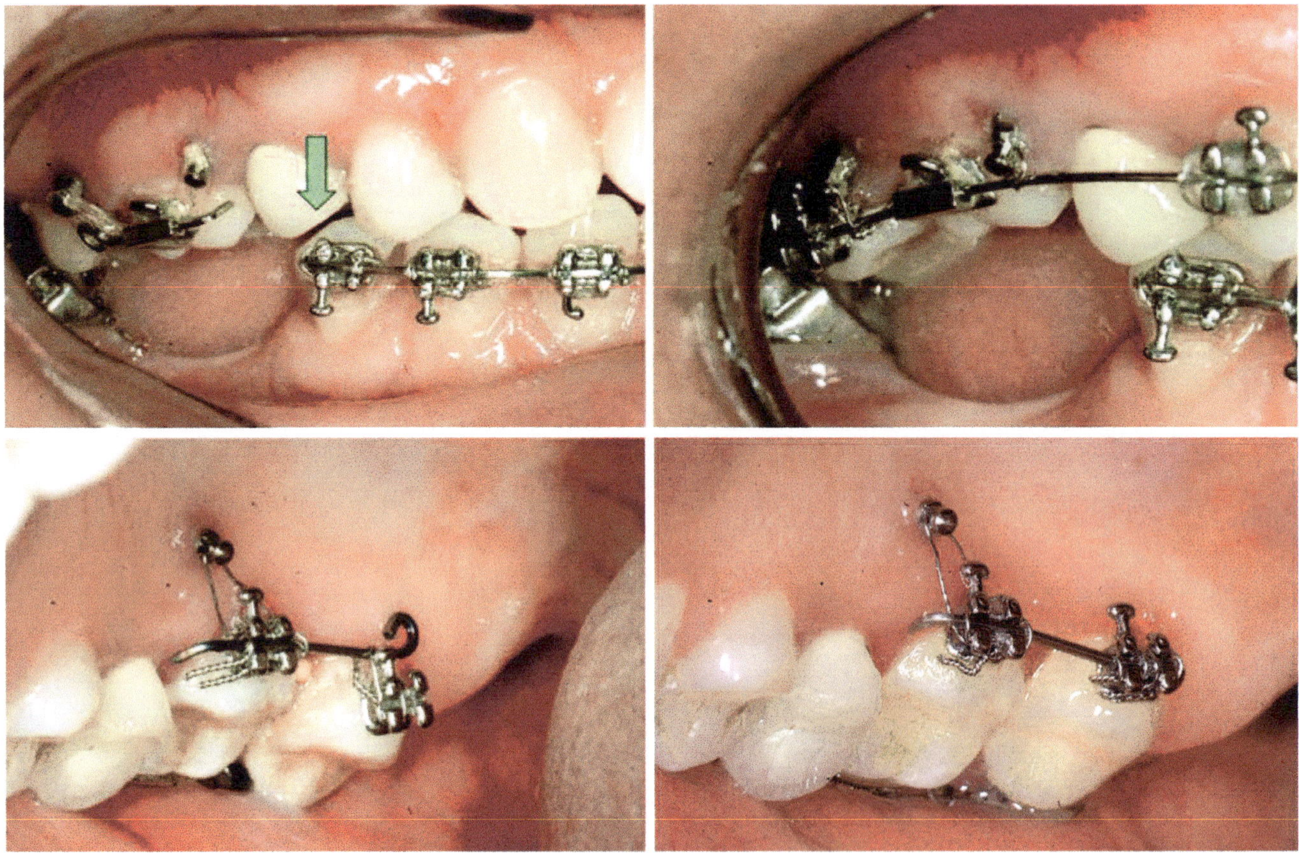

图 6-217 不久，上颌右侧第二磨牙也纳入矫治，7 个月后磨牙获得了足够的压入效果。上图为颊面观，下图为腭侧观（由阿根廷 Alfredo Alvarez 医生提供）

患者二：SAM(图 6-218~图 6-220)。过长的左上第二磨牙。

总结：在过长的左上第二磨牙颊舌侧各植入 1 颗微种植体，通过弹力线与第二磨牙颊腭面的舌侧扣加力，6 个月后，有效地压入了第二磨牙，下颌义齿得以修复。

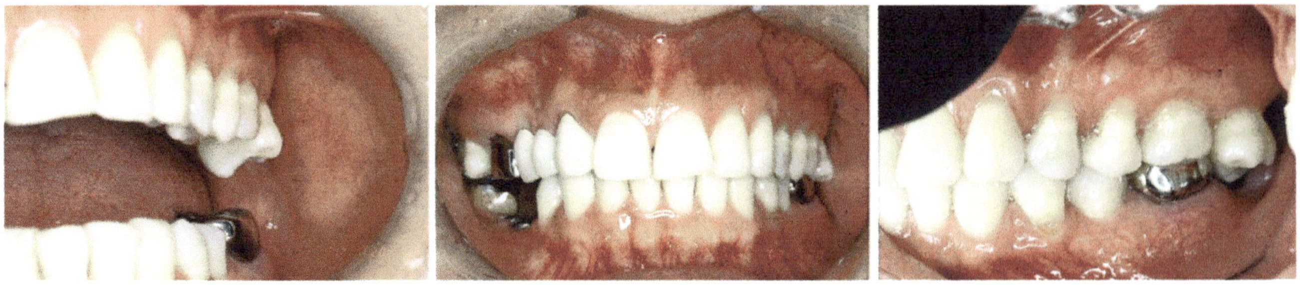

图 6-218 由于下颌左侧第二磨牙早失，上颌第二磨牙伸长

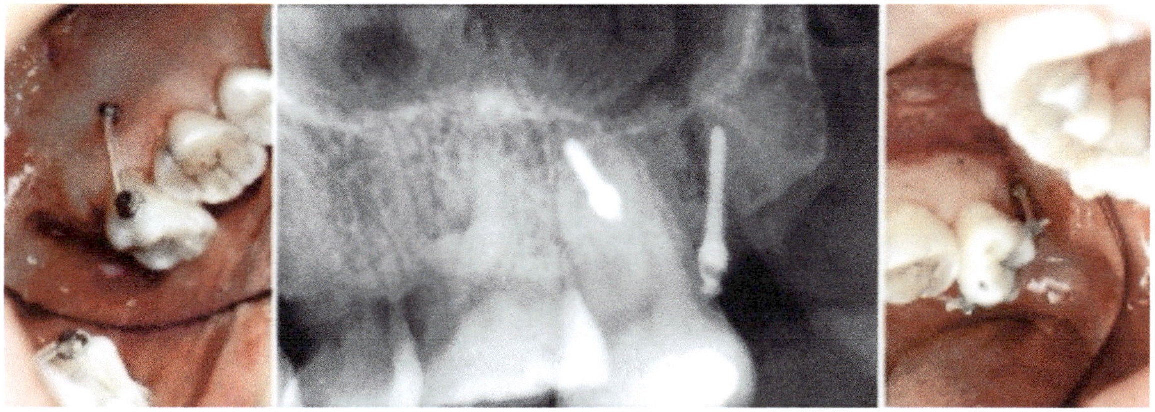

图 6–219　在上颌第二磨牙颊腭侧各植入 1 颗微种植体（Dentos 公司，直径 1.3 mm，分别长 7 mm 和 10 mm），以压低磨牙。利用弹力线压低磨牙

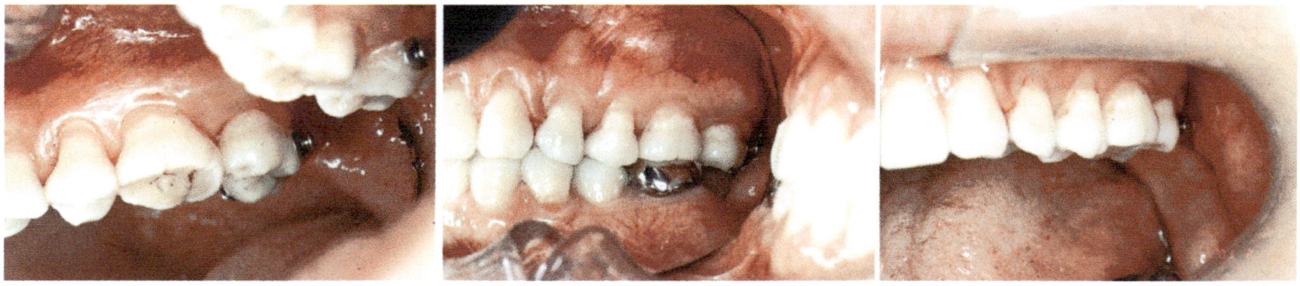

图 6–220　6 个月后磨牙恢复正常位置

患者三：HYS（图 6–221~图 6–223）。过长的下颌第一、二磨牙。

总结：在过长的左下第一、二磨牙颊舌侧各植入 1 颗微种植体，在第二磨牙殆面粘结一段圆钢丝，延伸至第一磨牙殆面，刚开始由于第二磨牙高于第一磨牙，钢丝与第一磨牙殆面有 0.9 mm 间隙，越过钢丝利用弹力圈加力，6 个月后获得了足够的对殆间隙。

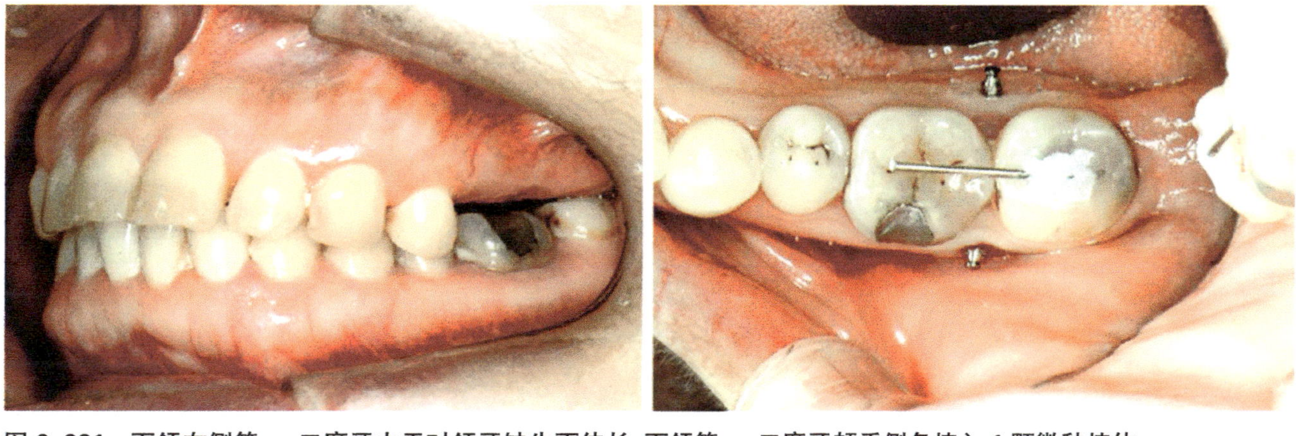

图 6–221　下颌左侧第一、二磨牙由于对颌牙缺失而伸长，下颌第一、二磨牙颊舌侧各植入 1 颗微种植体

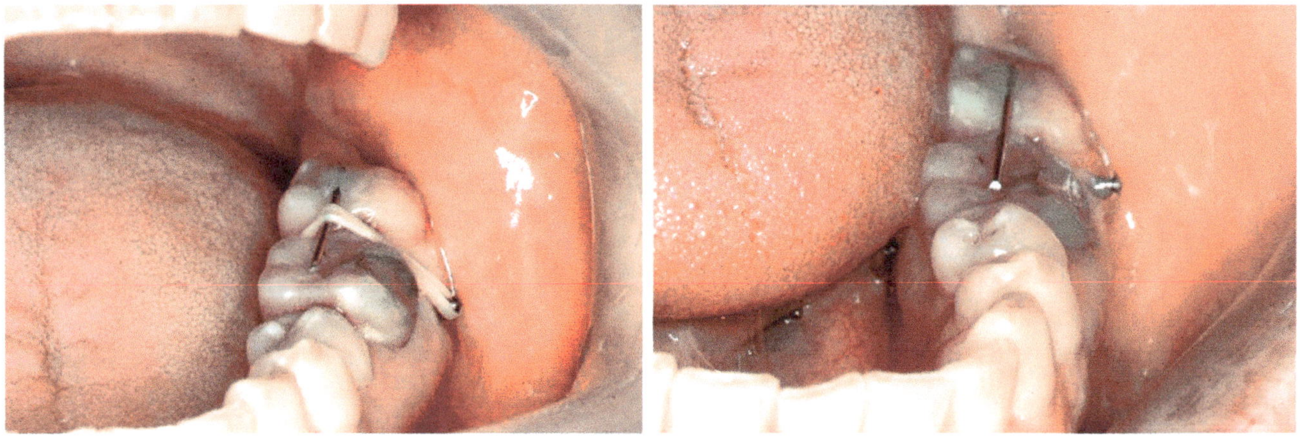

图 6-222 在第二磨牙𬌗面利用树脂粘结一段 0.9 mm的钢丝，近中延伸到第一磨牙𬌗面，颊舌侧微种植体间挂牵引圈，跨过钢丝，同时压低 2 颗磨牙

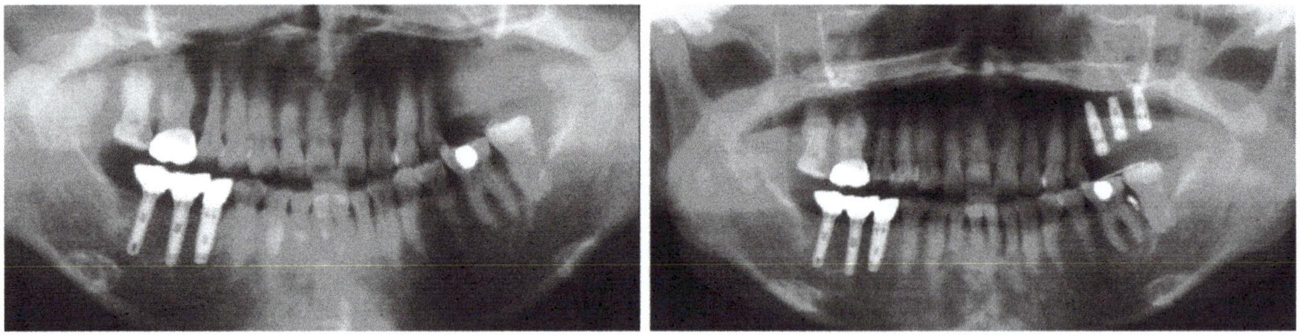

图 6-223 矫治前、后的全景片比较

前牙压低病例

患者一：MHK(图 6-224,图 6-225)。

总结：在最大限度内收前牙的病例中，前牙的覆𬌗会加深。在上颌两侧尖牙与第二前磨牙之间各植入 1 颗微种植体，利用镍钛拉簧与主弓丝上的牵引钩连接加力，主弓丝加大摇椅，上颌前牙在内收的同时又压低，咬𬌗被打开。

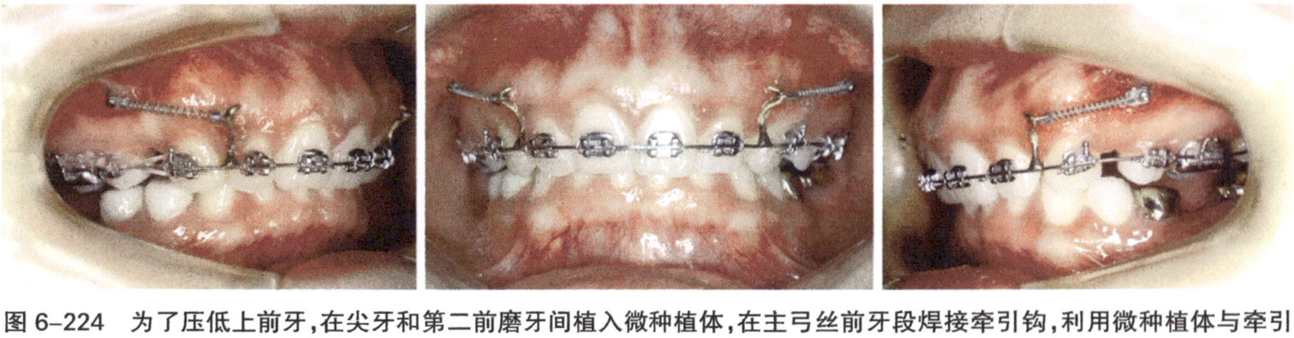

图 6-224 为了压低上前牙，在尖牙和第二前磨牙间植入微种植体，在主弓丝前牙段焊接牵引钩，利用微种植体与牵引钩间的镍钛拉簧加力

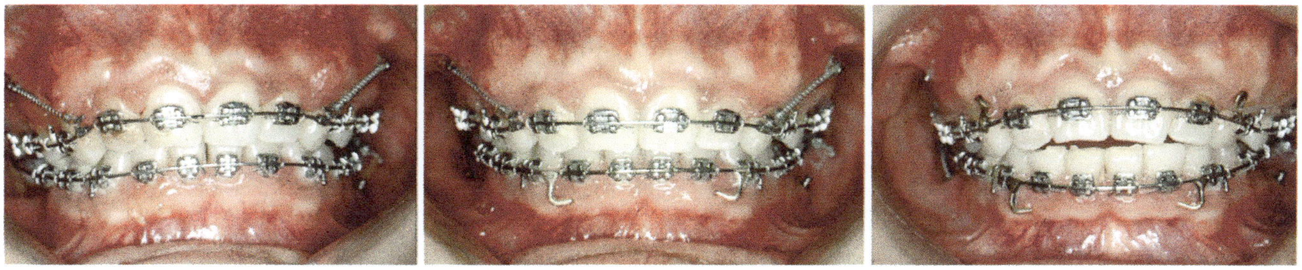

图 6-225 患者 MHK 矫治过程，深覆𬌗解除，甚至出现前牙开𬌗

患者二：YJC（图 6-226）。过长的下颌前牙。

总结：在下颌骨正中联合区植入 4 mm 长的微种植体，用于压低过长的下颌前牙。利用弹力线施加压入力，尽管加力时间短，还是获得了很好的压入效果。

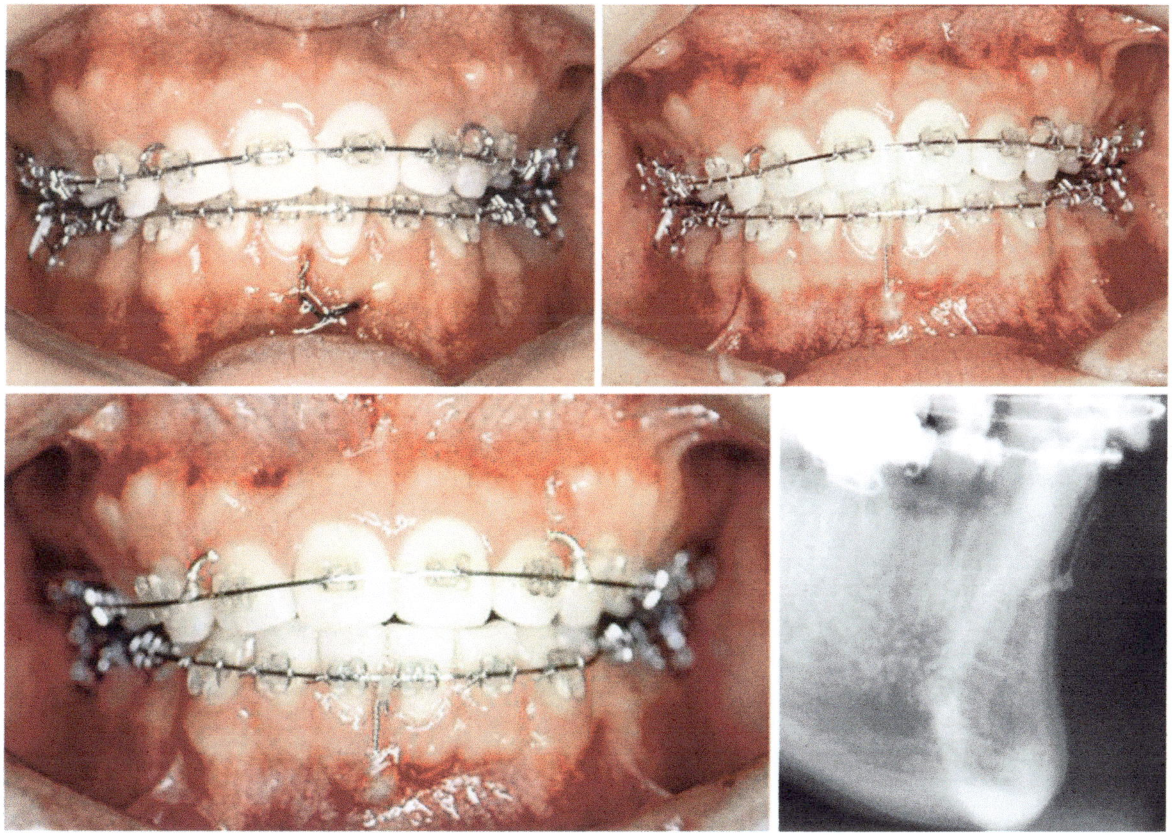

图 6-226 在下颌正中联合区植入微种植体以压低下颌前牙，从微种植体延伸结扎丝作牵引钩，利用弹力线对主弓丝加力，矫治 7 个月后，深覆𬌗变成前牙对刃关系

其他应用

颌间牵引(图 6-227,图 6-228)。

总结：微种植体还可以用于颌内或颌间牵引。

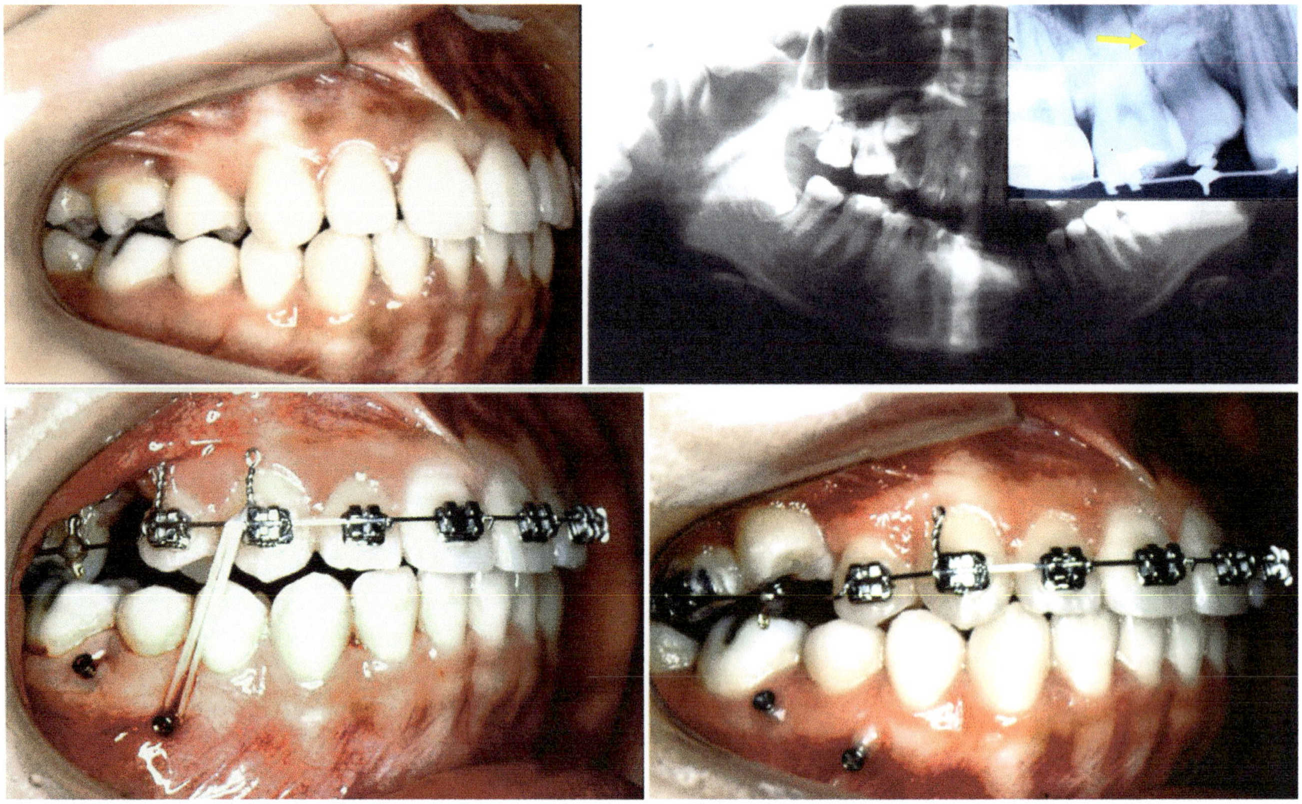

图 6-227 微种植体还可以用作颌间支抗,以抵消矫治产生的副作用。这位患者因为在牵引埋伏的第二前磨牙(弯根)过程中造成了尖牙和第一前磨牙的压入,通过与对殆的微种植体弹性牵引得以矫治

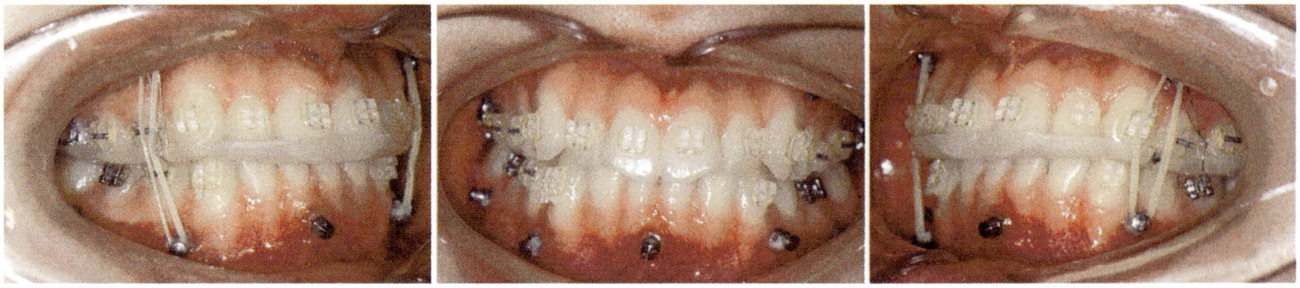

图 6-228 微种植体还可以用来正颌外科术后的颌间牵引固定

正颌外科术后颌间固定(图 6–229)。

总结：我们尝试将微种植体用作固定的功能性矫治装置，但没有成功。从理想角度来说，这种设想应该可以在年轻患者身上实现，但不幸的是，年轻患者的骨质不够致密，因此必须考虑其他微种植体系统(如微螺板 miniplate、骨螺钉 biocortical bone screw)，固定功能矫治器会对支持组织产生很大的间断力。一旦实现真正的固定功能矫治器，就可以产生直接的骨效应，而不会出现牙槽骨的代偿。

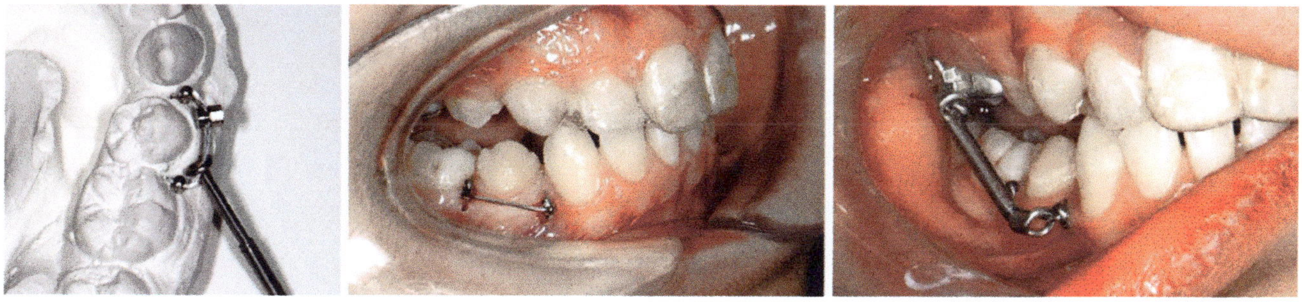

图 6–229 微种植体支抗还被尝试用来作为功能性矫治器的一部分，但在这位患者的矫治中失败了，因此微种植体能否作为功能性矫治器骨支抗使用还有待研究(由葡萄牙 Korrodi Ritto 医生提供)

总 结

微种植体支抗可以用于很多错殆畸形的矫治，通过应用这一装置，正畸医生可以实现许多矫治目标，同样微种植体支抗系统还会继续发展完善。

VII

微螺钉和微种植体应用的成功失败率

微种植体失败的相关因素

有关微种植体成功失败率的资料

Park

Kim 和 Choi

韩国 Kyungpook 国立大学医院正畸科住院医生的调查结果

Woo 和其同事的研究结果

Kyung 和其同事的研究结果(Ⅰ)

Jang 医生的研究结果

Kuroda 和其同事的研究结果

Kyung 和其同事的研究结果(Ⅱ)

总结

结论

参考文献

第七章　微螺钉和微种植体应用的成功失败率

微种植体失败意味着治疗过程中微种植体的松动，这种情况通常发生在种植体植入后的 3 个月内。如果微种植体植入后不能获得即刻的稳定性，就不要期望它以后能够保持稳定。因此要想获得微种植体支抗的成功，就必须获得植入后的即刻稳定性。

导论微种植体失败的因素很多，很多因素现在还没有被了解。微种植体支抗与传统义齿种植体最大的区别是微种植体植入过程中可能接触到相邻牙齿的牙根。在我们的实验中一旦微种植体触及牙根通常会失败。这样，就必须考虑微种植体植入区域的牙根形态及根间距的大小，另外还要考虑植入微种植体的尺寸、植入方向以及植入区的软组织情况。

微种植体失败的相关因素

作为正畸治疗暂时支抗的微种植体的成功率在许多文献中都有报道，操作医生的技术以及某些患者对微种植体材质的过敏都会影响微种植体的成功率(在这类患者中，微种植体的排斥有时是渐进性的，往往在下次复诊时患者会拿着微种植体给医生，因此我们必须要提醒患者的这种情况，以免发生危险)。但我们还需要有关微种植体失败的更科学的资料。现阶段还不能做到微种植体植入后百分之百成功，同样，义齿种植体的成功率也是如此。微种植体失败的可能因素见表 7-1。

有关微种植体成功失败率的资料

在最近 5 年的研究资料中有很多关于微种植体或微螺钉(mini-screw)成功失败率的报道。以下是有关这方面的一些综述。

Park

Park 2003 年对 1998~2000 年间其用于口内作为正畸支抗的微种植体（平均植入时间 15.8 ± 6.2 个月）的成功率进行了评价(表 7-2，表 7-3)。在 73 位患者中(男 26 人，女 47 人)，共用了 174 颗钛微螺钉(直径 1.2 mm，长度 5~12 mm。其中美国 Osteomed 公司 152 颗，德国 Leibinger 公司 20 颗，韩国 Avana 公司 2 颗)和 6 颗直径 2.0 mm、长 12 mm 的钛迷你螺钉(德国 Martin 公司)。植入方法为助攻式植入，必要做牙槽黏膜 3~5 mm 垂直切口，腭部黏膜不需要作辅助切口。在生理盐水冷却冲洗下，先用 2 号球钻在骨面形成凹坑，对于直径 1.2 mm 的微种植体使用 0.9 mm 直径的导钻，而对于直径 2.0 mm 的微种植体使用 1.5 mm 直径的导钻。

根据植入部位将所有种植体分为四类：上颌唇颊侧(UB)、下颌唇颊侧(LB)、上颌腭侧(UP)、下颌磨牙后区及第二磨牙远颊部(LR)。另外在颧牙槽嵴处植入的 4 颗微螺钉种植体也包括在 UB 组。1 颗植于上颌结节的微螺钉种植体归入 UP 组，1 颗植于下颌外斜嵴近中缺牙间隙处的迷你螺钉归入 LR 组。UB 和 UP 组的微螺钉植入方向与上颌牙长轴呈 30°~40°，LB 组的微螺钉植入方向与下颌牙长轴呈 10°~20°。LR 组的微螺钉则垂直于骨面植入，拍摄 2 张牙片以确定微种植体与牙根的关系，植入后 2~3 周施加正畸力。

表 7-1 可能导致微种植体失败的因素

与医生有关的因素：
1. 植入过程中产热过强，造成骨组织坏死
2. 损伤邻牙牙根或距离牙根过近
3. 没有获得最初的微种植体稳定
4. 种植体污染
5. 口腔卫生不良导致的感染
6. 加力装置压迫牙龈造成的感染
7. 解剖结构(如神经、血管、上颌窦等)破坏
8. 微种植体折断
患者因素：
1. 系统疾病
2. 骨质或骨量不足
3. 附着龈较窄
4. 年龄和身体条件
5. 口腔微环境、流涎症、口呼吸等
种植体因素：
1. 种植体材料
2. 种植体表面处理方法
3. 种植体螺纹外形

表 7-2 Park 的研究结果(2003)

1. 微种植体厂商：美国 Osteomed 公司、德国 Leibinge 公司、韩国 Avana 公司、德国 Martin 公司
2. 直径：1.2 mm 和 2.0 mm
3. 观察时间：(15.8±6.2)个月
4. 植入方法
颊侧：3~5 mm 附加切口，助攻
腭侧：无切口助攻法
5. 加力：植入后 2~3 周

表 7-3 微种植体应用情况(Park, 2003)

性别	年龄(微种植体数量)	厂商(微种植体数量)	植入部位	直径/长度(mm)	微种植体数	失败数
女	10~14(43)	Osteomed(36)	UB	1.2/8	18	
			LB	1.2/6	12	
			UP	1.2/10	2	
			LR	1.2/6	6	2
		Leibinger(4)	UB	1.2/5	4	
	15~19(14)	Martin(1)	LR	2.0/12	1	
		Osteomed(12)	UB	1.2/8	2	
			LB	1.2/6	6	
			UP	1.2/10	2	
			LR	1.2/6	2	
	20~30 (49)	Avana (2)	UB	1.2/8	2	1
		Osteomed(39)	UB	1.2/8	24	
			LB	1.2/6	13	
			UP	1.2/10	1	
			LR	1.2/6	1	
		Leibinger(8)	UB	1.2/5	6	2
			UP	1.2/5	2	
	30+ (10)	Martin(1)	LR	2.0/12	2	1
		Osteomed(10)	UB	1.2/8	7	1
			LB	1.2/6	2	
			UP	1.2/10	1	
				总　数	116	7
男	10~14(20)	Osteomed(20)	UB	1.2/8	8	
			LB	1.2/6	7	
			LR	1.2/6	3	1
		Leibinger(2)	UB	1.2/5	2	
	15~19(18)	Osteomed(14)	UB	1.2/8	8	
			LB	1.2/6	6	
		Leibinger(4)	UB	1.2/5	2	
			LB	1.2/5	2	
	20~30 (25)	Osteomed(20)	UB	1.2/8	7	1
			LB	1.2/6	8	1
			UP	1.2/10	4	
			LR	1.2/6	1	
		Leibinger(2)	LB	1.2/5	2	1
	30+ (10)	Martin(3)	LR	2.0/12	3	1
		Osteomed(1)	LR	1.2/6	1	
				总　数	64	5
总　数					180	12

总成功率为 93%(180 颗成功 168 颗,表 7-3)。Osteomed、Leibinger、Avana 、Martin 公司微螺钉成功率分别为 96%(146/152)、85%(17/20)、50%(1/2) 和 67%(4/6)。UB 组成功率为 95%(87/92),LB 组为 97%(56/58),UP 组为 100%(11),LR 组为 73%(14/19)。

10~19 岁女性成功率为 97%,大于 20 岁的女性成功率为 85%。10~19 岁男性成功率为 95%,大于 20 岁的男性成功率为 93%。

2 颗微螺钉和 4 颗微螺钉种植体在植入后 2 个月内失败,3 颗微螺钉种植体在植入后 2~6 个月失败,植入后 6、7、10 个月又各有 1 颗微螺钉种植体失败。

Kim 和 Choi

2001 年,Kim 和 Choi 评价了应用于正畸临床 3 个月的暂时支抗种植体的迷你螺钉和微螺钉 (美国 Osteomed 公司)(表 7-4,表 7-5)。在 33 名患者中(5 名男性,28 名女性),79 颗直径 1.2~1.6 mm、长 6~14 mm 的钛螺钉采用助攻法植入,27 颗直径 1.6~2.0 mm、长 6~14 mm 的钛螺钉采取自攻法植入。植入后即刻施加 200~300 g 力。所有患者都未服用抗生素等药物。助攻法失败率为 34%,自攻法失败率为 63%,助攻法的成功率高于自攻法(表 7-5)。

表 7-4 Kim 和 Choi 医生的研究报告(2001)

1. 微种植体厂商:美国 Osteomed 公司
2. 直径:1.2 mm、1.6 mm、2.0 mm
3. 观察时间:3 个月
4. 植入方法
   助攻(1.2 mm 和 1.6 mm)
   自攻(1.6 mm 和 2.0 mm)
5. 加力:植入后即刻加力 200~300 g

表 7-5 不同植入方法失败率

失败时间	助攻(79)	自攻(27)	总数(106)
植入即刻	21(27%)	5(19%)	26(25%)
植入后 3 个月内	6(7%)	12(44%)	17(16%)
总　　数	27(34%)	17(22%)	43(41%)

韩国 Kyungpook 国立大学医院正畸科住院医生的调查结果

韩国 Kyungpook 国立大学医院正畸科住院医生评价了超过 2 年的微种植体的成功率（表 7–6~表 7–8）。在 25 位患者(男性 6 位，女性 19 位)中，62 颗微螺钉(美国 Osteomed 公司，直径 1.2 mm，长 5~12 mm)采用助攻法植入，10~18岁患者 24 颗，19~58 岁患者 38 颗，如果需要可作 3~5 mm 垂直切口，腭侧微种植体未作切口。导钻直径为 0.9 mm。

总成功率为 84%，女性成功率为 85%，男性成功率为 79%。上颌成功率为 82%，下颌成功率为 89%(表 7–7)。19~58 岁患者的成功率为 87%，19 岁以下患者的成功率为 79%(表 7–8)。

表 7–6　韩国庆北大学住院医生的研究

1. 微种植体厂商：美国 Osteomed 公司
2. 直径：1.2 mm
3. 观察时间：24 个月
4. 植入方法
颊侧：
附着龈区：无切口助攻法
黏膜区：3~5 mm 附加切口，助攻
腭侧：无切口助攻法
5. 加力：植入后即刻加力和延迟加力

表 7–7　不同牙弓的微种植体失败率

	结　果		总　数
	成功	失败(%)	
上颌	36	8(18%)	44
下颌	16	2(11%)	18
总数	52	10(16%)	62

表 7–8　不同年龄段的微种植体失败率

	结　果		总　数
	成功	失败(%)	
10~18 岁	19	5(21%)	24
19~58 岁	33	5(13%)	38
总数	52	10(16%)	62

Woo 和其同事的研究结果

2003 年 Woo 和其同事对 27 个月期间 51 位患者的微螺钉和迷你螺钉的成功率进行统计（表 7–9~表 7–14）。直径 1.6 mm，长 8 mm 的外科用分段式微螺钉植于上颌颊侧，直径 1.6 mm、长 6 mm 的螺钉（韩国 OSAS 公司）植于下颌内收前牙。还有些患者的上下颌骨植入直径 2.0 mm、长 6 mm 的外科用单段（unihead）迷你螺钉用以内收前牙。植入方法包括助攻式和自攻式。

总成功率为 87%（127/147），男女之间、上下颌之间、单段和分段式螺钉、自攻法和助攻法之间的种植成功率没有显著差异。年龄低于 20 岁和高于 20 岁的患者进行组间比较时，高于 20 岁患者组的失败率要低于年轻患者组接近 10 个百分点。即刻加力组的失败率高于延期 1 周加力组 11 个百分点。机动助攻组的失败率高于手动助攻组 17 个百分点（表 7–10~表 7–14）。

表 7–9　Woo 医生的研究

1. 微种植体厂商：韩国 Epoch Medical 公司、德国 Martin 公司
2. 直径：1.6 mm（Epoch Medical 公司），2.0 mm（Martin 公司）
3. 观察时间：24 个月
4. 植入方法：助攻法和自攻法
5. 加力：植入后即刻加力和延迟加力

表 7–10　不同年龄段微种植体失败率比较

	频　数	成功数	失败数	总　数	P
< 20 岁	观察值	45	11	56	90.6%
	预期值	48.4	7.6	56	
	%	80%	20%	100%	
≥ 20 岁	观察值	82	9	91	
	预期值	78.6	12.4	91	
	%	90%	10%	100%	

表 7–11　不同牙弓的微种植体失败率比较

	频　数	成功数	失败数	总　数	P
上　颌	观察值	68	13	81	66.2%
	预期值	70	11	81	
	%	84%	16%	100%	
下　颌	观察值	59	7	66	
	预期值	57	9	66	
	%	89%	11%	100%	

表 7-12 不同植入方式的微种植体失败率比较

	频 数	成功数	失败数	总 数	*P*
助 攻	观察值	23	3	26	0%
	预期值	22.5	3.5	26	
	%	88%	12%	100%	
自 攻	观察值	104	17	121	
	预期值	104.5	16.5	121	
	%	86%	14%	100%	

表 7-13 不同植入方法的微种植体失败率比较

	频 数	成功数	失败数	总 数	*P*
手 动	观察值	109	13	122	0%
	预期值	105.4	16.6	122	
	%	89%	11%	100%	
机 动	观察值	18	7	25	
	预期值	21.6	3.4	25	
	%	72%	28%	100%	

表 7-14 不同加力时机的微种植体失败率比较

	频 数	成功数	失败数	总 数	*P*
即 刻	观察值	48	12	26	94%
	预期值	51.8	8.2	26	
	%	80%	20%	100%	
延 期	观察值	79	8	87	
	预期值	75.2	11.8	87	
	%	91%	9%	100%	

Kyung 和其同事的研究结果(Ⅰ)

韩国庆北大学附属医院的 HMK 医生和 9 名住院医生对新开发的 2 代钛合金微种植体的 2 年临床应用情况进行统计(表 7-15~表 7-18),65 位患者(男 13,女 52)中,135 颗直径 1.2~1.3 mm、长 6~12 mm 的钛微种植体(韩国 Dentos 公司)利用助攻法植入。其中用于年龄段为 10~18 岁患者的微种植体共 24 颗,年龄段为 19 岁以上的微种植体数为 111 颗。植于黏膜区的微种植体需要作 3~5 mm 的垂直切口,附着龈区不作切口。直径 1.2 mm 的微种植体使用 0.9 mm 导钻,直径 1.3 mm 的微种植体使用 1.0 mm 导钻。

临床医生的成功率为 88%(56/64),而住院医生的成功率为 80%(57/71),总成功率为 84%。女性成功率为 83%,男性为 79%。上颌成功率为 86%,下颌为 77%。成人组(>19 岁)的成功率为 87%,少年组(<19 岁)为 67%(表 7-16~表 7-18)。

表 7-15 Kyung 医生的研究

1. 微种植体厂商:韩国 Dentos 公司
2. 直径:1.2 mm,1.3 mm(第二代钛)
3. 观察时间:24 个月
4. 植入方法
颊侧:
附着龈区:无切口助攻法
黏膜区:3~5 mm 附加切口,助攻
腭侧:无切口助攻法
5. 加力:植入后即刻加力和延迟加力

表 7-16 不同操作者的微种植体失败率

	结 果		总 数
	成功	失败(%)	
本院医生	56	8(13%)	64
住院医生	57	14(20%)	71
总 数	113	22(16%)	135

表 7-17 不同牙弓的微种植体失败率

	结 果		总 数
	成功	失败(%)	
上 颌	83	13(14%)	96
下 颌	30	9(23%)	39
总 数	113	22(16%)	135

表 7-18 不同年龄的微种植体失败率

	结 果		总 数
	成功	失败(%)	
10~18 岁	16	8(33%)	24
19 岁以上	97	14(13%)	111
总 数	113	22(16%)	135

Jang 医生的研究结果

2005 年,Jang 医生观察了临床 12~30 个月期间植入 9 个月的微种植体的成功率（表 7-19~表 7-21),她在 60 位患者(男 7,女 53)的口内植入 120 颗微种植体(直径 1.3 mm,长 7 mm,Dentos 公司),植入上颌第二前磨牙与第一磨牙之间以内收前牙。她比较了助攻法植入的圆锥形和圆柱形微种植体间的差异,所有患者术前、术后都不服用药物,术后 2 周采用镍钛螺簧施加 150~200 g 力。

总成功率为 92%。两种形状的微种植体之间没有显著性差异,尽管圆锥形微种植体的成功率为 95%,圆柱形微种植体的成功率为 88%。10 颗失败的微种植体中有 7 颗在植入后 8 周内松动(表 7-20,表 7-21)。

表 7-19 Jang 医生的研究

1. 微种植体厂商:韩国 Dentos 公司
2. 直径:1.3 mm 圆柱形,1.3 mm 圆锥形
3. 观察时间:12~30 个月
4. 植入方法

   颊侧附着龈区,无切口助攻法
5. 加力:植入延迟加力(至少等待 2 周以上)

表 7-20 不同形状微种植体的成功率

	圆柱形	圆锥形	总 数
成功数	53/60	57/60	110/120
成功百分比	88%	95%	92%
P	0.1864		

表 7-21　失败微种植体具体情况

性　别	年　龄	失败部位	螺纹类型	失败时间(从植入开始计)
男	12	右	圆锥	2 周
女	31	右/左	圆柱/圆锥	4 周
女	14	右	圆柱	3 周
女	11	右	圆柱	3 周
女	11	右	圆柱	4 周
男	15	右	圆柱	8 周
女	22	右/左	圆柱/圆锥	3 个月
女	13	左	圆柱	5 个月

Kuroda 和其同事的研究结果

2004 年，Kuroda 和其同事对迷你螺钉的临床应用进行了评价(表 7-22，表 7-23)。他们分析了成功率、微种植体保持稳定的相关因素，采用问卷调查评价了术后患者的疼痛及不适(可视化分析标准，VAS)。回顾性分析对象为 75 名患者(男 12，女 63，平均年龄 21.8±8.2 岁)，106 颗钛螺钉(2 种类型)和 38 颗迷你钛板。所有种植体通过链圈或镍钛螺簧施加 50~200 g 力。

所有种植体的成功率都超过 80%(表 7-23)。另外，79 颗直径为 1.3 mm 的微螺钉的成功率与年龄、性别、下颌平面角、前后牙咬殆关系、牙周控制、TMD 症状及加力时机(即刻和延迟)无显著相关性。

大部分采用翻瓣植入微螺钉或迷你钛板的患者术后疼痛明显，持续 1 周。相反，对于未采用翻瓣植入微螺钉的患者，有一半术后没有疼痛。另外，采用微螺钉患者的 VAS 值较低，术后对咀嚼、吞咽或讲话没有明显影响。Kuroda 和其同事得出结论：由于小直径(1.3 mm)的微螺钉的成功率高(接近 90%)，术后不适感小，因此作为暂时性正畸支抗会更好。

表 7-22　Kuroda 的研究报告(2004)

1. 微种植体类型
A 型：日本 Keisei 医药公司
B 型：韩国 Dentos 公司
C 型：日本 Dentsply-Sankin 公司
2. 直径
A 型：2.0 mm 和 2.3 mm
B 型：1.3 mm
C 型：2.0 mm+迷你钢板

续表 7-22

3. 观察时间:40 个月
4. 植入方法
B 型:无切口助攻法
A 型+C 型:黏膜区辅助切口,助攻法
5. 加力
B 型:植入即刻和延迟加力
A 型+C 型:延迟 4~12 周

表 7-23 3 种种植体支抗的成功率

种植体	A	B	C(迷你钢板)
成功率/%	81	89	87
直径/mm	2.0, 2.3	1.3	2.0
长度/mm	10~14	6~12	5
患者数	18	40	22
种植体数	37	79	38

Kyung 和其同事的研究结果(Ⅱ)

韩国庆北大学附属医院的 HMK 医生和 9 名住院医生对新开发的钛合金微种植体的临床应用情况进行统计(表 7-24),上颌的 261 颗微种植体中只有 19 颗失败(7%,图 7-1),下颌 165 颗微种植体中 21 颗失败(13%,图 7-2)。

表 7-24 Kyung 的研究报告(第二部分)

1. 微种植体厂商:韩国 Dentos 公司
2. 直径: 1.3 mm 锥形(钛合金)
3. 观察时间:12~24 个月
4. 植入方法
颊侧:
附着龈区:无切口助攻法
黏膜区:3~5 mm 附加切口,助攻
腭侧:无切口助攻法
5. 加力:植入后即刻加力和延迟加力

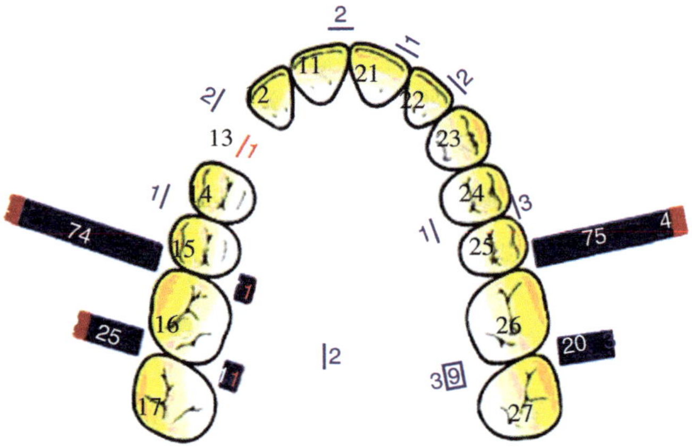

图 7-1 Absoanchor 微种植体上颌不同植入位置的失败率(Kyung,2004)

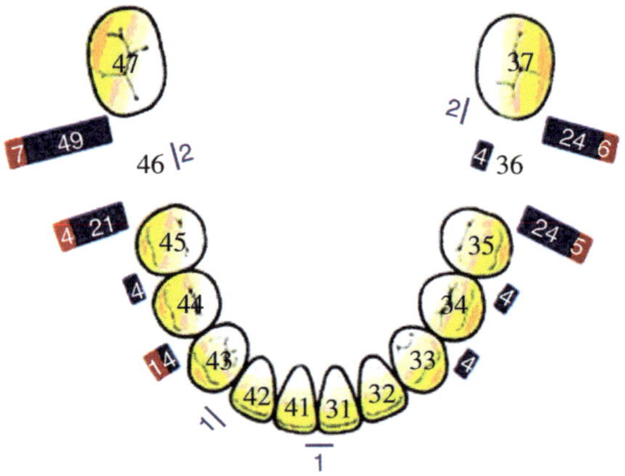

图 7-2 Absoanchor 微种植体下颌不同植入位置的失败率(Kyung,2004)

总结

目前,利用微种植体作为正畸支抗仍然不能保证百分之百的成功,但是微种植体能够取得接近 90%的高成功率,比迷你钛板和大尺寸的钛螺钉要高。微种植体可被用作各种牙齿移动的支抗,并可即刻受力。另外,如果不用辅助切口或翻瓣手术,微种植体的术后不适会明显减小。

微种植体尺寸很小,几乎可以被植入口内任何位置。一颗微种植体失败了,可以在附近区域即刻植入另外一颗。不管是什么原因(前面的微种植体松动或其他原因)造成的微种植体的二次植入,其成功率都可达到 99%。

结论

获得绝对支抗曾是正畸医生的梦想,现在微种植体已经成为取得绝对支抗的有效工具。这一装置是正畸治疗史上的一次重大突破。目前,直径 1.2~1.3 mm 的微种植体可以被植入牙根之间而被广泛应用。很多成功的病例(如利用微种植体内收前牙、压低磨牙、磨牙的近远中移动、磨牙竖直等)正在被报道。

利用微种植体作为正畸支抗术后可以即刻加力,这时微种植体与骨之间没有骨结合的产生,类似于利用骨螺钉移动骨块的情况。采用微种植体作为正畸支抗大大地扩大了正畸矫治的范畴。

参考文献

Jang ES. Comparison of clinical success rates of cylinder and tapered type microimplants. Master'sthesis, Kyungpook National University, Daegu, Korea, 2004

Kuroda S, Sugawara Y, Deguchi T. Clinical use of miniscrew implants as orthodontic anchorage: Success rate and postoperative discomfort. Okayama University, Japan. Unpublished data, 2004

Park HS. Clinical study of the success rate of microscrew implants for orthodontic anchorage. Korean J Orthod, 2003,33: 151~156

Woo SS, Jeong ST, Huh YS. A clinical study of the skeletal anchorage system using miniscrews. J Korean Oral Maxillofacial Surg, 2003,29:102~107